脳画像でみる精神疾患

監修 山内俊雄　編集 松田博史

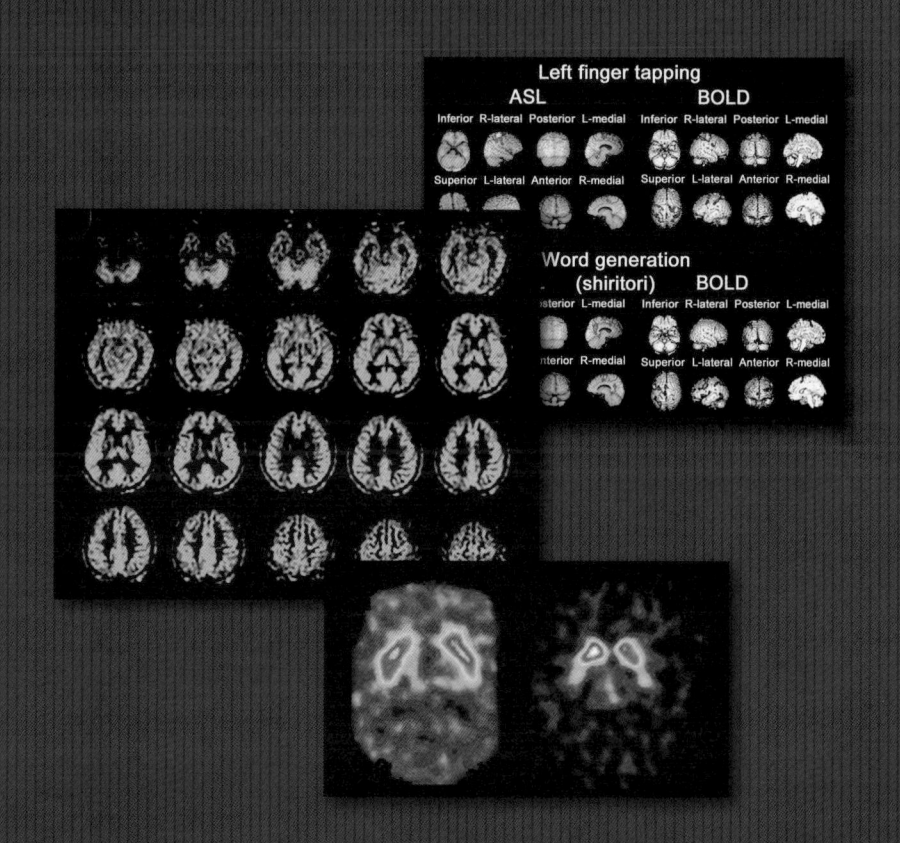

株式会社 新興医学出版社

執筆者一覧

□監修

山内　俊雄　　埼玉医科大学・名誉学長

□編集

松田　博史　　国立精神・神経医療研究センター脳病態統合イメージングセンター・センター長

□分担執筆者（執筆順）

松田　博史	国立精神・神経医療研究センター脳病態統合イメージングセンター・センター長
三柴　奈々	東邦大学佐倉病院中央放射線部・放射線技師
寺田　一志	東邦大学佐倉病院放射線科・教授
坂口　雅州	日本大学医学部放射線医学系
阿部　修	日本大学医学部放射線医学系
鈴木　雄一	東京大学医学部附属病院放射線部
飯高　哲也	名古屋大学大学院医学系研究科精神生物学・准教授
今林　悦子	東京都健康長寿医療センター放射線診断科・医長
福田　正人	群馬大学大学院医学系研究科神経精神医学・准教授
須田　真史	群馬大学大学院医学系研究科神経精神医学・助教
小池　進介	東京大学学生相談ネットワーク本部精神保健支援室・講師
西村　幸香	東京大学医学部附属病院精神神経科・特任助教
川久保友紀	東京大学大学院医学系研究科こころの発達医学分野・助教
野田　隆政	国立精神・神経医療研究センター病院第一精神診療部・第二精神科医長
吉田寿美子	国立精神・神経医療研究センター病院臨床検査部・部長
前川　敏彦	九州大学大学院医学研究院臨床神経生理学分野・助教
鬼塚　俊明	九州大学大学院医学研究院精神病態医学分野・講師
湯本　真人	東京大学大学院医学系研究科内科学専攻病態診断医学講座臨床病態検査医学分野・講師
伊藤　浩	放射線医学総合研究所分子イメージング研究センター
根本　清貴	筑波大学医学医療系精神医学・講師
藤原　広臨	放射線医学総合研究所分子イメージング研究センター分子神経イメージング研究プログラム・研究員
高野　晴成	放射線医学総合研究所分子イメージング研究センター運営企画ユニット臨床研究支援室・室長，同研究センター分子神経イメージング研究プログラム・研究員
福島　浩	横浜市立大学大学院医学研究科精神医学
平安　良雄	横浜市立大学大学院医学研究科精神医学・教授
境　洋二郎	横浜労災病院心療内科・副部長
山末　英典	東京大学大学院医学系研究科脳神経医学専攻臨床神経精神医学講座精神医学分野・准教授
増井　啓太	広島大学大学院総合科学研究科博士課程後期，日本学術振興会・特別研究員
福井　裕輝	犯罪精神医学研究機構・機構長
北　洋輔	国立精神・神経医療研究センター精神保健研究所，日本学術振興会・特別研究員
守口　善也	国立精神・神経医療研究センター精神保健研究所臨床病態生理研究室・室長，同センター脳病態統合イメージングセンター
岡本　百合	広島大学保健管理センター
篠遠　仁	神経内科千葉所長，放射線医学総合研究所分子イメージング研究センター・上席研究員
森　崇明	愛媛大学医学部脳・神経病態制御医学脳とこころの医学・助教，放射線医学総合研究所分子イメージング研究センター・客員協力研究員
成相　直	東京医科歯科大学脳神経外科・講師
稲次　基希	東京医科歯科大学脳神経外科・助教
川勝　忍	山形大学医学部精神医学講座・准教授
簡野　宗明	山形大学医学部精神医学講座・助教

本書のねらい

　1970年代の後半，CTが臨床に導入されたときには，これで脳の中のことはすべてわかってしまうのではないか，とさえ思ったことを覚えている．それまで，頭蓋の単純撮影フィルムで脳のなかを推察し，せめて気脳写で脳室の様子をうかがい，血管撮影で脳の器質的傷害を捉えていたのに比べると，侵襲も少なく，脳のなかの様子を明瞭に描き出す，脳のCT像に強い衝撃を受けたのであった．

　しかし，このように強いインパクトを持って登場したCTにも限界があることがしだいに明らかになってきた．そしてCTの限界を克服するかのように，その後さまざまな画像検査法が開発され，実用化されてきた．その結果，脳の形態変化を捉えるだけでなく，脳の機能変化まで明らかにすることのできるイメージング法が次々と開発されてきている．

　これまでの精神疾患の診断は，もっぱら行動観察や面接による精神内界の把握によって行われ，精神症状の背景にある病態を捉えるために，血液検査や髄液検査，脳波，神経学的検査などの身体的な検索が補助的検査として重要視されてきたのが実情である．

　ところが，画像検査が導入されてきた結果，精神科領域においても脳の器質的変化が容易に明らかにされるようになったばかりでなく，機能性の異常をも明らかにしうる"脳機能イメージング"が盛んに行われるようになってきた．

　このように，精神疾患をめぐる脳形態イメージングならびに脳機能イメージングが多彩な形で，臨床や研究の場に登場するようになった現在，脳画像所見をどう理解し，解釈すべきかが大きな課題となる．

　そこで本書では，それぞれの検査法が「どのような原理で行われる検査か？」「得られた所見にどのような意味があるのか」「検査によってわかることはなにか」「どのようなときに何を目的にしてその検査をするべきか」という問いに答えるべく，それぞれの項目について，原理を語り，検査の目的を述べ，最後に何がわかるかを記述してもらうことにした．

　当時，埼玉医科大学教授として身近にいた松田博史先生に相談をし，松田先生から各領野の専門家を推薦してもらい，執筆をお願いした．その結果，精神医学の領域にとどまらない，広い範囲からの執筆者によって，精神医療と脳画像についての成書ができたことは喜ばしいことである．本書が，精神医学・医療のさらなる発展の礎になれば幸いである．

平成25年4月

山内俊雄

目 次

I. 脳画像とは ——————————————————— 9
脳形態イメージング ……………………………………………… 9
脳機能イメージング ……………………………………………… 9
脳機能・形態統合イメージング ………………………………… 11

II. それぞれの画像検査法と臨床応用 ————————— 14
1．CT ……………………………………………………………… 14
　構成 …………………………………………………………… 14
　検査によってわかること …………………………………… 25
2．MRI ……………………………………………………………… 28
　特徴 …………………………………………………………… 28
　原理 …………………………………………………………… 29
　安全性 ………………………………………………………… 44
3．fMRI（BOLD） ………………………………………………… 46
　原理 …………………………………………………………… 46
　検査によってわかること …………………………………… 49
　どのようなときに，何を目的にしてその検査をするか …… 53
　まとめ ………………………………………………………… 56
4．fMRI（ASL） …………………………………………………… 59
　原理 …………………………………………………………… 59
　検査によってわかること …………………………………… 60
　どのようなときに，何を目的にしてその検査をするか …… 62
5．PET ……………………………………………………………… 63
　原理 …………………………………………………………… 63
　トレーサの分布によってわかること ……………………… 70
　どのようなときに，何を目的にしてその検査をするか …… 76
6．SPECT …………………………………………………………… 80
　原理 …………………………………………………………… 80
　検査によってわかること …………………………………… 85
　どのようなときに，何を目的にしてその検査をするか …… 87

7．NIRS *91*
　NIRSの原理と得られるデータ *91*
　精神疾患におけるNIRS検査 *97*
　精神疾患のNIRS所見 *102*
　まとめ―精神疾患におけるNIRSの意義 *107*

8．EEG（誘発電位，脳電図を含む） *111*
　原理 *111*
　検査によってわかること *116*
　どのようなときに，何を目的にしてその検査をするか *118*
　誘発電位と事象関連電位 *121*
　まとめ *124*

9．MEG（脳磁図） *127*
　原理 *127*
　特性 *129*
　どのようなときに，何を目的にしてその検査をするか *131*

10．神経伝達物質受容体と画像 *136*
　原理 *136*
　検査によってわかること *142*
　どのようなときに，何を目的にしてその検査をするか *145*

Ⅲ．精神神経疾患における脳画像解析 ——— 148

画像解析の一連の流れ *148*
SPMとは *150*
SPMでの画像解析の実際 *150*
まとめ *155*

Ⅳ．精神神経疾患と脳画像 ——— 157

1．統合失調症 *157*
　統合失調症のMRI研究 *157*
　統合失調症のPET研究 *161*
　まとめ *165*

2．気分障害 *166*
　形態画像（structural images） *166*
　機能画像（functional images） *168*

        PETを用いた神経伝達機能 ……………………………………………… *170*
        まとめ ……………………………………………………………………… *173*
   3．神経症性障害，人格・行動の障害など ………………………………………… *175*
      A　強迫性障害 ……………………………………………………………… *175*
        脳形態画像 ………………………………………………………………… *175*
        脳機能画像 ………………………………………………………………… *177*
        画像研究から得られたOCDの脳病態仮説 …………………………… *178*
        OCD-loop仮説 …………………………………………………………… *178*
        OCD multi-dimensional model ………………………………………… *179*
        まとめ ……………………………………………………………………… *179*
      B　不安・パニック障害 …………………………………………………… *181*
        パニック障害 ……………………………………………………………… *181*
        恐怖条件づけモデルと解剖学的仮説 …………………………………… *181*
        パニック障害の解剖学的脳画像 ………………………………………… *183*
        パニック障害の機能的脳画像・PET研究 ……………………………… *183*
        パニック障害のNIRS研究 ……………………………………………… *186*
        まとめ ……………………………………………………………………… *186*
      C　PTSD ……………………………………………………………………… *188*
        PTSDの脳画像研究 ……………………………………………………… *188*
        PTSDの脳病態仮説 ……………………………………………………… *189*
        PTSDの病因仮説 ………………………………………………………… *190*
        まとめ ……………………………………………………………………… *193*
      D　反社会性人格障害 ……………………………………………………… *194*
        APD患者，および高サイコパス傾向者の扁桃体の器質的, 機能的特異性
         ……………………………………………………………………………… *194*
        APD患者，および高サイコパス傾向者の前頭前皮質の器質的, 機能的特異性
         ……………………………………………………………………………… *195*
        まとめ ……………………………………………………………………… *197*
   4．小児期・青年期の行動障害，発達障害など …………………………………… *198*
      A　自閉症スペクトラム障害 ……………………………………………… *198*
        脳の非定型発達 …………………………………………………………… *198*
        脳形態異常の成因 ………………………………………………………… *200*
        対人交渉の障害の脳神経基盤 …………………………………………… *201*
        男女差と対人交渉の障害 ………………………………………………… *202*

		B	ADHD ………………………………………………………	*204*
			注意欠陥多動性障害 …………………………………	*204*
			脳構造上の変化 ………………………………………	*204*
			脳機能上の変化 ………………………………………	*205*
			脳における構造的・機能的連絡の変化 ……………	*207*
			まとめ …………………………………………………	*208*
		C	摂食障害 ……………………………………………………	*209*
			摂食障害の臨床像 ……………………………………	*209*
			脳の形態学的研究 ……………………………………	*209*
			神経伝達物質受容体研究 ……………………………	*210*
			脳機能画像研究 ………………………………………	*210*
			まとめ …………………………………………………	*213*
5．	認知症 ……………………………………………………………			*215*
	MRI ………………………………………………………………			*215*
	グルコース代謝 PET，脳血流 SPECT ………………………			*219*
	[^{123}I] MIBG 心筋シンチグラフィー …………………………			*220*
	アミロイドイメージング ………………………………………			*221*
	神経伝達物質 ……………………………………………………			*222*
	まとめ ……………………………………………………………			*225*
6．	てんかん …………………………………………………………			*227*
	てんかんの MRI …………………………………………………			*227*
	てんかんの核医学診断 …………………………………………			*230*
	てんかんの画像診断のナビゲーション手術への利用 ………			*235*
	まとめ ……………………………………………………………			*235*
7．	器質性精神障害 …………………………………………………			*237*
	前脳基底部性健忘症 ……………………………………………			*237*
	びまん性軸索損傷 ………………………………………………			*238*
	脳炎 ………………………………………………………………			*238*
	代謝性，中毒性疾患 ……………………………………………			*240*
	索引 ………………………………………………………………			*243*

I 脳画像とは

国立精神・神経医療研究センター 脳病態統合イメージングセンター　松田博史

　精神疾患の診断に，脳画像と遺伝子という実証性を持った診断技術が出現し，新たなパラダイムチェンジが起きている．特に脳画像診断は画像工学技術の進歩に伴い脳内の形態・機能変化が詳細に測定されるようになり，精神疾患の病態究明の柱として注目を集めている．ここでは，脳の形を計測する脳形態イメージングと脳の活動を調べる脳機能イメージングの2つの手法の概要と診断装置の進歩について述べる．

脳形態イメージング

　脳形態イメージングは神経細胞のマクロな状態と精神機能を対比する方法であり，コンピュータ断層撮影法（CT）と磁気共鳴画像法（MRI）が主に用いられる．特にMRIは組織コントラストに優れ放射線被ばくもないことから3次元の全脳の1 mL単位の画像が精神機能局在の研究に広く用いられている．同一人物の脳の形を数年以上にわたって前方視的に研究することも可能となり，個人の年齢の推移を伴う変化や日常生活に伴う脳変化なども研究の対象になっている．

　FreeSurfer[1]（http://surfer.nmr.mgh.harvard.edu/）やFSL（http://www.fmrib.ox.ac.uk/fsl/）[2]などの脳局所の容積計測や皮質厚計測，さらには縦断的な容積変化測定が全自動で可能なソフトウェアもオンラインにて無償で提供されるようになっており，世界中で精神神経疾患に広く応用されている（図1）．また，本邦ではアルツハイマー型認知症の補助診断ツールとして内側側頭部を主体とした全脳の萎縮を評価するVoxel-based Specific Regional analysis system for Alzheimer's Disease（VSRAD®）[3]とよばれる無償のソフトウェアが2,000近くの施設で使用されている（図2）．このソフトウェアは最近ではうつ病の診断にも有用性が報告されている[4]．

脳機能イメージング

　脳機能イメージングは血流や代謝を計測する方法と電磁計測を行う方法にわかれる．血流や代謝を計測する方法には，放射性トレーサを用いる核医学的手法とMRIや近赤外線を用いる方法がある．

　核医学的手法の長所は測定理論が確立しており毛細血管レベルの機能情報を得ることができること，さらにPETではグルコース代謝なども測定できることである．短所としては，空間分解能が特にSPECTでは低いこと，時間分解能が分単位と低いことに加え少量とはいえ放射線被ばくがある．

　MRIでは，脳血流の増加に伴い常磁性体である脱酸素化ヘモグロビンと反磁性体であ

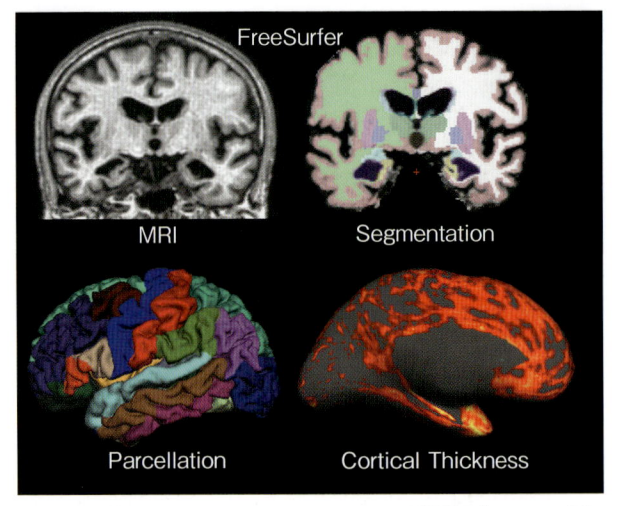

図1 FreeSurferによるアルツハイマー型認知症のMRI画像解析
MRI画像に対してSegmentationやParcellationを行うことにより脳局所容積の絶対値測定を行うとともに皮質厚（Cortical Thickness）を測定することも可能である．1画像の処理に10時間以上を要する．

る酸素化ヘモグロビンの割合の変化をMRI信号としてとらえることにより脳機能を測定する方法が一般に用いられる．ただしこの方法は毛細血管よりも静脈レベルの信号変化をとらえている．最近では高磁場MRIの普及に伴い内因性トレーサとしてラジオ波で標識づけされた自己の動脈血を用い毛細血管レベルの信号変化をとらえる方法も応用が進んでいる（図3）．MRIによる機能測定の長所は時間分解能が秒単位であり，放射線被ばくもなく無侵襲で繰り返し測定ができることである．このことから核医学的手法に代わって現時点ではもっとも広く脳賦活機能検査に用いられている．短所としては，計測中は頭部をまったく動かすことができないこと，計測機器内に金属物が持ち込めないため刺激を与える方法が制限されることなどである．

近赤外線を用いる方法は，近赤外領域の光が頭蓋骨を透過し，ヘモグロビンが酸素と結合したときとしないときとで近赤外領域での吸光度が異なることを利用する．長所として

は数十ミリ秒と時間分解能が高く装置も小さく安価である．また，特別な電気シールドした部屋が必要なくランニングコストも低い．測定中でも頭を比較的自由に動かせる．短所は光の反射・屈折経路を分離できず空間分解能は1～2cm程度であり測定範囲は脳表に限られる．また，活動マップと脳形態画像との重ね合わせが難しい．

電磁計測手法は神経細胞の情報伝達に伴う電位変化を測定する手法であり脳磁図と脳電図がある．ミリ秒単位と高い時間分解能を有するが，空間分解能は低い．脳磁図は神経細胞の活動に伴う電流から生じる磁場を測定するものである．その磁場は非常に小さく，厳密に磁場をシールドした環境で行う必要があり，実験に用いる電子機器の使用も制限される．時間分解能は数十ミリ秒単位と高く，磁場計測器を多数用いて磁場の発生源を推定することで一定の空間分解能を得ることも可能である．脳電図は一般に脳波とよばれるが，頭皮などに電極を設置し電位を測る方法であ

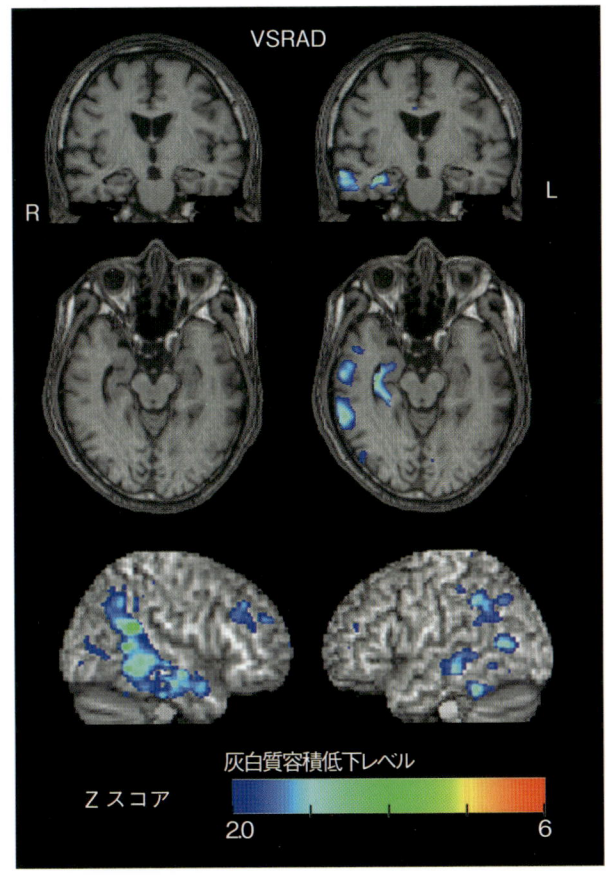

図2 VSRAD®によるアルツハイマー型認知症初期のMRI画像解析

MRIの視覚評価では内側側頭部の萎縮をとらえがたい．VSRAD®により健常者のデータベースと比較すると右内側側頭部の容積が2標準偏差以上，相対的に低下していることがZスコアのカラースケールでわかる．さらに右優位に側頭頭頂葉皮質で萎縮していることもわかる．1画像の処理は10分程度である．

る．大掛かりな装置は必要とせず高い時間分解能を持つが，空間分解能はきわめて低いうえ，筋電図が混入しやすい．各脳機能イメージングの時間分解能と空間分解能を表にまとめる．

脳機能・形態統合イメージング

脳形態イメージングと脳機能イメージングの融合を促進すべく装置にも統合化がみられる．2000年にPET/CTが販売され始めると，全世界で広く利用されるようになった．主にフルオロデオキシグルコース（FDG）を利用した腫瘍診断に用いられるが，脳領域ではFDGを用いたPET/CTは手術の適応となる難治性部分てんかん患者に保険適応されている．さらに，診療用CTを搭載したSPECT/CTが登場し，脳血流SPECTとCTの融合像が日常診療に応用されるようになった．

主に動物用の研究機器として1997年より開発されていたMR/PET装置に関しては，

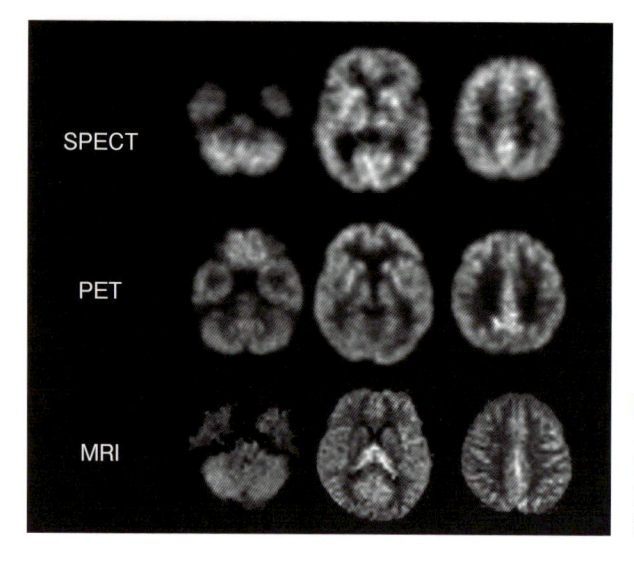

図3 健常者における各種脳機能画像
上から脳血流SPECT，FDGによるPET画像，Arterial Spin Labelingによる機能的MRI画像を示す．下に行くほど空間分解能が増す．

表 脳機能イメージングの時間分解能と空間分解能

	時間分解能	空間分解能
脳電図	ミリ秒	2〜3 cm
脳磁図	数十ミリ秒	2〜10 mm
近赤外線	数十ミリ秒	1〜2 cm
機能的MRI	数秒	2〜4 mm
PET	数分〜数十分	3〜6 mm
SPECT	数十分	8〜10 mm

2005年にシーメンス社がヒトの脳用装置の開発を公表し，2006年の北米放射線学会にて世界初のMR/PET画像が発表された．そして，2010年の北米放射線学会にてシーメンス社により世界初の3テスラMRIとPETの完全一体型全身撮像用装置が発表され[5]，2011年に発売された．すでに欧米やアジア諸国で15台が稼働中である．完全な同時測定によりPETとMRIの空間的・時間的レジストレーションが可能であり，今後間違いなく普及すると思われる．

PETの検出器は，γ線を光に変換するクリスタルと光を電気信号に変換する光検出器で構成される．光検出器については通常，光電子増倍管（photomultiplier tube：PMT）が使用されている．磁場では，PMTの出力信号が敏感に変動するので，ヒト用のMR/PET装置では，磁場による影響を受けないアバランシェ・フォトダイオード（雪崩増倍光検出用ダイオード：APD）が利用されている．たった1.5 mm厚しかなく光を増幅する能力はPMTに劣るが，エネルギー分解能はPMTと同程度である．温度変化に弱い欠点は，水冷システムによってその影響が抑えられている．現在，光の増幅がPMT同等に優れ，個別に動作する複数の小さなガイガーモードAPDピクセルからなるSiMP（silicon photomultipliers）が磁場の影響を受けない次世代の光検出器として注目されている．SiMPは時間分解能，空間分解能，温度依存性のいずれにおいてもAPDよりやや優れている．

MR/PET装置は，PET装置とMRI装置を物理的に組み合わせ，寝台を共有するだけのものから，MRI装置のガントリーの空間部にPETの検出器を組み込みさらにそのなかにMRIヘッドコイルを挿入して撮像するものを経て，MRI装置のガントリーの内側

にPETの検出器があらかじめ組み込まれており通常のMRI装置と同様にヘッドコイルのみを挿入してPETとMRIの撮像をまったく同時に行うもの，の三段階を経て開発が進められてきた．ある程度の撮像時間が必要となるMRIあるいはPET検査においては，いずれの装置においても撮像中の患者あるいは被検者の動きがもっとも大きな問題点となり，この点を解消するために，いかに不快感少なく安全に完全な固定を行うか，ということが現在でも大きな課題として残されている．

脳に関しては，従来PETが得意としてきた領域であり，臨床利用においてもいちじるしい進歩を遂げているMRIとの組み合わせには大きな期待が寄せられる．機能的MRIやMRスペクトロスコピーの情報とPETの組み合わせなどが期待されている．また，より詳細な解剖学位置情報を得たうえでの受容体分布や機能分担の評価などにおいても期待が大きい．

機能的MRIに関しても，大脳皮質の血流や代謝などのエネルギー需要の観察にとどまらず，神経伝達物質や受容体分布との関連について，皮質下核を含めた機能局在についての観察が深まると考えられる．さらには，日常臨床においてもMRIで形態から脳血流まで一連の評価を行い同時にPETで測定された分子イメージング情報と統合的に評価することで，検査のスループットと疾患診断精度を高めることが可能となる．

PETとMRIという二つの強力なハードウエアの一体化はさまざまな病態の解明，治療の開発，治療効果の評価のいずれにおいても新しい大きな役割を果たすことになるに違いない．この装置が十分に本領を発揮するためには，まず温度・湿度管理といった設置の環境整備から始める必要がある．撮像するための診療放射線技師のみでなく，機器そのものやデータの管理を行う専属専門技術員の配属が望ましいと推測される．現状を考慮すると，本邦の医療現場において，機器の購入は比較的容易かもしれないが，人的資源の育成・投入への不安が残る．比較的長時間での撮像を要する高解像度装置での詳細な評価には被検者の静止がもっとも重要となるので，臨床利用を行う場合は全撮像中の監視は必須である．MR/PETが医療の進歩に大きく寄与することは間違いなく，精神医療の発展のためにもぜひともMR/PET装置が最大限に活用されるような形で本邦に導入されることを期待する．

文　献

1) Dale AM, Fischl B, Sereno MI, et al.：Cortical surface-based analysis Ⅰ：Segmentation and surface reconstruction. Neuroimage 9：179-194, 1999
2) Smith SM, Jenkison M, Woolrich MW, et al.：Advances in functional and structural MR image analysis and implementation as FSL. Neuroimage 23：S208-S219, 2004
3) Matsuda H, Mizumura S, Nemoto K, et al.：Automatic voxel-based morphometry of structural MRI by SPM8 plus diffeomorphic anatomic registration through exponentiated Lie algebra improves the diagnosis of probable Alzheimer disease. AJNR Am J Neuroradiol 33：1109-1114, 2012
4) Niida R, Niida A, Motomura M, et al.：Diagnosis of depression by MRI scans with the use of VSRAD-a promising auxiliary means of diagnosis：a report of 10 years research. Int J Gen Med 4：377-387, 2011
5) Delso G, Fürst S, Jakoby B, et al.：Performance measurements of the Siemens mMR integrated whole-body PET/MR scanner. J Nucl Med 52：1914-1922, 2011

II それぞれの画像検査法と臨床応用

1 CT

東邦大学佐倉病院 中央放射線部　三柴奈々
東邦大学佐倉病院 放射線科　寺田一志

　CT（computed tomography の略．以下 CT と記載する）の基本原理は，オーストラリアの数学者ラドンが数学的に証明した，「二次元あるいは三次元の物体は，その投影データの無限集合から一意的に再生できる」という定理に基づいている．つまり，光や放射線（X線，γ線など）を，物体に多方向から照射し，放射線が物体を通過したあとの投影データを観測すれば，物体とその内部をこの投影データから再生することができるということである．

構成

　X線CT装置は各種のサブシステムから構成されているが，大まかには投影データ収集機構，画像再構成機構，画像表示機構にわけることができる（図1）．

投影データ収集機構

　一般に，X線は均一な密度の物体に照射されると，X線の透過長にしたがって透過X線強度は指数関数的に減少するといわれ，数式的には $I = I_0 e^{-\mu l}$ で表される．

　ここで，I_0 は入射X線強度，I は透過X線強度，l は均一な密度の物体の透過長，μ は線吸収係数である．

　実際には被検体にX線を照射した場合，X線透過経路に沿って均一な物質でできていることはほとんどない．しかし，不均一物質であっても非常に小さな体積領域まで細かく分割した状態にすれば，領域内が均一と仮定することができる．この単位体積は，volume element あるいは voxel とよばれている．

　異なった線吸収係数でできている物質が配列されていると考えると，最初の線吸収係数 μ_1 を有する単位体積から，つぎの線吸収係数 μ_2 を有する単位体積までに入射するX線強度を I_1 とすると $I_1 = I_0 e^{-\mu_1 l}$ で，同様に2番目の物質から3番目の物質に入るX線強度 I_2 は

$$I_2 = I_1 e^{-\mu_2 l} = (I_0 e^{-\mu_1 l}) e^{-\mu_2 l} = I_0 e^{-(\mu_1+\mu_2)l}$$

となり，以下同様に n 番目の物質まで透過するX線強度は

$$I_n = I_0 e^{-(\mu_1+\mu_2+\cdots \mu_n)l}$$

$$(\mu_1 + \mu_2 + \cdots \mu_n) = \frac{1}{l} \ln \frac{I_0}{I_n}$$

となる．したがって，入射X線強度 I_0，透過X線強度 I_n，透過長 l が既知であれば線吸収係数の和が求められる．また $\mu_1, \mu_2, \cdots \mu_n$ の値は n 個の連立方程式で求められ，物質が二次元に配列された場合，物質の線吸収係数を求めるために，多方向から投影データを収集して断層像として表示することができる．

　その投影データの収集方法を図2参照のも

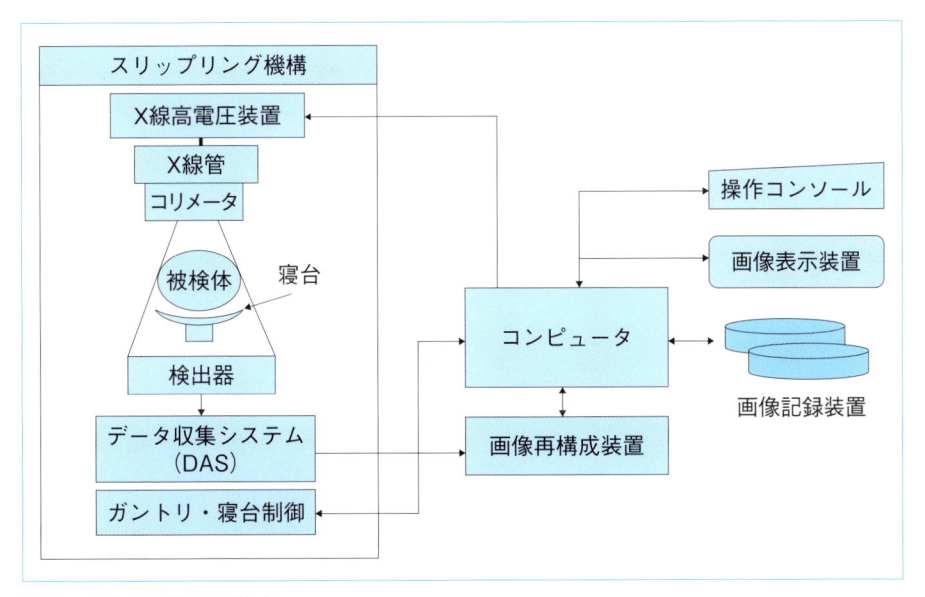

図1　X線CT装置の構成
(新版放射線機器学（I）　診療画像機器．コロナ社，東京，p225，図10.9，2004より引用)

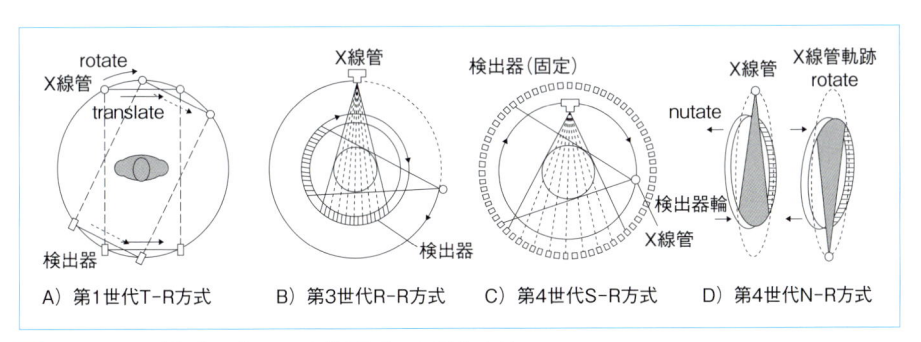

図2　ノンヘリカルスキャンの投影データ収集方法
(http://www.rada.or.jp/database/home4/normal/ht-docs/member/synopsis/030003.html より引用)

と，以下に挙げる．

1. translate-rotate（T-R）方式（図2A 参照）

初期のCT装置の走査方式で1個のX線管と1個の検出器が対抗して並んでおり，これが平行移動（直線走査）してデータを収集し，平行移動が終了すると1°回転（回転走査）し，また平行移動する．これを180°繰り返す方式で，細く絞り込まれたX線を用いるため，ペンシルビームタイプ（第1世代）とよばれた．データ収集には約5分を要し，頭部専用であった．

その後，走査時間の短縮のために，同じT-R方式でナローファンビームタイプ（第2世代）とよばれたものが開発された．これは最初に全身用として開発されたもので，データ収集時間の短縮のために検出器を5～30個設け，3～15°の広がりを持つ扇状（ワイドファンビーム）のX線ビームを使用する．これを180°回転させるが，1回の直線走査で

扇形の範囲の投影データが得られるので，直線走査回数は少なくて済み，データ収集時間は30秒〜2分に大幅短縮された．

2．rotate-rotate（R-R）方式（図2B参照）

X線ビームを30〜50°の扇状に広げ，被検体の断面に見合った検出器を設けたもので，X線管に対向する円弧状の検出器で透過X線を計測する．検出器は500〜800個程度のキセノン高圧ガス入りの電離箱や個体検出器などが用いられ，X線管と検出器が一体となって被検体の周りを360°回転し，データを収集する．この方式は回転運動のみで撮影できるので，走査は1.5〜10秒で完了する．現在のCT装置はこの方式が多く用いられている（第3世代）．

3．stationary-rotate（S-R）方式（図2C参照）

被検体を中心とした円周上に600〜2,400個以上の検出器が配置され，X線管はその内側にあって360°回転する．X線管の回転走査だけで撮影を行うことができるので機械的信頼性が高く，撮影時間は1〜10秒で完了する．ファンビームの角度は30〜50°，検出器はシンチレータと光電子増倍管やホトダイオードの組み合わせで構成されている．この方式はコリメーションが困難で散乱線の影響を受けることや検出器のコスト面などで問題があった（第4世代）．

4．nutate-rotate（N-R）方式（図2D参照）

S-R方式を改善した方式で，X線管が外側で回転走査し，X線ビームが被検体に照射される前に検出器に当たらないように検出器がうつむき運動・章動（nutate）をする．これにより，検出器リングの直径を小さくでき，空間分解能も向上した（第4世代）．

5．scanning electron beam方式（第5世代）

この方式ではX線管は用いられず，電子ビームを加速偏向させ，ターゲットリングに当て，X線を発生させる電子ビーム方式である．機械的運動がなく，スキャン時間が大幅に短くなり，超高速CTとよばれている．ターゲットリングは4つあり，検出器が2列に並んでおり，ほぼ同時に8断面の撮影ができる．スキャン時間50ms，17スキャン/sが可能であり心臓など循環器系の検査に適する．

6．シングルスライスヘリカルスキャン（図3参照）

従来のX線CTではX線管に高電圧ケーブルが接続されているため，1回転ごとに方向を変えて撮影する必要があった．しかし，現在ではスリップリング機構の発達によりX線管に高電圧の供給が可能になり，X線管の連続回転が行われるようになった．ヘリカルスキャンは第三世代のR-R方式において，X線管の連続回転と連続寝台移動を同時に行いながらX線を連続照射することにより，らせん状に投影データを得る方式である．このように，ヘリカルスキャンは撮影中連続回転スキャンと並行して撮影位置も変えているため，撮影時間の短縮（＝1回の呼吸停止で広範囲の撮影が可能），三次元データの収集が可能（＝高精度の三次元画像ができる），体軸方向の空間分解能が高い，任意のスライス位置での再構成ができる，などの特徴を持つ．

7．マルチスライスヘリカルスキャン

シングルスライスヘリカルスキャンの開発により高速スキャンが可能になり，薄層コリメーションを用いて微細な病変や骨構造および造影血管などを細かく描出することが可能となった．しかし，病変の進展範囲や周辺臓器との関係を把握する場合，100〜300mm

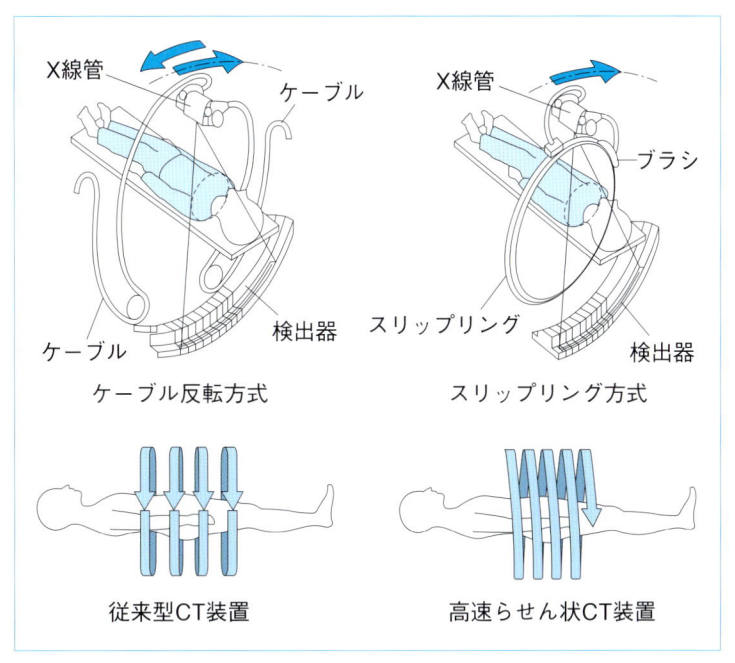

図3 X線管球への電力供給・データ転送方式とスキャン方法
(医用放射線科学講座 14 医用画像工学 第2版. 医歯薬出版, 東京, p132, 図3-12, 2004 より引用)

に及ぶことが少なくなく，シングルスライスヘリカルスキャンによっても呼吸停止が可能なスキャン時間を大きく上回っていた．そこで，さらなる短時間スキャンを可能にするため，従来の一列であった検出器を多列化したマルチスライスヘリカルスキャンが開発された．

シングルスライスCTでは数百個の検出器が一列に並び，1回転で1枚の画像再構成が行われるが，マルチスライスCTでは二次元検出器（体軸（Z軸）方向にも多数列の検出器を配置）を持ち，1回転で複数スライスのデータを同時に収集し，画像再構成を行う．ここで，データ収集においてシングルスライスCTでは検出器が一列であったためデータ収集機構（data acquisition system：DAS）も一つであったが，マルチスライスCTでは複数となり，多数ある検出器列からDASの数だけの組み合わせを電子スイッチにて選択して行われる．よって実際にはスライス数は検出器の列数ではなく，DASの数で決まり，現在では 2, 4, 6, 8, 16, 64, 128, 256, 320DAS のものがある．

CTは以上のようなデータ収集方式を用いて画像を撮像している．大多数のCT装置ではX線管の陽極側管電圧は約90〜140kVpが使用され，検出器で電気信号に変換された透過X線データはある一定時間積分され，アナログ信号からディジタル信号に変換された後，コンピューターの記憶装置へ投影データとして伝送されて画像再構成の処理過程に引き継がれる．現在では，走査時間が短いことや，一度の息止めで体幹部全体を撮像することができるなどの点から，ヘリカルスキャンCTが用いられることが多い．しかし，撮影時間が長くなるが，アーチファクトが少なくなる利点を活かし，微妙な濃度差を検出す

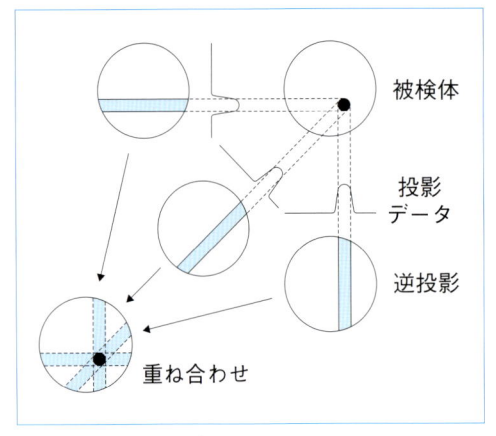

図4 単純逆投影法
(久住佳三：体外計測装置．立入弘，稲邑清也監修：診療放射線技術上巻．改訂第11版．南江堂，東京，p198，2004より許諾を得て改変し転載)

る必要のある脳のルーチン撮影では，引き続き厚いスライスでのノンヘリカルスキャン（コンベンショナルスキャン）で撮影されることもある．

● **画像再構成機構**

多方向からの投影データをもとに画像を再構成するためのアルゴリズム（数学的手法）を以下に挙げる．

1．単純逆投影法（back projection 法）

この方法は，得られた各方向からの投影された値を単純に逆に戻す（これを逆投影するという）ことにより原画像を再現する方法である．

図4に示したように，被検体に吸収値の異なる物質に対する投影を順次多方向から求め重ね合わせることで再構成され，原画像が再現される．この方法は投影データを逆投影して重ね合わせただけなので簡単ではあるが，このままでは，図4左下に示すような物体の周りに放射線による，物体からの距離に反比例して減少する偽像（アーチファクト）が発生するため，画像が悪く実用的ではない．

2．逐次近似法

これはある初期再構成画像の各画素に適当な値を与え，そこから得られる投影データと実際に測定した投影データとの誤差を求め，これを補正値として加算し，逐次近似再生の精度を高めていく方法であり，初期のCTに用いられたが，実際には測定誤差の問題もあって近似計算が多くなる．

3．解析的再構成法

① フィルタ補正逆投影法（filtered back projection：FBP）

逆投影法でのボケを除去する方法であり，重畳積分法（コンボリューション法）が多く用いられる．

この方法は重畳演算と逆投影演算をもって画像再構成を行うものである（図5）．計測された各投影データに対し，逆投影した結果が正しい画像になるような補正関数（再構成関数）を重畳積分し，これを逆投影して元データに近い画像を得ることができる．再構成関数（フィルタ）は目的や診断部位に応じて各種のものがある．

特徴として，「必要な計算を実空間で行うことができる」，「計算量が多くなる場合，高速フーリエ変換（fast fourier transform：FFT）を組み合わせて計算することができる」，「コンボリューション演算と逆投影演算をそれぞれに独立にかつ平行して行うことができる（計算処理に関する時間が短縮できる）」，「再生画像の任意領域の拡大再構成が可能である」，「補正関数（フィルタ関数）選択の自由度がある（目的や診断部位に応じて選択できる）」などがあり，現在多くのCT装置ではこの方法が用いられている．

現在，平行ビーム法とファンビーム法の2種類が知られている．

② 二次元フーリエ変換法（two dimensional fourier transform：TFT）

投影像を一次元フーリエ変換した極座標系

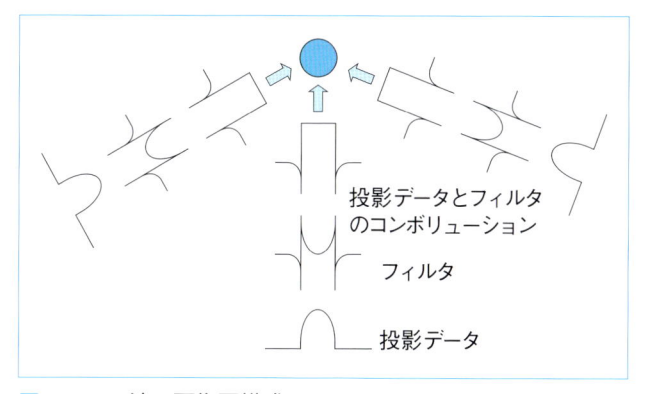

図5 CBP法の画像再構成
（新版放射線機器学（Ⅰ）診療画像機器．コロナ社，東京，p230，図10.17，2004より引用）

において，フーリエ投影像を直交座標系に変換し，二次元フーリエ逆変換で原画像を再構成する方法である．この方法のほかに，投影データをまず逆投影してP（s, θ）を求め，二次元フーリエ変換，周波数フィルタ処理，二次元フーリエ逆変換から原画像を算出する方法もある．

③ 線形ヘリカル補間（180°補間法，360°補間法）

投影データ収集機構の欄で述べたように，現在ヘリカルスキャンによる投影データの収集が行われている．ヘリカルスキャンではスキャン中にスライス位置が連続的に変化するため，データ収集領域が始点と終点で不連続となり，このまま上に挙げたような方法によって再構成をした場合モーションアーチファクトを生じる．したがって，画像再構成の前にヘリカル補間処理が行われる．ここで，ヘリカル補間とはヘリカルスキャンの投影データからすべてのz座標がスライス中心（$z=z_0$）と等しい投影データセットを求める手法である．これは目的のスライス位置の前後で得た投影データに基づき，スライス画像を得ようとするものである．一般に線形補間法より，再構成位置での任意角度のデータを同じX線透過経路の異なる位置のデータより補間で求める方法で，360°補間法（同じビュー角度の投影データによる補間），180°補間法（対向ビューの投影データによる補間）などがある．

これらは基本的には，求めようとする投影データP（β, γ, z_0）と等しいβ, γを持ちz_0にもっとも近いz座標を持つ2点（2点線形補間）の投影データから，距離$|z-z_0|$の重みを正規化したものをかけて求めていく．360°補間では$\beta_2=2\pi+\beta_1$　$\gamma_2=\gamma_1$，180°補間では$\beta_2=\pi+\beta_1-2\gamma_1$　$\gamma_2=-\gamma_1$となり，図で示すように180°補間のほうが360°補間よりz方向に必要なデータの領域が狭いので，より高い空間分解能が得られる（図6）．よってシングルスキャンの再構成方法としてよく用いられる．

④ longitudinal filtering algorithm（Zフィルタ法）

ヘリカル補間は，スライス中心と等しいz_0座標における投影データが，スキャンで収集される投影データから直接得られないために必要とされた補間であるが，線形補間（2点補間）のみを用いてヘリカルスキャンからスライス中心と等しいz_0座標における同等な投影データを求めるのは矛盾が残り，その結果としてヘリカルアーチファクトが現れる

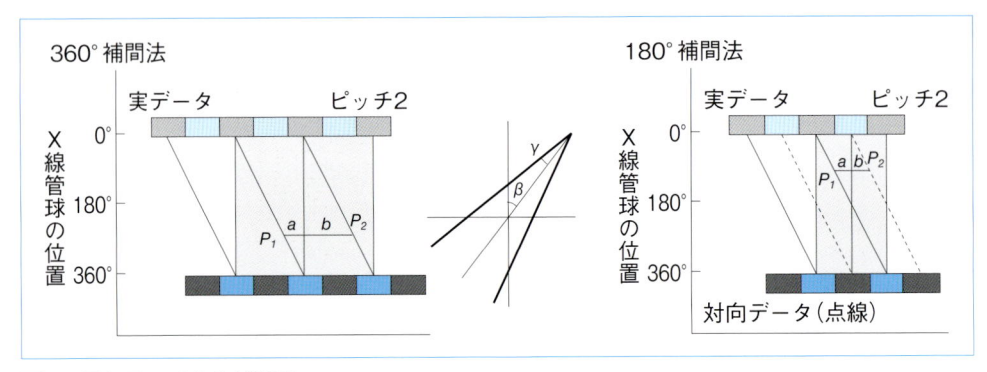

図6 異なるヘリカル補間法
（医用放射線科学講座14 医用画像工学 第2版．医歯薬出版，東京，p135，図3-17，2004 より引用）

場合が多い．より効果的な補間方法として，従来の線形補間に加えて longitudinal filtering algorithm が提案された．補間の元データとなる近傍投影データの範囲を180°や360°に限定せず，リコンストラクションされる画像で強調したい特徴がよくあらわれるように近傍データの範囲を設定する．これをカーネル（h）の範囲とよび，longitudinal filtering のヘリカル重み関数によって調整している．このアルゴリズムを用いることによって，より正確にすべての z 座標がスライス中心（$z=z_0$）と等しい同等な補間投影データセットを得ることが可能になる．従来の2点線形補間方法のみと比較すると，いちじるしくヘリカルアーチファクトを低減することが可能である．また，このアルゴリズムの副次的な効果としてノイズを低減する効果もあるので，ヘリカルアーチファクトの低減効果とともに画質の向上に大きく寄与することになる．

このアルゴリズムのもう一つ重要な特徴として，スライス断面プロファイルをいろいろ自由に変形することが可能である．それによって，1回のスキャンで診断目的に応じて異なるスライス厚の画像を得るのが非常に容易になる．また，このアルゴリズムはマルチスライスヘリカルスキャンCTの再構成処理に拡張され，基本技術の一つとして確立されている．

⑤ マルチスライス CT

データ収集方法にて述べたように，マルチスライスCTは検出器が多列化したことにより中心よりはずれた検出器はX線の広がりに応じたコーン角が生じる．コリメーション幅が薄く，それに対してコーン核が無視できない角度になると，CTの再構成が不完全なものになりアーチファクトが発生する．

図7の例に示す検出器の構成は，DASの数が8以上のCTにおいては無視できなくなり，コーン角の影響を補正する再構成処理が必要となる．この方法として，Feldkampらの方法を代表とする近似的な三次元再構成法や，斜平面の合成による二次元再構成法などが適用されている．Feldkampらの方法では，コーンビームを傾斜したファンビームの集合として考え，目的再構成面の投影位置に対応した検出器のデータを用いて近似的な三次元再構成を行う．また，斜平面の合成による方法では，焦点の軌道に沿った斜平面の集合を再構成し，そのデータを重みづけ関数により加算して，さまざまなスライス厚の画像を作成する．これらの再構成技術は発展段階にあり，例として挙げた方法を改良したものや，新しい方法が考案され実用化されつつある．

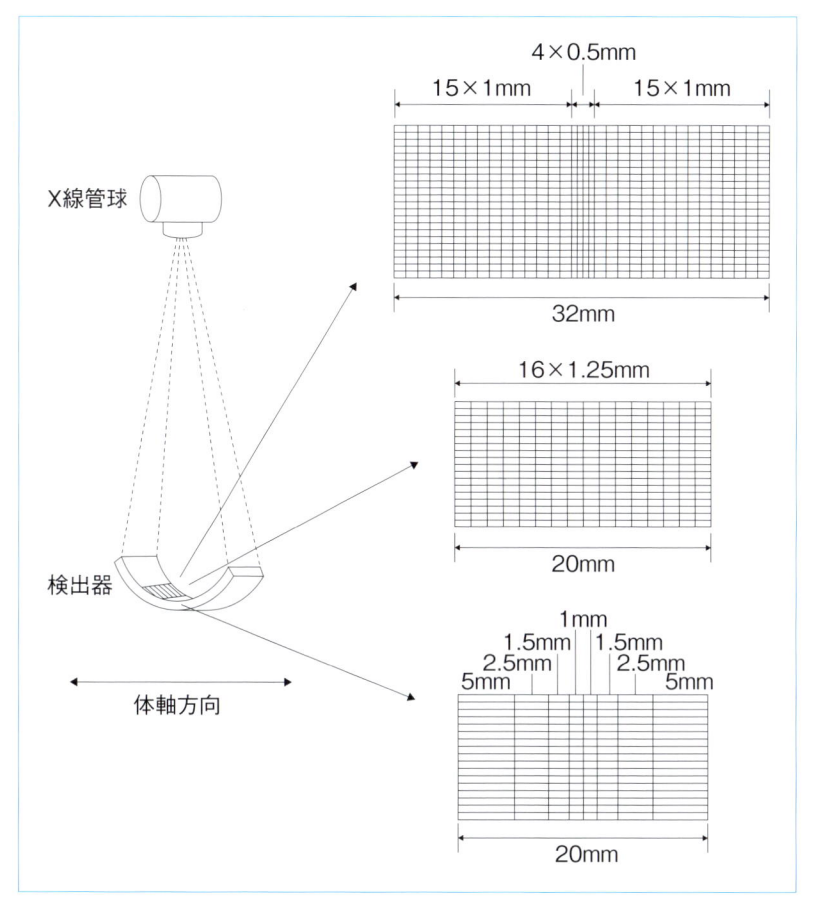

図7 マルチスライスCTの検出器の構造例
(医用放射線科学講座 14 医用画像工学 第2版. 医歯薬出版, 東京, p137, 図 3-19, 2004 より引用)

画像表示機構

X線CT装置においては，上で説明したように投影データより輪切りした断層面のX線吸収係数の分布が画像再構成演算処理で得られる．このX線吸収係数の分布画像をCT画像とよび，そのX線吸収係数は次式により CT値とよばれる相対値に換算され，その数値は画像の濃淡として表示・記録される．

組織のCT値 $= k \times \dfrac{\mu_t - \mu_w}{\mu_w}$ (μ_t：ある組織の吸収係数, μ_w：水の吸収係数, k：定数)

k値は一般に1,000が用いられ，水のCT値を0，空気のCT値を-1,000としている．

CT値の絶対値は機種，被写体条件，スキャン条件などにより若干の変動があるため，CT値のみで病変の性状を診断することは危険である．しかし，各組織によりCT値に差異があることも事実であるので，絶対値だけでなく各組織の相対値を統合すれば，病変の性状診断に役立つことになる (図8)．

また，CT値の範囲は2,000段階以上となる．したがって，それを画像の濃淡差として表示しても，人間の目では識別が困難である．そこで，画像上の明るさ(濃淡)を0 (黒)～255 (白)諧調の濃度レベル (グレイレベルという) で表示している (図9)．対象部位が最適となるように，ウインドウレベ

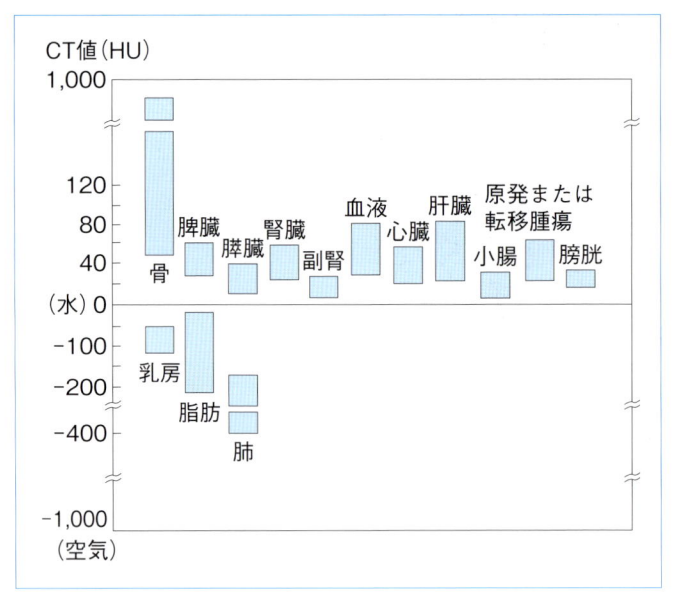

図8 各種人体組織のCT値
(医用放射線科学講座13 放射線診断機器工学 第2版. 医歯薬出版, 東京, p146, 図7-42, 2003より引用)

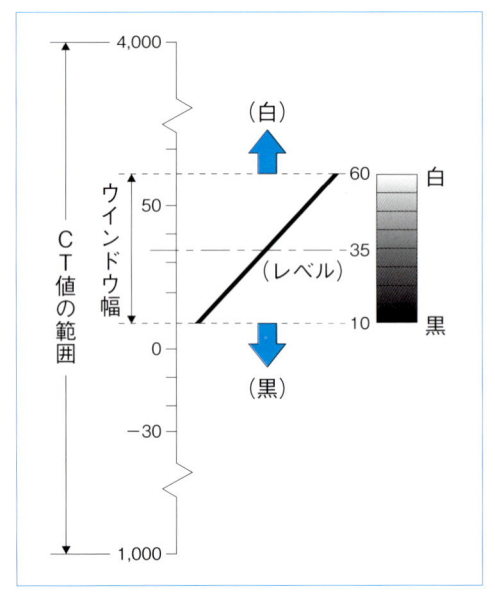

図9 CT画像の表示方法
(医用放射線科学講座13 放射線診断機器工学 第2版. 医歯薬出版, 東京, p146, 図7-43, 2003より引用)

ベルや幅を変えるとCT上の見やすさも変化するとともに, 見かけ上の大きさも変化するので, 大きさの比較や計測の際には注意を要する.

1. アーチファクト

① パーシャルボリュームアーチファクト

画像を構成する最小の単位を画素(pixel：ピクセル)といい, 画像はこの画素から構成されたマトリックスで表示されるため, 実際のCT値はピクセルサイズとスライス厚(通常5mm)を持った最小単位体積(voxel：ボクセル)の平均吸収係値の相対値として表示される. したがって, このボクセル内に吸収値の異なる物質が混在するとき, その画素のCT値はそれらを分離できずに平均値として算出する. これを部分容積効果(partial volume effect)といい, 対象物が小さければ小さいほど信頼性が低くなるので注意が必要である.

つまり, 後頭蓋窩のように骨構造が複雑な部位など, 複雑な解剖学的構造を持つ部分で

ル(選択されたCT値範囲の中央値)とウインドウ幅を調節する. ただし, ウインドウレ

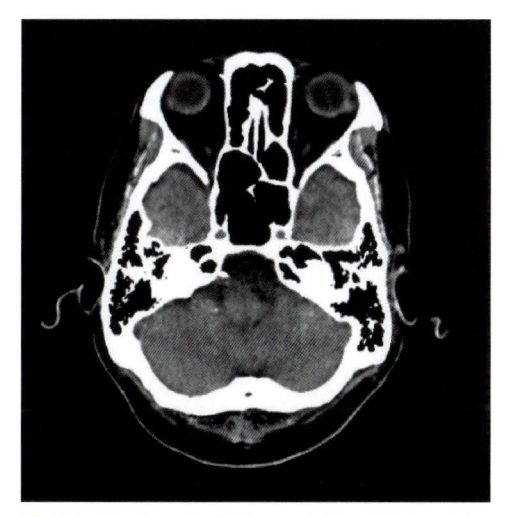

図10 パーシャルボリュームアーチファクト画像例

は詳細な分離表示が困難となる．また，スライス厚方向に構造の変化が激しい場合に現れやすく，ストリーク状アーチファクトを発生しやすい．ただしこれらは，マトリックスサイズを増加しピクセルサイズを小さくするか，できるだけ薄いスライス厚で撮影することにより改善がみられる．最近では，ヘリカルスキャンを用いて薄いスライスでスキャンした後，自動的に加算処理を行い，通常のスライス厚相当の画像を作成する手法も用いられている．この手法では，画像ノイズは低いまま，パーシャルボリュームアーチファクトの少ない良好な画像が得られる（図10）．

② ビームハードニング

エネルギー方向に幅を持った連続X線が被写体を透過すると，エネルギーの低い軟X線が多く吸収されていき，線質が硬くなる性質がある．この現象をビームハードニング現象といい，X線の減弱と透過した被写体厚の関係がリニアになっていないことによってアーチファクトが生じる．つまり，頭部では頭蓋骨の内側のCT値が高くなり，骨が溶け出したように白っぽくなるカッピングアーチファクトや，骨と骨の間に黒い帯状アーチファクトをひくブリッジアーチファクトがこれにあたる（図11）．最近ではビームハードニング補正アルゴリズムも開発され，あらかじめ補正関数を求めて補正している．

③ メタルアーチファクト

X線CT装置は線吸収係数の測定器であるが，測定対象は人体を想定して設計されており，一般的にその測定範囲は空気から骨を対象としている．被検体にヘアピンや外科用クリップなど以上にCT値の大きい物質があると，データ収集系，再構成系はそのCT値の正確な計算ができず，メタルアーチファクトが発生する（図12）．

2．三次元画像

ヘリカルスキャンによって，薄いスライス厚の連続したCT画像が得られるようになった．これによって等方位分解能を持った三次元表示も可能となった．これらは，患部を立体的に表現できるため臓器の位置関係や病巣の広がりなどで直観的に理解しやすい．つまり三次元の解剖学的構造の理解に有効であるといえる．以下にその表示法をいくつか挙げる．

① サーフェスレンダリング法

初期の三次元表示法であり，閾値で検出した表面境界に，三次元的な濃度勾配を陰影づけに反映させるグレイレベルグラディエント法でシェーディングをしている（図13）．サーフェスレンダリング法では優れた陰影づけによって，きめ細やかな凹凸をよく描出する．しかし，表面境界が急激に変化する血管のエッジや末梢血管のような細かな組織などでは二値化によるエリアシングの不自然さが残り，正確な三次元の形状を表現することができない．

② ボリュームレンダリング法

組織の境界は必ずしも明確ではない．そこで，単一の表面を求めるのではなく表示したい対象の境界面付近のボクセル濃度をもとに，

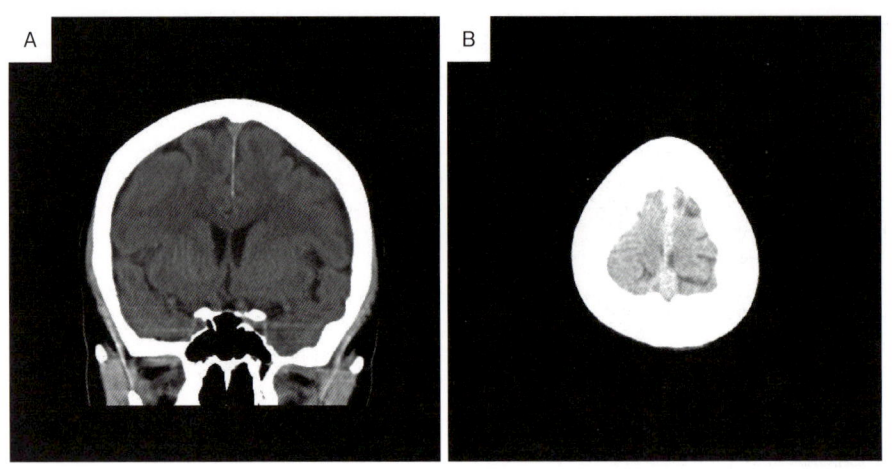

図11 ビームハードニングアーチファクト画像例
A：ブリッジアーチファクト，B：カッピングアーチファクト．

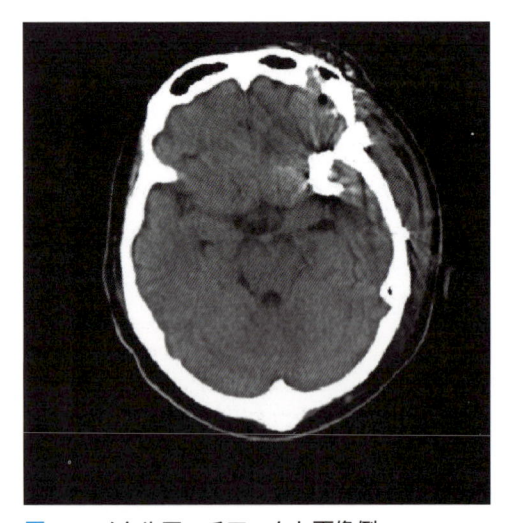

図12 メタルアーチファクト画像例

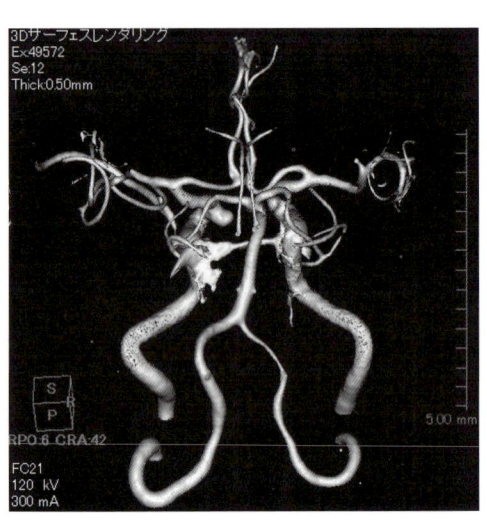

図13 サーフェスレンダリングによる三次元画像

三次元空間上での仮想的な表面の傾きと光源からの光の透過率を求め，その反射光の総和として三次元表示する方式が，ボリュームレンダリング法である（図14）．この方法では，CT値が急激に変化するエッジでも自然で滑らかな濃淡になって，末梢血管のような細かな組織の描出能も飛躍的に向上する．また，コントラスト情報を保存し半透明表示することで内部構造も表示できるように図られていたり，臓器，骨軟部組織などに着色を行ってカラー化して判別を容易にする方法も利用されている．

③ 多断面変換表示（multi-planar reconstruction：MPR）

得られた三次元データから，撮影時の断層面以外の切断面の像を計算機上で再構成する手法である．よって，レンダリングによる三次元表示では，CT値の情報をすべて表示することはできないが，MPRはCT値情報をそのまま表示できる．MPRでは，前額断や

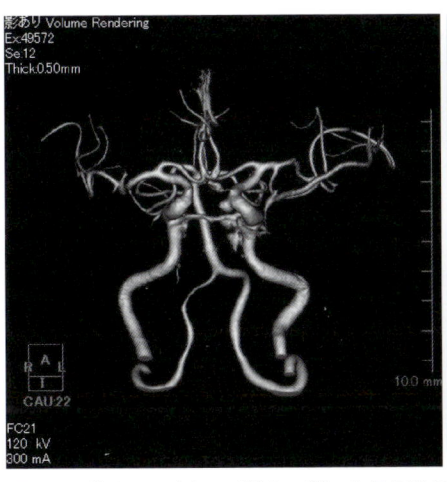

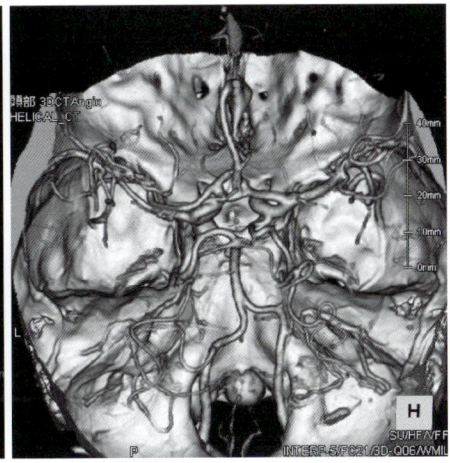

図14　ボリュームレンダリングによる三次元画像

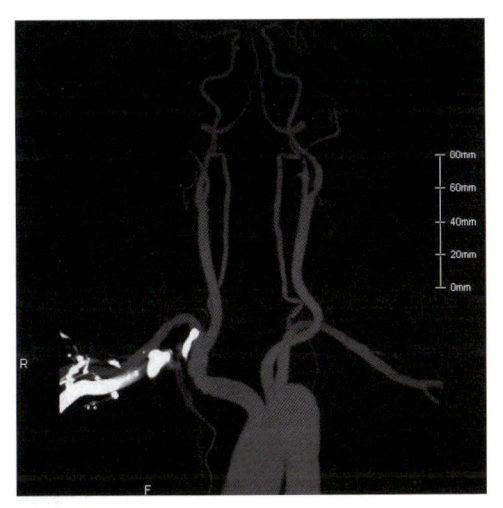

図15　最大値投影法（MIP）の表示例

二重斜位断，任意の曲線断面，任意の画像厚での表示ができる．

④ **最大値投影法（maximum intensity projection：MIP）**

三次元表示の陰影づけの代わりに，三次元データのなかで各方向からの視線上の最大値のみを投影することで，三次元データのコントラスト情報を反映させるものである（図15）．したがって，たとえば臓器中の腫瘍が造影によって表示される場合，三次元表示では腫瘍の形態情報が表示されるが，MIPでは腫瘍内の造影剤の染まり具合までもコントラスト情報として表現できることになる．

⑤ **シネ表示**

得られた三次元データを連続した断層像のまま動画のように順次モニタ上に表示する方法である．一連の断層像を連続して観察できるため各断層像間の差が描出しやすく，臓器の形状，血管の走行などの観察が容易である．

検査によってわかること

CT像はこれまで得られなかった軟部組織の微細な変化を表現し，臓器や筋肉，骨構造，病変部の位置，形状，大きさが観察でき，画期的に診断域が拡大された．

頭部の撮像においては，腫瘍，出血，壊死，浮腫，梗塞，石灰沈着，退行性変化，内耳，頭蓋底の骨構造が認識でき，出血後や術後の経過観察にも非常に有効である．脳脊髄液や血流の動態の測定もできる．

ここで，CT検査で観察できる頭部の疾患の例を以下に挙げる．

① 脳血管障害：脳出血，くも膜下出血，脳動脈瘤，脳梗塞（超急性期を除く），もやもや病など

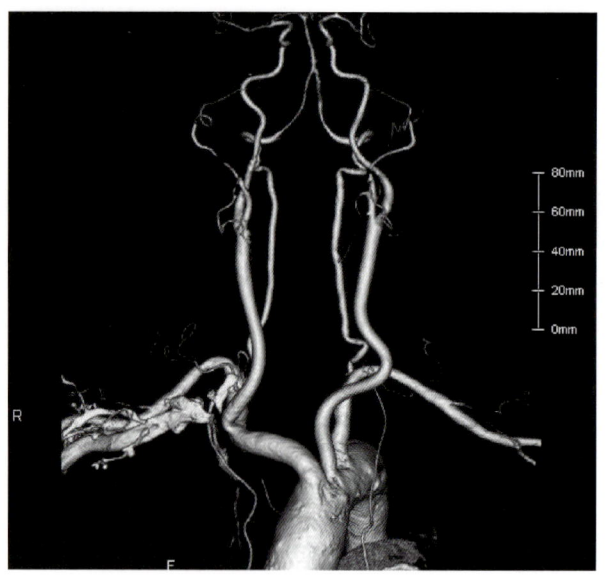

図 16　頭頸部における 3D-CTangiography

② 腫瘍：多形膠芽腫，髄膜腫，下垂体腺腫，松果体部腫瘍，髄芽腫，前庭神経鞘腫など
③ 炎症：髄膜炎，脳膿瘍，ヘルペス脳炎など
④ 脱髄・変性・代謝疾患：多発性硬化症，Alzhimer 病，多系統萎縮症，その他代謝性・中毒性，内分泌疾患など

ほかにも外傷・脳ヘルニア・水頭症・神経皮膚症候群・先天異常・周産期異常などさまざまな疾患が CT 検査の対象となる．
そして，疑われる疾患や観察したい部位によって撮影法も変わってくる．その撮影法についていくつか以下に述べる．

● 単純 CT 検査

CT 検査法の基本であり，この検査だけでも臓器の肥大や萎縮，奇形，臓器内の構造的な変化，低濃度または高濃度コントラストで描出される病変などが検出されるため，スクリーニング検査として重要である．また，骨格筋や軟部組織，骨構造の観察を目的とした整形外科の領域の検査，あるいは外傷，脳卒中，術後の出血の有無など，緊急の検査にも大きな役割を果たしている．

● 造影 CT 検査

CT 検査時にヨード系の血管造影剤を使用すると，組織のコントラスト増強（contrast enhancement）を図ることができる．これで単純 CT でコントラスト差の少なかった病変や小さな病変の検出が可能となる．コントラスト増強の効果はその組織が血管に富んでいるかに関係するので，腫瘍の性質やその悪性度も判定できる．また，リンパ節と血管の同定や血管径，血流の状態，血管と臓器の位置関係の観察にも効果がある．

● 3D-CTangiography（3D-CTA）（図 16）

自動注入器によって急速に造影剤を静脈注入し，画像表示機構にて前述したような手法（ボリュームレンダリング法など）を用いて血管を立体的に再構築して画像化する手法である．これは，造影剤の急速注入とマルチヘリカルスキャンの発展による体軸方向への分

解能の向上，短時間の撮影が可能となったことで，静脈の影響の少ない広範囲の血管形態描出が可能になったといえる．

これによって，血管病変の形状や広がり，周囲血管隣接臓器，腫瘍等を三次元的に描出し立体的な位置関係を把握し診断することが可能となった．特に頭頸部領域における3D-CTAの適応疾患としては主に脳動脈瘤，血管奇形，腫瘍性病変，血管狭窄・閉塞などがある．脳動脈瘤においては，内頸動脈や中大脳動脈分岐部，前交通動脈，脳底動脈などの好発部位を含むウィリス動脈輪の血管の形状を再現よく忠実に描出することが必要であり，360度のあらゆる方向から観察することができ瘤の立体的な形状や大きさを把握できる3D-CTAは適しているといえる．

ダイナミックCT

同一部位を継時的に反復して撮影することを称してダイナミックCTという．関節や筋肉の動きを動的に観察する場合を除き，通常は造影剤を投与して撮影部位での造影効果の動的変化（時間-濃度曲線：time-density curve）を観察，計測する．特に脳のダイナミックCT検査では，脳は動きが非常に少ないため，正確に同一部位を反復撮影することができる．さらにヨード造影剤は血液脳関門を通過できないため，脳での造影効果は血管床体積と血中造影剤濃度の積に比例する．

ヨード造影剤を経静脈的に注入し，0.5〜数秒周期で20〜40秒程度の間ダイナミック撮影を行うことによって，脳血管障害における血流動態を調べることができる．たとえば，梗塞部に側副血行路がある場合，造影剤はいったん分水嶺領域の毛細血管を通過したのちに塞栓部の末梢側にある動脈に逆行性に入るため，明らかな遅延が現れる．

一方，脳腫瘍のなかには血液脳関門が破綻した血管を持つものが多く，20〜30分間にわたって間欠的にダイナミックCTを行うと造影剤が血管外に漏出，貯留し，ふたたび血流で洗い出される過程をとらえることができる．この時間-濃度曲線を計算処理すると，血管透過性や細胞外液腔容積を定量測定することも可能である．

多時相スキャン

マルチスライスヘリカルスキャンでは目的とする臓器を短時間でスキャンすることができる．たとえば，肝臓など1回の造影剤注入で動脈相，門脈相，静脈相と複数の時相でスキャンをすると時相の異なる立体CTデータが求まる．

ほかにも，脊髄腔造影やROIを設定してそのROI内のCT値が設定した値以上になった時点で撮影を開始する撮影法，CTガイド下穿刺による生体組織検査，放射線治療計画などさまざまな目的のもと，多様な撮影を行うことができる．

また，近年では，原理で述べたように三次元画像表示により，仮想内視鏡や手術シミュレーション，手術支援ロボットなど治療への応用も研究されている．

参考文献

1) 岡部哲夫，瓜谷富三 編：医用放射線科学講座13 放射線診断機器工学 第2版．医歯薬出版，東京，2003
2) 岡部哲夫，瓜谷富三 編：医用放射線科学講座14 医用画像工学 第2版．医歯薬出版，東京，2004
3) 青柳泰司，安部真治，小倉 泉，他：新版放射線機器学（I）診療画像機器．コロナ社，東京，2004
4) 立入 弘，稲邑清也，山下一也，他 編：診療放射線技術上巻 改訂第11版．南江堂，東京，2004
5) 立入 弘，稲邑清也，山下一也，他 編：診療放射線技術上巻 改訂第8版．南江堂，東京，1994

II それぞれの画像検査法と臨床応用

2 MRI

日本大学医学部 放射線医学系　坂口雅州, 阿部　修
東京大学医学部附属病院 放射線部　鈴木雄一

　Magnetic Resonance Imaging（MRI）の撮像機器および技術は，1980年代に医療に登場して以来着実な発展を遂げ，多チャンネル化やソフトウェアの開発に伴い撮像対象とする部位や疾患がより広範に，より多様になってきている．近年わが国では3T（テスラ）MRIなど高磁場装置の普及が進んでおり，7TMRIの研究における使用も始まっている．その一方で撮像された画像のシークエンスや画像コントラストの正常・異常についての解釈が難しくなってきている．

　またCTと異なり，理解の難しい点の一つがMRIの原理である．MRIの原理は画像を解釈するうえである程度必要であるが，精神疾患領域においてその原理について難しい数式などを用いてすべてを理解する必要性は低いと考えられ，ここでは実臨床からフィードバックするような形で説明を進め，一般臨床家でも理解できるように解説を進めていく．

　まず，MRIの一般的な特徴・原理について説明し，その後，目的に応じた個々の撮像法やその臨床応用・取得される情報について，精神神経疾患に関連した脳画像に絡めて説明していく．

特徴

　まずMRIの一般的特徴について列挙する．

またCTとは異なる特性や高磁場下における検査のため，禁忌事項についても再確認が必要である．

● 利　点

① 放射線被ばくがない．
② 非侵襲性である．
③ 矢状断面，横断面，冠状断面など任意方向の断面像が撮像できる．
④ 軟部組織のコントラストが良い．
⑤ 組織の形態情報が得られる．
⑥ 生化学的な機能情報が得られる．
⑦ 生体内のプロトンに関する情報からの画像構成のため，骨によるアーチファクトがない．
⑧ 血管像や血流情報が造影剤を用いなくても得られ，MR angiography（MRA），MR digital subtraction angiography（MRDSA）や灌流画像を取得できる．

● 欠　点

① 撮像時間が長い．
② 動きや血流などによりアーチファクトが生じる．
③ 骨や石灰化病変の描出能が劣る．

● MRI検査の禁忌

① 心臓ペースメーカーを装着している患者．

② 人工内耳を埋め込んでいる患者.
③ 砲弾破片のある患者.
④ 脳動脈瘤術後で磁性体クリップのある患者，骨折の術後で磁性体のプレートのある患者.

原理

　MRIは生体内にプロトン（水素原子核）が①どれくらいの量（プロトン密度），②どのような環境に置かれており（緩和値），③生体内のどの部位にあるかという情報を画像化したものである．人体構成物質の大部分を占めるプロトンのNMR現象（nuclear magnetic resonance：核磁気共鳴）を利用して，断層像をコンピュータで得ている．常伝導または超伝導磁石を用い，0.2～3Tの均一な静磁場と傾斜磁場を用いて得られる信号（電波）を受信コイルを用いて取得し，得られたデータをフーリエ変換し画像としている．
　NMR現象を扱うときの物理的特性に縦緩和時間（T1値：信号の回復力）と横緩和時間（T2値：信号の持続能力）がある．この，T1値，T2値および水素原子の量（プロトン密度），流れ，拡散の5つが組織側の信号強度を決める主要因である．そのほかに信号を決める外的要因としては，パルス系列や撮像パラメータの変更が挙げられる．信号強度Sは以下の数式で表される．

$$S \propto f(v) \cdot \rho \cdot [1-\exp(-TR/T1)] \cdot \exp(-TE/T2) \cdot \exp(-bD)$$

f(v)：流速分布，ρ：プロトン密度，T1：縦緩和時間，T2：横緩和時間，D：拡散係数，TR：繰り返し時間，TE：エコー時間，b：b value

NMR現象とは

　MRIの基本となっているのがNMR現象である．NMRはある種の原子核（NMR核種）を均一な静磁場中に置いた場合に，特定の周波数の電波エネルギーを選択的に吸収する現象であり，原子核の電波に対する共鳴現象としてとらえられる．このような共鳴現象は日常しばしば経験される．たとえば音叉の共鳴現象，振り子の共鳴現象などである．共鳴周波数は核種とその原子核が存在している場の磁場強度によって決定されるという特徴がある．

1．歳差運動とは

　静磁場下では磁石は一定の周波数で自転しながら円を描くように振れる歳差運動（コマのような回転）をすることが知られている．水素など原子番号と質量数がともに偶数でない原子核は磁石とみなすことができるため，静磁場の強さに応じて歳差運動を行う．歳差運動の周波数はラーモア周波数とよばれ，ラーモアの方程式で与えられる．ラーモア周波数（ν）は磁場の強さ（B）と核種特有の回転磁気比（γ）によって表されν＝γBという数式で決定される．^{1}Hの場合，γ＝42.58 MHz/Tであるため，1.5Tの装置では63.87 MHzとなる．

2．共鳴現象とは

　続いて歳差運動をしているプロトンに対してラーモア周波数と同じ周波数の電磁波を照射すると，プロトンは電磁波のエネルギーを吸収し励起される．この共鳴現象を核磁気共鳴とよぶ．共鳴が起こると歳差運動の軌道上でばらばらに回転していたスピンは位相が収束して回転を始めるようになる．

3．緩和現象とは

　核磁気共鳴が起こった時点でラジオ波の照射を停止すると水素原子はラジオ波を放出し，徐々に元の状態に戻っていく．これを緩和現象という．脂肪や水など各組織のプロトンは戻り方が異なるため，この違いを強調する撮像をすることによって，コントラストが形成される．緩和のとき共鳴周波数と同じ周波数の高周波磁場が発生し，受信コイルで誘導電

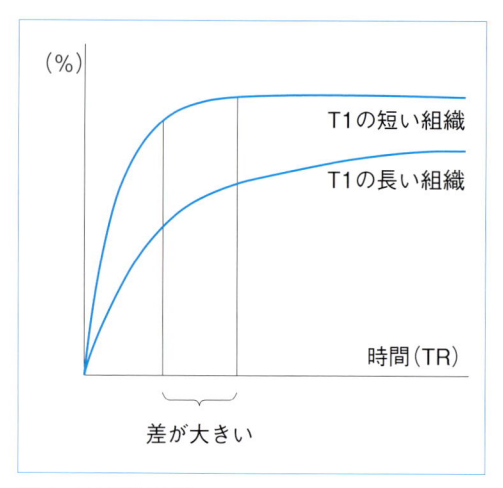

図1 T1緩和曲線
T1を強調（差を強調）するには短いTRを用いる．

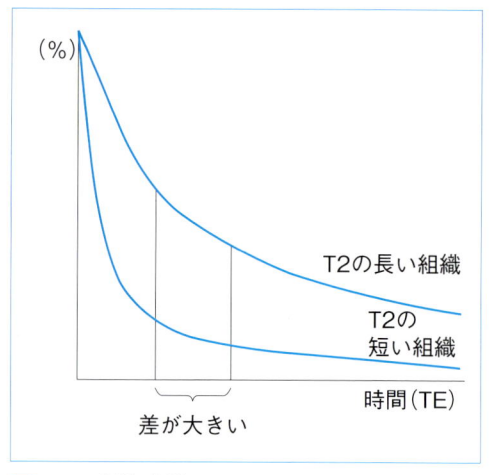

図2 T2緩和曲線
T2を強調（差を強調）するには長めのTEを用いる．

流として検出される．この信号を自由誘導減衰（free induction decay：FID）信号という．

4．縦緩和・横緩和とは

歳差運動は平面上ではなく三次元上の運動であるため，元の状態に戻る過程を考えるにはz軸方向，xy軸方向にわけて考える必要がある．磁気ベクトル方向（z軸方向）と回転方向（xy平面方向）にわけ，z軸方向（縦磁化）の静磁場に戻る過程を縦緩和（T1緩和）とよび，xy平面方向（横磁化）が減少する過程を横緩和（T2緩和）とよぶ．緩和の時間は時定数T1値，T2値で示される．T1値は元の値の63％までに戻るまでの時間で，T2値は最大値からの37％までに減衰するまでの時間と定義されている．これらの値は物質で固有の値を示す．T1を強調するには短いTR，T2を強調するには長めのTEを用いる（図1，2）．

5．MRIパルスシークエンス

MRI画像を得るためにはさまざまな外的因子〔repetition time（TR：繰り返し時間），echo time（TE：エコー時間），フリップ角，反転回復パルス，motion probing gradient（MPG）パルスなど〕が存在するが，これらと位置情報を得るために必要な傾斜磁場（Gx, Gy, Gz）の組み合わせをパルスシークエンスとよんでいる（図3）．つまり，信号を得て画像化するための設計図であるといえる．

Spin echo（SE）法では90°パルスにより真上を向いていた磁化ベクトルは90°回転してxy軸に倒れる．しばらくして位相が分散しつつあるときに180°パルスを加えるとスピンはxまたはy軸に対して対称の位置に移動し運動を続ける．急速に分散していたスピンの位相は180°パルスにより遅れるが，その後も速く回転するので，遅れは解消される．ゆっくりと分散していたスピンは180°パルスにより位相が進められるが，その後もゆっくり回転しているので位相は徐々に遅れる．結果的に90°パルスと180°パルスの間隔の2倍の時間に再びスピンの位相が揃い大きな磁化が生じ，信号が検出される（図3，4）．

高速SE法（fast SEあるいはturbo SE）では連続した180°パルスを位相エンコードの大きさを変化させながら使用し，1回の励起によりk-space上の複数のラインを埋めるものである．1TRのなかで180°パルスを印加する回数をecho train length（ETL）とすると，高速SE法における撮像時間Tは T＝TR×（位相のエンコード数）×（加算回

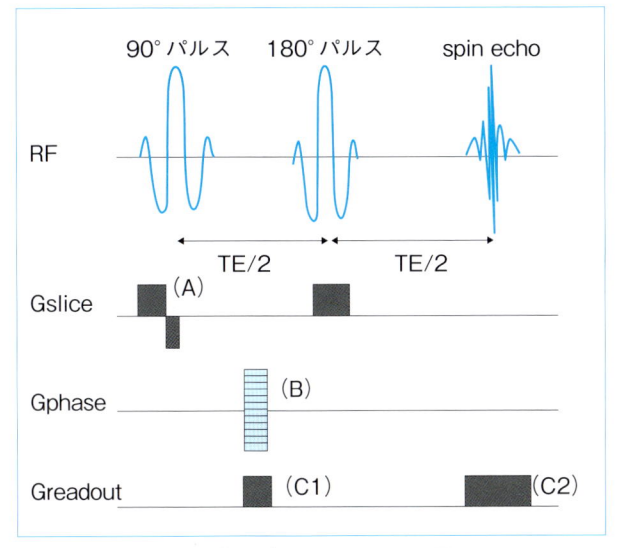

図3 スピンエコー法のパルスシーケンス図
Gslice方向の傾斜磁場印加によりスライス選択を行う（A）．Gphase軸方向の傾斜磁場を位相エンコード分印加して信号を取得する（B）．Greadoutはエコー信号採取前に印加された磁場（C1）と極性の異なる反転磁場を信号採取時に印加し（C2），両者の積分値が0になった時点（C2の中点）でスピンエコーが発生するようにデザインする．

数）/ETLとなり，ETLの回数分だけ撮像時間を短縮することが可能である．このとき，エコーはそれぞれ異なったTE時間で発生しており，コントラストの大半はk-spaceの中央で得られた信号で決定される．高速SE法は現在臨床において汎用されているが欠点としては，熱吸収比（specific absorption rate：SAR）の問題である．

マルチスライス法併用では，単位時間当たり生体に加えられる180°パルスの数は撮像枚数×ETLに比例する．180°パルスによって生体に与えられる熱の効果は大きく，発熱を低減するには撮像枚数，またはETLを減らす必要がある．また，磁化移動（magnetization transfer：MT）効果[*1]により画像のコントラストが低下してしまう欠点がある．

Echo planar imaging（EPI）法は1回のラジオ波による励起後，周波数エンコード方向の傾斜磁場を高速に反転させてエコーを50～100ミリ秒で収集する撮像法である．SE型EPIは通常の90°励起パルスと180°反転パルスを用いて，傾斜磁場反転により多数のグラディエントエコーと一つのスピンエコーを収集する．画像コントラストを決定するk-space中心のデータがスピンエコーであるために，局所磁場の不均一性を比較的受けにくく，解剖学的構造を描出するのに適している．GRE型EPIではT2*緩和過程において傾斜磁場反転により，多数のグラディエントエコーを収集する．照射するラジオ波が1つのため，時間が短縮され時間分解能に優れる．また，T2*効果を敏感に反映することから，

[*1]：磁化移動効果
　水の共鳴周波数から離れて照射された磁化移動パルスは，広い周波帯に存在する高分子化合物内のプロトンを飽和させる．水のプロトンは高分子化合物内のプロトンと化学的交換や交差緩和を行っているため，飽和作用を受け信号が低下する．高速SE法における隣接スライスのラジオ波は，上記磁化移動パルスと同様な作用を有する．

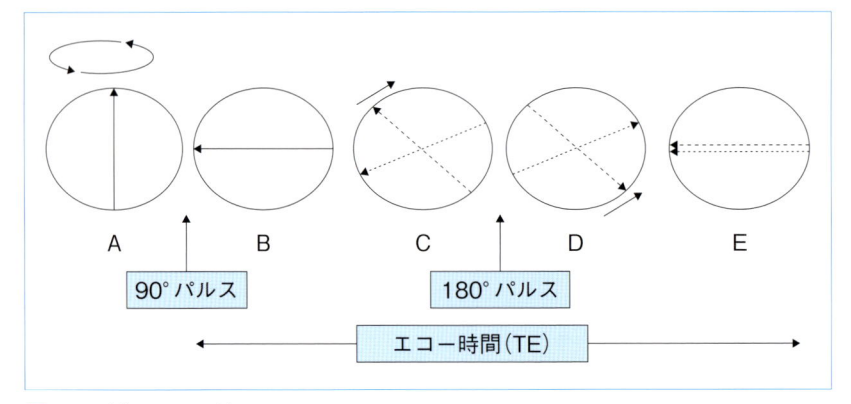

図4 スピンエコー法
90°パルスを加えたあと（B），エコー時間の半分の時間後に（C）に180°パルスを加える（D）．すると，さらにエコー時間の半分の時間後には位相のそろった90°スピンとなり，大きな信号が得られる（E）．

デオキシヘモグロビンの相対変化をとらえる脳機能画像に応用される．EPI法では傾斜磁場を急速に反転しなくてはならず，高性能の磁場発生装置が要求される．

6．スライス面，スライスの厚さについて

これまでに説明した核磁気共鳴現象自体には位置情報は含まれていない．観測されるエコーに位置情報を付与するために傾斜磁場を利用している．たとえば水平断画像を撮像する場合，その直行方向すなわち体軸（頭尾）方向に傾斜磁場（Gz）を印加し，この状態で90°パルスや180°パルスかけて得られた信号は，その特定の磁場，すなわちスライス面において励起された信号ということになる．体軸長軸方向に対して傾斜磁場をかけることによって，頭側では傾斜磁場の磁力線の方向が主磁場の磁力線の方向と同じ向きになっているため，磁力線は加算されて，1.5Tより強い磁場になる．尾側では傾斜磁場の磁力線の方向が主磁場の磁力線の方向と逆向きになっているため，磁力線は打ち消されて，1.5Tより弱い磁場になる．これらの中間では1.5Tとなり，1.5Tの磁場に対応する周波数の電磁波を使えば，傾斜磁場印加方向と直交するスライス面内の水素原子のみが励起

されて信号を出すことになる（図5）．この操作は図3Aの部分に相当する．

続いてスライスの厚さに関してであるが，スライス厚は1対の傾斜磁場コイルに2倍の電流を流すと，頭側の磁力線の加算も足側の磁力線の打ち消しも2倍強くなる．その結果，1.5T電磁波で励起される範囲が半分となるため，スライス厚は半分となる．これによりスライス面が決定されることになる．

7．スライス面の位置情報取得について

MRIの信号はスライス内のすべてのボクセルからの信号の総和であり，個々のボクセルからの信号を個別に受信しているわけではない．信号発生源の位置情報を得るために重要なのが傾斜磁場であり，傾斜磁場によってボクセルごとに異なった周波数，位相情報が与えられる．位相エンコード（phase encoding）と周波数エンコード（frequency encoding）ではx，y軸の番地情報を得るためにx軸，y軸方向に傾斜磁場（Gx，Gy）を印加する．位相エンコードに関しては，エコー信号採取前に傾斜磁場をかけることにより，磁場の強弱によってプロトンの位相が変化する（図3Bに相当）．傾斜磁場を切ると位相が進んだものはそのまま回転を続ける．つまり，

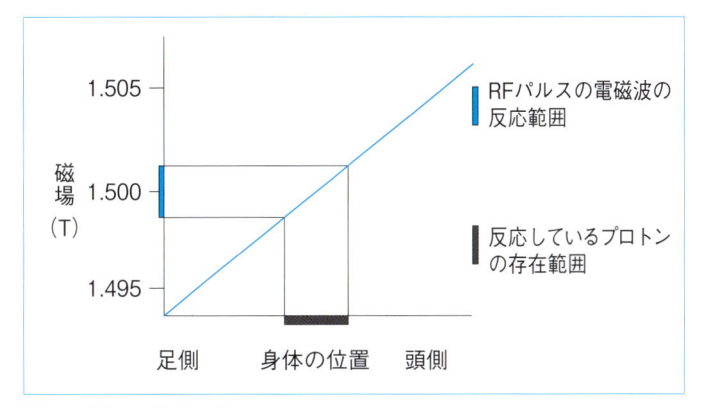

図5 部位と磁場の強さ
傾斜磁場をかけることによって，頭側では1.5Tより強い磁場になる．尾側では1.5Tより弱い磁場になる．これらの中間では1.5Tとなる．

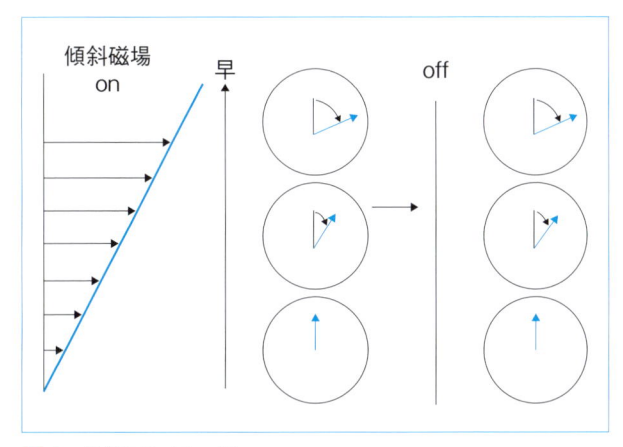

図6 位相エンコード
傾斜磁場により位相が変化する．傾斜磁場を切った後，位相が進んだものはそのまま進み位相が遅れたものは遅れたままの状態となる．

場所の違いは位相の違いとして表現される（図6）．周波数エンコードに関しては，エコー信号採取時にもう一方の軸に傾斜磁場をかけることにより，磁場の強弱に応じた周波数を有するエコー信号として観測される（図3Cに相当）．つまり，場所の違いは周波数の違いとして観測される．これらにより得られた情報をデジタル信号にして，ローデータ（raw data：生データ）を位相エンコードの順に二次元に並べたものをk-space（k空間）とよぶ（図7）．これらのデータを数学的に個々の周波数と位相に変換する手法として，二次元フーリエ変換法が使用されている．

撮像シークエンス

1．T1強調像

■原理：組織のT1値が小さいほど縦磁化は速やかに回復し大きな信号を得ることができる．すなわちT1値は信号放出力の指標といえる．頭部において1.5Tでは皮質のT1値

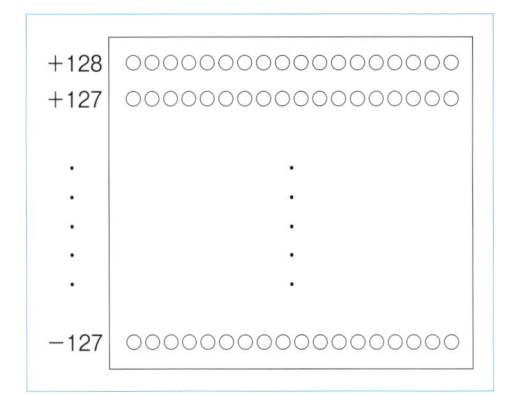

図7 位相エンコードと K-space
位相用傾斜磁場を順番に変えながら繰り返しエコー信号を取っていく．マトリックスを256にするならば +128～－127 までの強さを持った傾斜磁場を繰り返し印加し，データをk-spaceに並べていく．これを二次元フーリエ変換することによって，MRI画像が得られる．

は900ミリ秒，白質では780ミリ秒，自由水は3,000ミリ秒，脂肪は260ミリ秒ほどである．照射する各RF間隔をTRというが，これはT1緩和を行う時間と言い換えることもできる．T1を強調するには適切に短めのTRを用いる（図1）．T1強調像ではTR＝300～500ミリ秒，TE＝10～15ミリ秒程度である．

■**検査によってわかること**：多くの病変はT1強調像では低信号を示すが，高信号を示す場合は病変識別のチャンスである．T1強調像で高信号を呈するものには脂肪（図8），下垂体後葉，メラニン（図9），粘液，血腫（メトヘモグロビン）（図10），血流（flow related enhancement[*2]），軽度（30～40重量％まで）の石灰化，高濃度蛋白，ガドリニウムなど常磁性体がある．T1強調像で高信号の場合はT2強調像でどのような信号を示しているかが重要となる．T2短縮効果（信号を低下させる効果）が小さい場合にはT1短縮効果が優位に現れ，普通の水よりも高信号となる．T2短縮効果が強い場合にはT1値が短くても信号が低下する（T2短縮の効果がT1強調像に混入する）．

■**どのようなときに，何を目的にしてその検査をするのか**：T1強調像はすべての部位の撮影において基本となるシーケンスである．上記高信号が疑われるとき以外にも広くルーチン検査として撮像されている．

2．T2強調像

■**原理**：励起の直後はスピン（自転）が同調し位相は一致しているが，時間とともに徐々に分散する．その結果，横磁化が減衰する．T2緩和＝横緩和はこの過程を観察している．T1は信号の回復力を示すのに対し，T2は信号の保持力といえる．ラジオ波を与えてから信号を採取するまでの時間をTEというが，これはT2緩和を待つ時間と言い換えることもできる．TEを長くする，言い換えると時間がある程度経ってから信号を収集するように設定すると，全体の信号強度は低下するがT2値の長い組織では信号の低下が少ない（図2）．T2強調像ではTR＝3,000～5,000ミリ秒以上，TE＝80～100ミリ秒程度である．

■**検査によってわかること**：水，脂肪などT2値が長いものが高信号（白から明灰色）で，筋肉などT2値が短いものは低信号（黒から暗灰色）である．病変部には一般的に水分が多いためT2強調像では高信号を示す．T2強調像で高信号を示すパターンは非特異的といえる．しかし，信号強度が著明に高い（真っ白に見える）のか，中等度高い（少し白く見える）のかによって，ある程度病態を推察できる．良性腫瘍は比較的粗な組織のため組織内水分量が高く高信号を呈することが多い．悪性腫瘍は比較的密な組織で構成され

[*2]：flow related enhancement
　繰り返し時間（TR）がT1緩和時間と比べて短い場合，スライス面のプロトンは縦磁化が段々と飽和し信号が低くなるが，スライス内に流入してくる新鮮な血液はRFパルスを受けていないため，強い信号となる．撮像スライス端で観測される場合が多い．

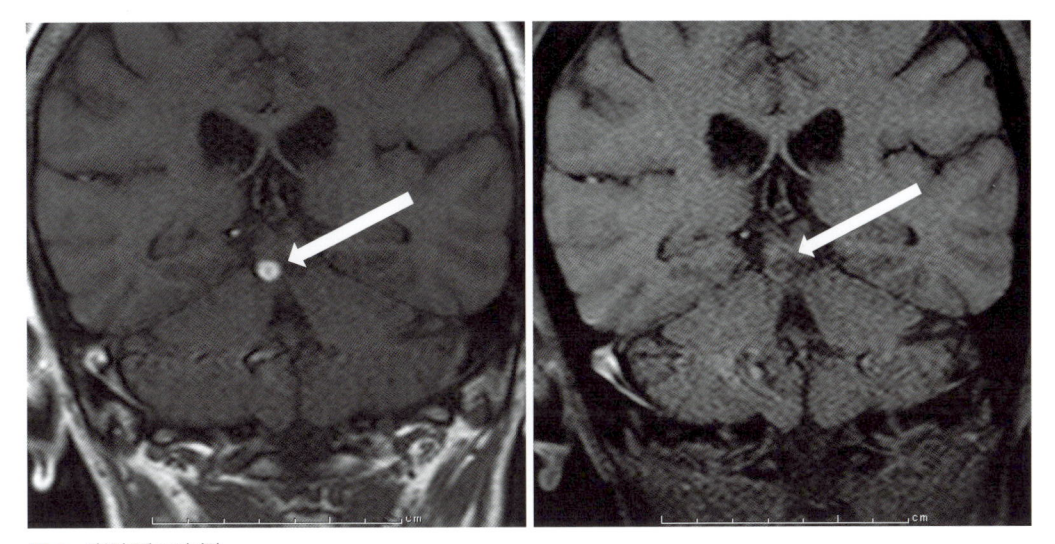

図8 脂肪腫の症例
中脳背側に7mmのT1強調像で高信号が認められる．脂肪抑制T1強調像で信号が全体に低下しており，脂肪腫と診断した．

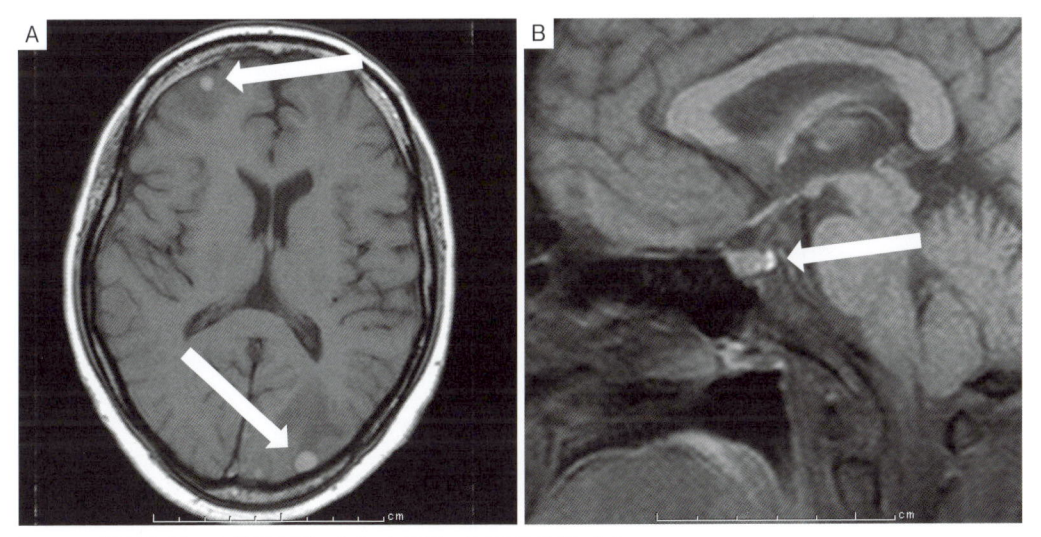

図9 悪性黒色腫の多発脳転移（A）と正常の下垂体後葉（B）
メラニンのT1短縮効果により，転移巣がT1強調像で高信号を示している（A）．T1強調像で高信号を示している（B）．

ているため水分量が低くあまり高信号を示さない．もちろん例外は多いが一つの目安となる．一方T2強調像で低信号は特異的な信号といえる．プロトンがない場合はT1強調像，T2強調像で低信号のsignal voidパターンとなる．ヘモジデリン（図11），線維化，密な石灰化，flow void[*3]がこの信号パターンとなる．

*3：flow void
　RF波を与えてから一定時間後（TE）に信号を得るが，SE法において血流が速い場合はslice selection gradient印加下のRF波を2回受けられないことによって，スピンエコーが発生せず，T1，T2強調像で無信号のsignal voidパターンとなる．

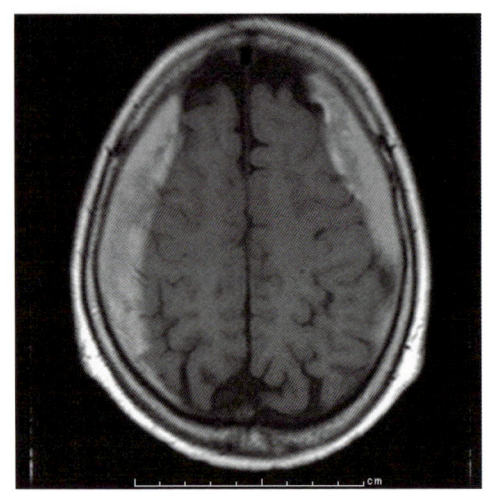

図10 両側硬膜下血腫の症例
血腫（メトヘモグロビン）がT1強調像で高信号を示している．

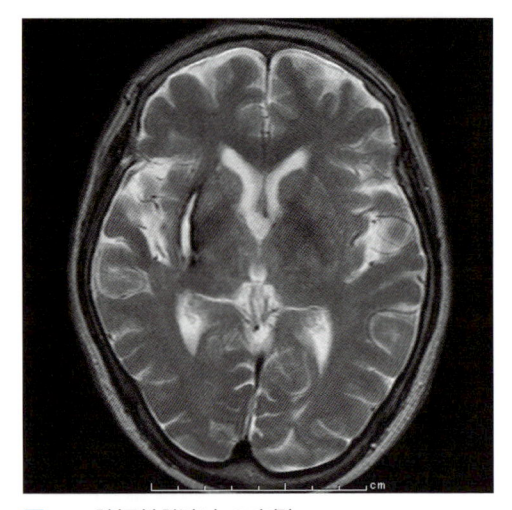

図11 陳旧性脳出血の症例
右基底核外側に2cmのスリット状のT2延長域があり，辺縁は低信号となっている．陳旧性脳出血のヘモジデリン沈着を見ていると思われる．

■**どのようなときに，何を目的にしてその検査をするか**：T1強調像と同様にすべての部位の撮像において基本となる．

3．T2*WI

■**原理**：グラディエントエコー法で撮影したT2WIに似たコントラストの画像のことである．SE法で使われる180°パルスは外的要因による磁場の不均一を補正する働きがある．一方グラディエントエコー法は180°パルスを用いない撮影方法である．このため局所磁場の不均一を大きく受ける．これを欠点としてとらえるのではなく，微量な鉄沈着の検出に用いられている．

■**検査によってわかること**：出血後でヘモジデリンが存在すると磁場が不均一となり，低信号として観察される（図12）．

■**どのようなときに，何を目的にしてその検査をするか**：脳出血後や海綿状血管奇形が疑われる症例につき，微量なヘモジデリン沈着の検出を目的にする．

4．fluid attenuated inversion recovery (FLAIR)

■**原理**：撮影時に反転パルス（inversion

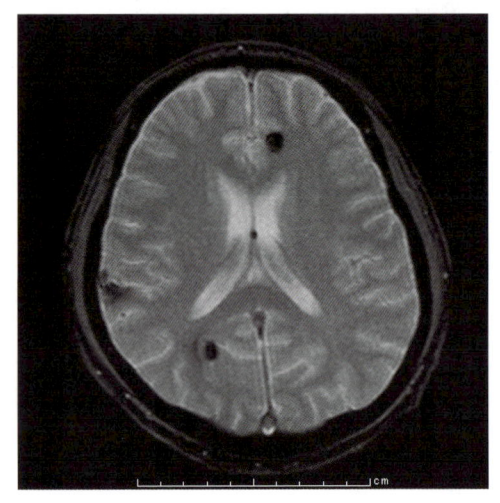

図12 多発海綿状血管奇形の症例
血管腫内の微小な出血によるヘモジデリン沈着を鋭敏に検出している．

pulse，IR pulse，180°パルス）を用いると縦磁化が反転する．しばらく待つと水の信号が0となる（図13）．この待ち時間を反転時間（inversion time：TI）という．このときにSE法による撮影を開始すると水の信号が抑制された画像となる．また，造影剤を用いた場合，造影剤によりT1が短縮した領域は高信号に描出される．

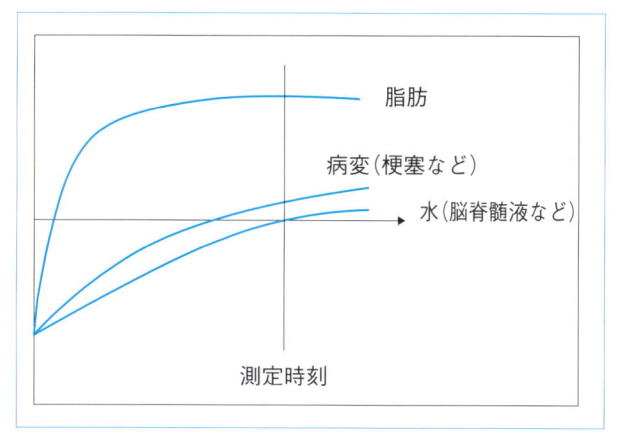

図 13　FLAIR
反転パルスを照射後，水が0となる時点で撮影すれば脳脊髄液は低信号となる．病変は水よりT1が短く0以上に回復しているため，高信号となる．

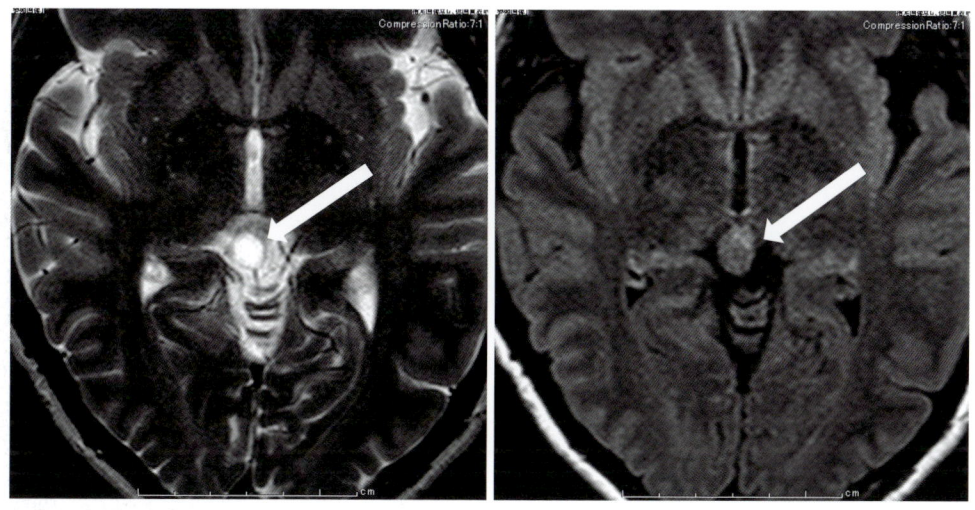

図 14　松果体嚢胞の症例
T2強調像では周囲脳脊髄液のなかに埋もれてしまうがFLAIR画像では明瞭に観察される．

■**検査によってわかること**：脳梗塞などの病変は水と比較してT1が短い（回復までの時間が短い）ので撮影時の縦磁化ははすでに0以上に回復している．このためFLAIRでは脳脊髄液は抑制され，かつ病変が高信号を呈する画像が得られる．

■**どのようなときに，何を目的にしてその検査をするか**：FLAIRもT1，T2強調像とともに脳画像では広く撮影されている．脳脊髄液に接した病変（皮質や脳室上衣下）の検出や脳脊髄液中の病変の検出に優れている（図14）．また，髄膜炎の診断に造影FLAIRが用いられ，硬膜・脳軟膜が高信号に描出される．

5．脂肪抑制画像

■**原理**：脂肪抑制法は大別して選択的脂肪抑制法（chemical shift selective法：CHESS法など），非選択的脂肪抑制法（short tau in-

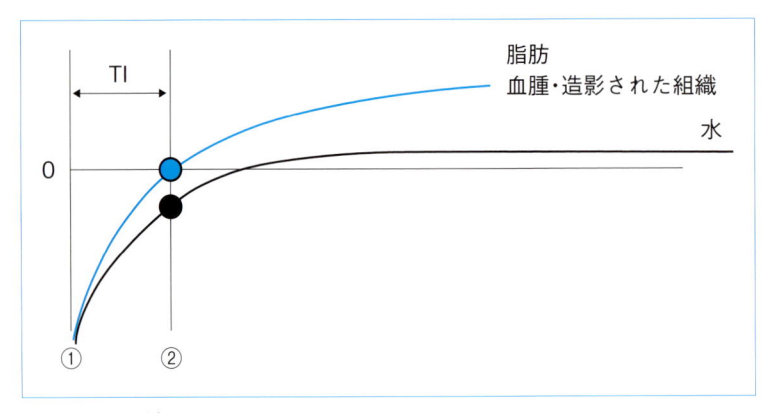

図15　STIR法
反転パルスを照射後，T1値が短い脂肪などの信号が0となる．この時点で撮影すれば脂肪抑制画像が得られる．脂肪と同様のT1回復を示す血腫なども抑制される．

version recovery法：STIR法），水/脂肪信号相殺法（Dixon法など）の3つにわけられる．

　水と脂肪はそれぞれ信号を出すがそのケミカルシフトには少しずれがある．そこで脂肪抑制パルス（脂肪の共鳴周波数の90°RF飽和パルス）を照射する．その後，横磁化を消去するために各軸にスポイラーグラディエントを印加する．脂肪信号の磁化が消失したところで通常のパルス系列にて画像を取得する．このような方法を一般的にCHESS法とよんでいる．この方法は磁場が不均一であると脂肪抑制がうまくかからないことがあるので注意が必要である．

　STIR法では撮影時に反転パルスを用いて縦磁化を反転させる．しばらく待つと脂肪の信号が0となる（図15）．このときに撮影を行えば，脂肪抑制画像が得られる．なお脂肪だけでなく，同じT1回復をするような血腫などの信号も抑制されるため，非特異的脂肪抑制画像である．

　Dixon法は水と脂肪の位相差を利用している．水と脂肪の共鳴周波数が3.5ppm異なっている．このため，ある時間では脂肪と水の磁化ベクトルが同じ方向（同位相）を向いたり，反対の方向（逆位相）を向いている．脂肪からのプロトンによる信号をF，水からの信号をWとすると，同位相での信号I_{in}=W+F，逆位相の信号はI_{op}=W-Fで示されるため，水の画像W=$(I_{in}+I_{op})/2$，脂肪の画像F=$(I_{in}-I_{op})/2$で与えられ，それぞれ水と脂肪の信号を求めることができる．2つの画像の足し引きを行うため，動きがあると正確な画像は得られない．近年，TE可変によって位相の異なる3つの画像を収集し，水や脂肪の画像を得る3point Dixon法も行われている．

■**検査によってわかること**：CHESS法では信号が抑制されれば脂肪であるといえる．抑制されなければ脂肪でないといえる．一方STIR法では脂肪以外でも抑制されるものがある．

■**どのようなときに，何を目的にして検査をするのか**：CHESS法ではT1強調像で高信号の構造があった場合に脂肪かそれ以外（血腫やムチン，淡い石灰化など）かを区別することができる（図8）．一方STIR法は脂肪組織に富んだ背景における，T2強調像で高信号病変の検出に用いられる．さらに，脳画像においては灰白質と白質の識別に有利であ

り，視床下核の識別に応用する報告もある[1])．

6. 拡散強調像（diffusion weighted image：DWI）

■**原理**：拡散強調像において，臨床的に観察しているのは水の拡散現象（ブラウン運動）であり，この強弱を画像化する方法といえる．拡散強調像では通常のパルス系列に2個の極性の異なる傾斜磁場を印加する．傾斜磁場を一定の時間印加するとスピンの位相が分散する．次に極性だけを変えた同じ傾斜磁場を印加すると分散した位相が再収束する．しかし，この間に拡散した水分子は1度目と2度目の傾斜磁場の間に異なる場所に移動するため，印加される傾斜磁場の大きさが異なり，位相が分散し信号が低下する．分子の拡散が大きいほど位相が大きく分散し信号低下が大きくなる．

印加する傾斜磁場をMPG，その強さをb値という．磁気回転比をγ（MHz），MPGの大きさをG（mT/m），MPGの印加時間をδ（msec），1対の傾斜磁場のそれぞれの始まりの時間をΔ（msec）とすると，$b = \gamma^2 G^2 \delta^2 (\Delta - \delta/3)$（s/mm^2）となる．また拡散の大きさを表すためには拡散係数を用いるが，MRIにおいては微少潅流など拡散以外の因子も関与するため，みかけの拡散係数（apparent diffusion coefficient：ADC）とよばれている．ADCは拡散の方向とは無関係に拡散の大きさそのものを表す指標である．ADC画像は拡散係数そのものを表示した画像であり，拡散係数の大きい部分は高信号に表示される．拡散係数をD（mm^2/s），毛細血管を潅流している水分子の割合をfとすると，ADC≒D＋(f/b)で近似される．

■**検査によってわかること**：傷害された細胞内や間質で拡散が制限された水分子の存在を知ることができる．超急性期脳梗塞においては脳虚血によって生じる細胞毒性浮腫を描出することができる（図16）．また，細胞密度をある程度推測できる[2])．細胞密度が高い場合，細胞外腔が狭小化しているため，間質腔内の水分子の拡散が制限され，拡散強調画像で高信号を呈すると考えられる．

■**どのようなときに，何を目的にして検査をするのか**：脳画像で重要なのは急性期脳梗塞の検出やADC値を用いた腫瘍の細胞密度の推定である．また，拡散の異方性をテンソル解析することで白質の線維方向の推定が可能となっている．

7. 拡散テンソル

■**原理**：人体，特に脳や脊髄の水は白質神経線維においてミエリン鞘および軸索の細胞膜が水分子の透過を制限するため，白質線維の走行に垂直な方向の水分子の拡散は平行な方向の拡散に比較し低下する．方向によって拡散の速さが異なる性質のことを拡散異方性（diffusion anisotropy）という．一方，脳槽内の脳脊髄液は三次元的におよそ同じ速さで拡散しているので等方的であるといえる．

拡散の異方性を表現するためには，まず一定方向に神経線維が走行するモデルを考え，そのなかの1点に注目してみる．この点における拡散の特徴を表すためには，神経線維方

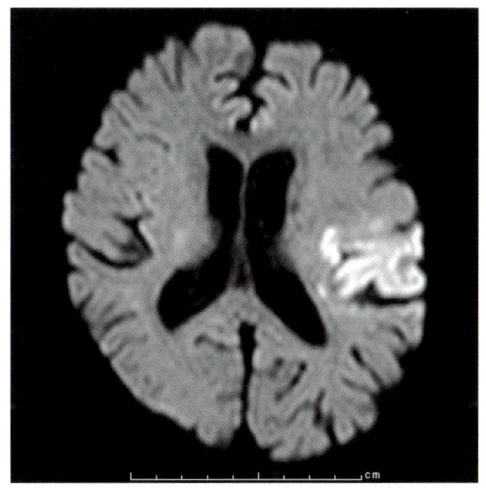

図16　急性期脳梗塞の症例
左中大脳動脈領域に拡散強調像で高信号があり，急性期梗塞の所見である．

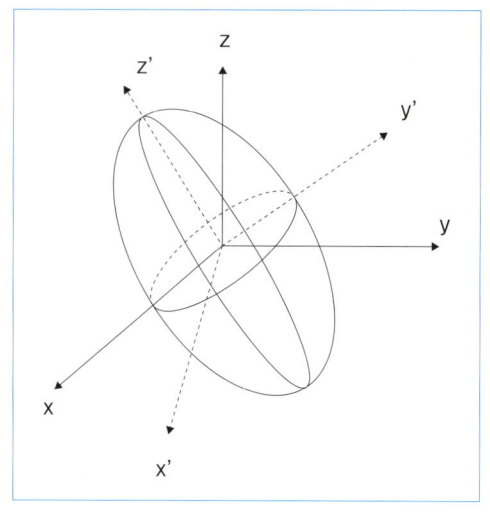

図17 MRI座標軸（x, y, z）と拡散テンソルの基本軸（x', y', z'）の関係
ラグビーボールのような楕円体で表される．

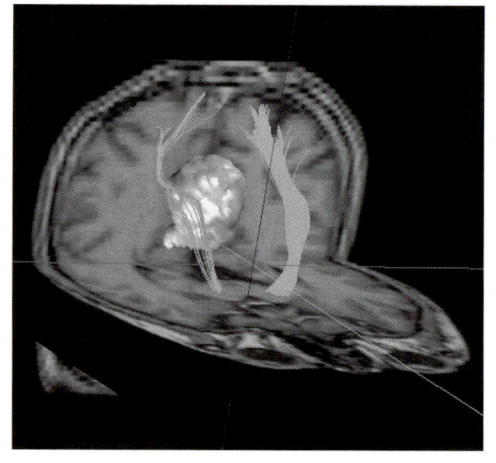

図18 両側皮質脊髄路のトラフトグラフィ
腫瘍と特定の白質路との位置関係を把握することができる．

向（z'軸方向）の拡散の速さ，神経線維と直行する2方向（x'軸方向とy'軸方向）の拡散の速さ，そして神経線維の方向ベクトル（z'軸がMRI撮像装置のxyz座標からみてどちらを向いているか）とそれに直交する2方向ベクトルを記述しなければならない．拡散は三次元の方向とその方向ごとの大きさの6個の未知数からなっており，拡散テンソルは，水の拡散がラグビーボールのような楕円体，すなわち長軸と2つの短軸を持った形となる（図17）．脳白質のような線維がある場合には，白質に平行な方向がラグビーボールの長軸となり，それぞれ長軸方向に辿っていくと特定の神経線維を擬似的・立体的に表現することができる．

実際には特定の白質路が通過すると知られている関心領域を指定して，その部位から拡散テンソルの長軸方向に進んで行くことにより特定の白質路を描出していく．この手法を線維追跡（fiber tracking）といい，その表示結果はトラクトグラフィ（tractography）とよばれている．拡散テンソル解析は定量的な評価も可能である．拡散の異方性の強さは fractional anisotropy（FA）で示され，異方性が強くなるに従って，FAは大きくなり，異方性が非常に強いとき，FA≒1となる．拡散が等方的であるときはFA＝0となる．白質の神経線維では髄鞘と軸索などにより拡散が制限されるため，異方性が大きく，特に脳梁や錐体路では神経線維の方向がよりそろっているためFAがより大きくなる．病変部ではFAは低下するのが原則である．特に白質の場合，神経線維が一定方向にそろって走行しているため異方性が生じているので，神経線維が破壊されれば異方性は失われ，FA値は低下する．

■検査によってわかること：線維追跡により描出された皮質脊髄路などの主要白質路と脳腫瘍や脳梗塞との立体的に三次元的に描出することができる（図18）．精神神経疾患において，統合失調症は以前から脳血流の評価や灰白質の体積評価が行われてきたが，白質の異方性の低下が報告されるようになった．体積低下のない白質の広範囲の異方性の低下，脳梁膨大部・帯状束でFAの低下，鉤状束のFAの左右差の消失が報告されている[3]．Alzheimer病でも鉤状束や後部帯状束でFA

の低下が観察される[4]．

■**どのようなときに，何を目的にして検査をするのか**：脳腫瘍の手術において腫瘍と白質路の位置関係を把握したい場合に行う．浸潤性に発育する脳腫瘍では腫瘍内に主要線維が走行する場合，生検や部分切除の際に参考にすることができる．手術の際に白質路がナビゲーション上に描出されれば，白質の損傷を軽減に役立てることができる．同様に，定位放射線治療では精密な照射が要求されるため，照射部位と白質路の立体的な関係を検証することを目的に行われる．統合失調症やAlzheimer 病の病態解明のために FA の検討もなされている．

8. susceptibility weighted image (SWI)

■**原理**：SWI は単に磁化率効果による $T2^*$ 信号減衰を画像化したものではなく，位相情報を用いて磁化率のことなる組織のコントラストを強調する三次元高分解能画像である．まずはじめに flow compensation を入れた 3D グラディエントエコーを撮像し，得られた強度画像のほかに位相画像を作成する．強度画像に位相画像（磁化率変化による位相差）を乗じて画像コントラストを強調する．位相差は高磁場装置ほど大きいので，SWI には 3T 装置が有用である．さらに 3D グラディエントエコー法で撮像するので，2D グラディエントエコー法 $T2^*$ 強調画像よりも磁化率に鋭敏で高い空間分解能が得られる（図19）．また，従来の撮像条件に比べて，血管内の血栓描出能に優れている．静脈系の描出を向上させるためには，最小投影法（minimum intensity projection：minIP）処理を行う．一方欠点としては，撮像時間が通常より長いことや磁化率の差が大きい部分には過大評価される可能性がある．

■**検査によってわかること**：急性期の血栓の同定が可能である．また，頭蓋内，脳組織に

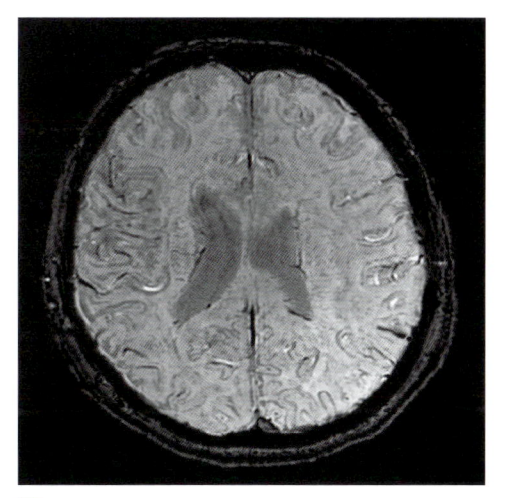

図19　SWI
静脈系が明瞭に描出されている．

おいてはデオキシヘモグロビン化された静脈血を高精細に描出し，微量の出血も鋭敏に検出することができる．

■**どのようなときに，何を目的として撮像するのか**：実際の臨床応用では急性期脳梗塞の患者で血管狭窄部位や血管内血栓の描出が可能である．また静脈洞閉塞が疑われるとき，静脈洞内血栓の描出を目的に撮影される．その他，高血圧性微小血管傷害，外傷性軸索損傷，アミロイドアンギオパチーに伴う微小脳内出血の検出や海綿状血管奇形や毛細血管拡張症の診断に有用である．

9. 化学シフト（chemical shift）と MR スペクトロスコピー（MR spectroscopy：MRS）

■**原理，および検査によってわかること**：原子核のスピンは固有の共鳴周波数を有するが，同じ核のスピンでも化学結合など分子の環境により共鳴周波数がわずかに異なる．これを化学シフトとよぶ．同じプロトンでも水と脂肪の共鳴周波数は 3.5 ppm 異なっているのも化学シフトの一例である．生体では水と脂肪のプロトンからの信号が圧倒的に多いため水と脂肪の信号を抑制することにより，多くの物質のスペクトルを観察できる．微量物質

を同定するために，脳のMRSでは基準物質をtetra-methylsilane（TMS）としてTMSからどれだけのずれ（化学シフト）があるかで物質の種類を同定する．それぞれのピーク信号の強さで物質の量を推定している．脳のスペクトロスコピーでは以下の物質のピークが観察される．

① N-acetyl aspartate（NAA）

NAAは成熟脳で豊富なアミノ酸であり，正常の神経細胞のマーカーとなる．NAAの減少は神経細胞の障害が示唆され，虚血性疾患や変性疾患で減少する．脳実質内の腫瘍では基本的にはNAAは低下する．腫瘍が脳実質内か実質外か不明確な場合，NAAがあれば実質内腫瘍と推定できる．

② クレアチン化合物（Cr）

Crのピークは神経細胞，神経膠細胞などすべての細胞にみられ，病的変化が少なくスペクトルの基準となる．

③ コリン化合物（Cho）

Choのピークは神経伝達物質のacetylcholineと細胞膜のリン脂質であるphosphatidylcholineの代謝物質に由来する．膜の破壊や膜代謝の活発な腫瘍，感染症．脱髄で高値となる．

④ 乳酸（lactate）

Lactateは嫌気性解糖を示す病的なピークである．虚血や低酸素の時に蓄積する．放射線脳壊死と再発の鑑別，ミトコンドリア脳症の診断に役立てられている．

⑤ ミオイノシトール（mIns）

ミオイノシトールは星状膠細胞に含まれグリオーシスを反映すると考えられている．精神神経疾患ではAlzheimer病において後部帯状回でミオイノシトールの増加や躁うつ病のうつ状態でイノシトール低下の報告がある[5,6]．

スペクトロスコピーの局在法はシングルボクセル法のstimulated echo acquisition mode

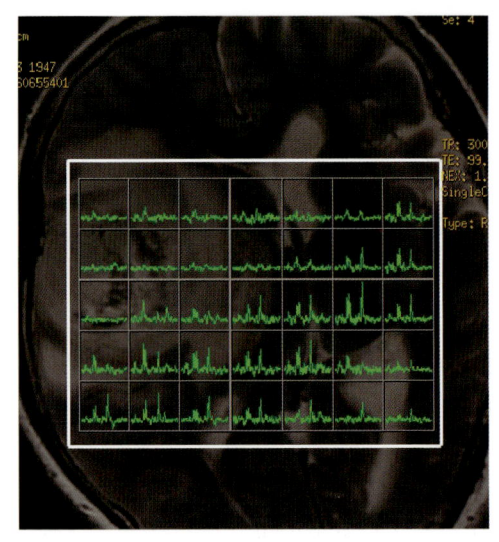

図20 CSI法
CSIでは平面上の^{1}H-MRSなど各物質の分布が把握できる．

（STEAM）法，point resolved spectroscopy sequence（PRESS）法，マルチボクセル法としてはchemical shift imaging（CSI）法が知られている．STEAM法は3つのRFパルスを利用してstimulated echoを測定する．立方体，直方体の領域を選択することができる．感度は低いが，空間的精度のよい90°パルスを用いるため，関心領域内のエコー信号の局在性，均一性に優れている．PRESS法は180°パルスを2回使用するため感度がSTEAM法より良いが，関心領域内でのエコー信号の局在性に劣る．CSI法では同時に複数の領域からスペクトルの収集が可能で，平面上での各物質の分析が可能である（図20）．

10. MRA

■原理：MRIによる血管撮像法（MRA）はtime of flight（TOF）法とphase contrast（PC）法，および造影剤を使用した造影法がある．

TOF-MRAでは頭部や頸部の撮影において，最初にRFパルスを用いてデータを取得すると，スライス内の組織と血流から信号が

得られる．これでは，血流のみを描出することはできないが，すぐに次のRFパルスを用いると，血流以外の組織は縦緩和が十分でないため，信号は小さくなる．血流は流れがあり，常に新鮮なプロトンに置き換わっているため次も同様の大きな信号を得られる．これを位相エンコード分繰り返していくことによって，背景脳組織に比べて血流を高信号に抽出することができる．これがMRAの元画像となるため，背景脳と血流のコントラストがはっきりした画像やスライスギャップが少ない画像が元画像に適した画像といえる．このデータをmaximum intensity projection（MIP：最大値投影法）することによって，MRA画像を得ることができる．TOF法の原理を考えると，この方法では，断層面に平行な流れは描出しにくく，断面に垂直な流れを描出しやすい．断面に平行な流れはそのスライスで新鮮な水分子の置き換わりが少なくなるため，血流信号を得にくいということになる．また渦流，乱流がある場合は血流信号が低下する．

PC法はグラディエントエコー法を用いて双極傾斜磁場が印加される．磁場均一性への依存度が高い撮像法である．PC法は位相差の大きさが流れの速度に比例するため，特定の流速を強調でき，流速と方向性の定量化ができるという特徴がある．PC法はTOF法より撮像時間が長く，短時間撮像が困難であるので，呼吸性移動のある体幹部では良好な画像が得にくい．

MR digital subtraction angiography（MRDSA）は造影剤を急速静注しつつMRAを短時間で連続撮影し，造影前の画像を差し引いて血管だけを描出する方法であり，血行動態も把握できる．TOF法では流入効果を発生させるために血流に対して垂直な撮像面を設定する必要があるが，MRDSAでは自由に撮像面を設定でき，短時間で高分解能なDSAを得ることができる．

TOF法やPC法，造影剤を用いたMRAともに石灰化の情報には乏しいため，Percutaneous Transluminal Angioplasty（PTA）などのInterventional Radiology（IVR）を行う前にはCTやCTangiography（CTA）も参考にする必要がある．

MRIを使用した脳の血流，血行動態の評価には造影剤を使用する方法と使用しない方法にわけられる．

造影剤を使用して脳血流動態を評価するための手法として，dynamic susceptibility contrast（DSC）が挙げられる．常磁性であるGd（ガドリニウム）キレート造影剤のT2*（またはT2）短縮効果，すなわち磁化率の分布の変化によって脳血流動態を評価する方法である．これ以外にGdキレート造影剤のT1短縮を利用した評価法（T1強調ダイナミックスタディ）がある．DSC-MRIによって局所脳血液量［regional cerebral blood volume：rCBV（mL/100 g）］，局所脳血流量［regional cerebral blood flow：rCBF（mL/100 g/min）］，局所平均通過時間［regional mean transit time：rMTT（sec）］など，脳における血液の局所微小循環の情報が得られる．脳梗塞巣と周囲のischemic penumbraの区分の鑑別や脳腫瘍のvascularityの評価などに応用されている．

造影剤を使用しない方法は，血液中の^{1}Hスピンをラベリングするarterial spin labeling（ASL）法と，磁化率変化から血中酸素飽和度の変化を評価するblood oxygen level dependent（BOLD）法がある．ASL法による^{1}Hスピンのラベリングは，流入動脈血に対して反転パルスを与え，^{1}Hの磁化の向きを変えることにより得られる画像と，反転パルスを与えない画像を撮像して，その差分を取ることにより血流画像を得ている．ASL法は造影剤を使用していないため，何回でも

繰り返すことができる．そのため脳の賦活試験にも使用されている．交差緩和や T1 の影響などを除去し測定精度を向上させるためにさまざまなシーケンスが提案されている．

11. 造影剤

一般に造影剤は対象を高信号にするものと，低信号にするものが存在する．MRI 用の造影剤にも 2 種類が存在する．陽性造影剤としては Gd が広く使用されている．陰性造影剤は superparamagnetic iron oxide（SPIO：超磁性体酸化鉄）が肝臓や脾臓の検査に用いられている．

Gd 造影剤は原子番号 64 の常磁性体金属イオンである Gd^{3+} に DTPA をキレートした化合物である．ヨードなど高 X 線吸収造影剤はそれ自身が X 線画像に描出されるが，MRI における造影剤は周囲のプロトンの緩和時間を短縮することにより，間接的に造影効果を発揮するため，造影剤そのものが画像に写っているわけではない．Gd^{3+} や Fe^{2+} などは超常磁性体とよばれ原子のなかに不対電子（unpaired electron）を持つ．不対電子は，分子や原子の最外殻軌道に位置する対になっていない電子のことで磁石になるポテンシャルを有する．不対電子の電子スピンとプロトンの間に双極子─双極子相互作用が起こり，プロトンスピンの緩和が促進される．この作用により T1，T2 値ともに短縮させ，画像コントラストを強調させる．Gd 造影剤によるコントラスト増強効果の原因となるのは，局所の血管増生，血液脳関門（blood brain barrier：BBB）の破綻，血管透過性の亢進，造影剤近傍の自由水の増加である．Gd 濃度と MR 信号強度とは必ずしも比例せず，ある濃度以上になると T2 短縮効果が強くなり，MR 信号強度が低下する．

造影剤の使用にあたっては副作用に留意する必要がある．Gd の体内動態は主に尿中排泄である．このため腎機能が低下している患者では Gd の蓄積により Nephrogenic Systemic Fibrosis（NSF：腎性全身性線維症）[*4] の報告がなされており，注意が必要である．透析患者では禁忌となっているので注意されたい．腎機能低下のある患者では eGFR で評価を行う．一つの目安として，eGFR が 30〜60 mL/min/1.73 m^2 では利益が上回るときに，患者にリスクについて説明したうえで投与し，30 mL/min/1.73 m^2 では原則禁忌として扱う．その他，造影剤の一般的な注意事項と同様，Gd 造影剤でも重篤なアナフィラキシーを起こすことがある．喘息患者には禁忌となっている．Gd は胎盤通過性が確認されており，妊婦への投与は安全性が確認されていない．授乳婦においては造影剤の母乳中への移行が報告されているので，投与後 24 時間は授乳を中止する．投与量は 0.2 mL/kg で静注投与する．

安全性

MRI 装置の安全性に関しては静磁場，傾斜磁場，ラジオ波に起因するさまざまな人体への影響がある．

静磁場の力学的作用

現在臨床で用いられている磁場強度において静磁場の遺伝子に及ぼす生物学的影響が問題となるという報告はない．臨床的に問題になるのは，酸素ボンベや鋏など強磁性体がガントリ方向へ強く引かれることである．MRI

[*4]：NSF
皮膚の腫脹や硬化，疼痛などを主訴として比較的に急性に発症し，進行すると四肢関節の拘縮を生じる疾患．2000 年に最初に報告され，最近になり Gd 造影剤の関与が指摘されている．Gd 造影剤はそのままでは毒性の強い金属 Gd をキレート剤と結合させたものである．腎機能が正常であれば速やかに体外に排泄されるが，腎不全患者においては体内に長時間残留し，キレートから遊離した金属 Gd が皮膚などに沈着し線維化をもたらすといわれている．有効な治療法は確立されていない．

室内では車椅子やストレッチャー，酸素ボンベなどは必ず専用のものを使用する．今日，3TMRI が普及しつつあり，3T のような強い磁場では漏洩磁場を減らすために，静磁場コイルを打ち消すようなコイルを巻くアクティブシールドが施されているために，装置近傍で急速に高磁場化する点も注意が必要である．

変動磁場の影響

単位時間あたりの変動は dB/dt（B：磁束密度，t：単位時間）で表される．この値が 60T/sec となると筋肉の末梢神経が刺激を受けることがある．強い磁場において EPI 法や拡散強調像などの超高速シーケンスにより強い変動磁場を与えると，神経刺激を受ける可能性がある．特に網膜は閾値が低く，磁気閃光が起こることがある．

RF（radio frequency）による発熱

RF の電磁エネルギーが，熱に交換されることを RF 加熱とよぶ．臨床機器の規値内においては，人体による熱の放射機能のための体温上昇はほとんど認められない．また皮膚が上昇しても通常は調節可能な範囲であり，人体に障害を及ぼす可能性はきわめて低い．

身体に付着しているワイヤなどの導電性金属は，RF エネルギーを吸収して熱傷する場合がある．不必要にループをつくらず，ワイヤやケーブルが直に皮膚に触れないようにしなければならない．また人体においても体表近くで渦電流が発生しやすい部位に近接した，電気抵抗の高い脂肪織などでは hot spot をつくりやすい．特に手や腕，左右の大腿部では局所的に電流のループができ熱傷を起こすことがあるので，注意が必要である．

妊婦と MRI の安全性

胎児や乳児の MRI 検査の安全性は確立されていない．MRI 検査の胎児に与える障害については不明であるが，奇形の可能性は否定できていない．その意味で第1三半期間（first trimester，妊娠期間の最初の 1/3）における胎児の細胞は感受性が高く，自然流産の可能性があり，この時期における MRI 検査は慎重でなければならない．妊娠の疑いのある患者で MRI 検査を行う場合は，検査の有効性がリスクを上回らなければならない．

文　献

1) kitajima M, Korogi Y, Kakeda S, et al.：Human subthalamic nucleus：evalution with high-resolution MR imaging at 3.0T. Neuroradiology 50：675-681, 2008
2) Schnapauff D, Zeile M, Niederhagen MB, et al.：Diffusion-weighted echo-planar magnetic resonance imaging for the assessment of tumor cellularity in patients with soft-tissue sarcomas. J Magn Reson Imaging 6：1355-1359, 2009
3) Takei K, Yamasue H, Abe O, et al.：Disrupted integrity of the fornix is associated with impaired memory organization in schizophrenia. Schizophr Res 103：52-61, 2008
4) Yasmin H, Nakata Y, Aoki S, et al.：Diffusion abnormalities of the uncinate fasciculus in Alzheimer's disease：diffusion tensor tract-specific analysis using a new method to measure the core of the tract. Neuroradiology 50：293-299, 2008
5) Kantarci K, Jack CR Jr, Xu YC, et al.：Regional metabolic patterns in mild cognitive impairment and Alzheimer's disease：A 1H MRS study. Neurology 55（2）：210-217, 2000
6) Silverstone PH, McGrath BM, Kim H：Bipolar disorder and myo-inositol：a review of the magnetic resonance spectroscopy findings. Bipolar Disord 7（1）：1-10, 2005

II それぞれの画像検査法と臨床応用

3 fMRI（BOLD）

名古屋大学大学院医学系研究科 精神生物学　飯高哲也

　本章では主にfMRIによって得られる信号値の生理学的な特徴と意義，さらにそれを応用した実験手法について述べる．最初に基本的な原理と，局所の血行動態がどのように信号値の変化としてとらえられるかについて解説する．次いで脳波などの電気生理学的検査や光イメージングを用いて脳活動を計測し，その結果とfMRIの信号値を比較した研究に関して概説する．fMRI信号の発生する機序を多面的に理解することが，研究の立案やその解釈にきわめて重要な役割を果たすであろう．最後にこれらのことを理解したうえで，fMRI実験を行う際の実用的な問題点について触れる．本章がfMRI研究を始めたばかりの，またはこれから始めようとする研究者に役立てば幸いである．

原理

　fMRIの基本的な原理は，血液中に含まれる酸素化（oxy-）および脱酸素化（deoxy-）ヘモグロビン（hemoglobin：Hb）の磁性が異なっていることに基づいている．このような血液の磁性体としての性質は古くから自然科学の研究対象であり，電磁気学の祖であるマイケル・ファラデーも1845年に関連した研究を行ったという[1]．

　生体ではoxyhemoglobin（oxy-Hb）は動脈血中に多く，一方でdeoxyhemoglobin（deoxy-Hb）は静脈血中に多く存在する．前者が反磁性（diamagnetic）であるのに対して後者は常磁性（paramagnetic）であることは，すでに1930年代には知られていた[1]．

　生体では動脈と静脈の間を形成する毛細血管系において組織との酸素交換が行われるが，ここではoxy-Hbとdeoxy-Hbがさまざまな割合で混在している．またその濃度は，組織における酸素の需要と供給のバランスに依存して時間とともに変化する．このようなHbの磁性体としての特性と血管内におけるその割合の経時的変化を，グラジエント・エコーによるエコー・プラナー・イメージング法により計測する手法が考案された．この原理は以下に述べるように，blood oxygen level dependent（BOLD）contrastとよばれている．

　1990年にOgawaらは，BOLD contrastについての画期的な論文を発表した．その内容について簡単に説明すると，以下のようになる．血管内におけるdeoxy-Hbの存在は，水分子から得られる見かけ上の横緩和時間（$T2^*$）に変化を与える．その結果をグラジエント・エコー法により検出したものが，BOLD contrastである．BOLD contrastは通常では反磁性体であるoxy-Hbが，組織に酸素を受け渡した後に常磁性体であるdeoxy-Hbとなることに起源を有している．この常

磁性体分子の血管内における存在は，その血管と周囲の組織の間において磁化率の違いをもたらす．磁化率の違いは水分子の挙動に影響を与え，グラジエント・エコー法においてはプロトンの位相が乱れることで信号強度の低下が生じる．したがってMRIで撮像された場合には，deoxy-Hbの存在下において該当するボクセルは暗く映るのである[2]．

この手法で計測される値は異なった生理学的状態間のコントラストであり，血流値や神経活動を示す絶対値ではないことに注意すべきである．本論文では以後「BOLD信号」もしくは「fMRI信号」などと記載するが，これはすべてBOLD contrastのことを指している．

この現象は最初はラットを用いて酸素濃度，血糖値，麻酔深度を変化させることで確かめられた[2]．次いでヒトに対して，光刺激の視覚野における反応や手指の運動に対する運動野の反応を用いて証明された[3,4]．すなわち視覚刺激にあわせてヒトの一次視覚野の信号値が，一過性に5～20％程度上昇することが観察されたのである．この現象が主に脳の灰白質領域に認められたことから，本手法はヒトにおける脳機能マッピングに適していると考えられた[4]．

このような内因性の信号変化は神経細胞の賦活が局所の脳血流値を上昇させ，結果として静脈血の酸素化が起こっていることによると考えられた．これは神経細胞の興奮に伴って局所脳血流値は大幅に増加するのに対して，その領域における酸素消費量の増加分が比較的少ないことから推定される．つまり酸素の需要よりも供給が多いことから，賦活された領域にはoxy-Hbが過剰に存在し相対的に信号強度が上昇するのである．

しかし信号値の上昇の起きる直前に，きわめて短時間であるが信号値の減少が認められることがある．これは血管反応性には一定の遅れがあり，動脈からoxy-Hbが流入してくる前に短時間であるが相対的にdeoxy-Hb濃度が上昇することと関係している[5]．BOLD信号は血管の豊富にある比較的脳表に近い領域で上昇しており，脳組織自体の酸素化・脱酸素化とは距離的にやや離れた部位で観察されている可能性がある[6]．

このような血行動態のモデルは，balloon modelとして提唱されている[7]．脳組織の血流増加は流入する毛細血管の範囲を拡大することではなく，その血流速度を上昇させることで達成される．このような状況下では，血流増加は毛細血管における血液の通過時間を短縮させ，かえって組織へ酸素を運ぶ指標である酸素抽出量を低下させる方向に働く．これが血液量の増加よりも酸素消費が少ないことの原因と考えられている．

さらにこのモデルでは血液量の増加は動脈側の毛細血管ではなく，より下流にある静脈側で生じると予想されている．ある小さな組織中の血管床は，毛細血管床からの血液の流入によって拡張する静脈コンパートメント（balloon）であると想定されている．この系からの出力は基本的には，静脈コンパートメント内の圧力に依存している．脳賦活は細動脈の抵抗が低下し組織への血液流入が増加することから始まり，静脈側のballoonが膨らんだ後に入出力圧が互いに均衡に達するまで続くのである（図）．

一般的に用いられる撮像方法で，単位ボクセルあたりにはどのくらいの数の神経細胞が存在するだろうか．ボクセルサイズを約3 mm×3 mm×6 mm（体積は55 mm^3）として計算した場合には，550万個のニューロンと数百億個のシナプスと22 kmの樹状突起と220 kmの軸索が含まれるという[8]．したがってfMRIの空間解像度を用いて検出される値は，このような局所の神経細胞の興奮と抑制の総和となる．

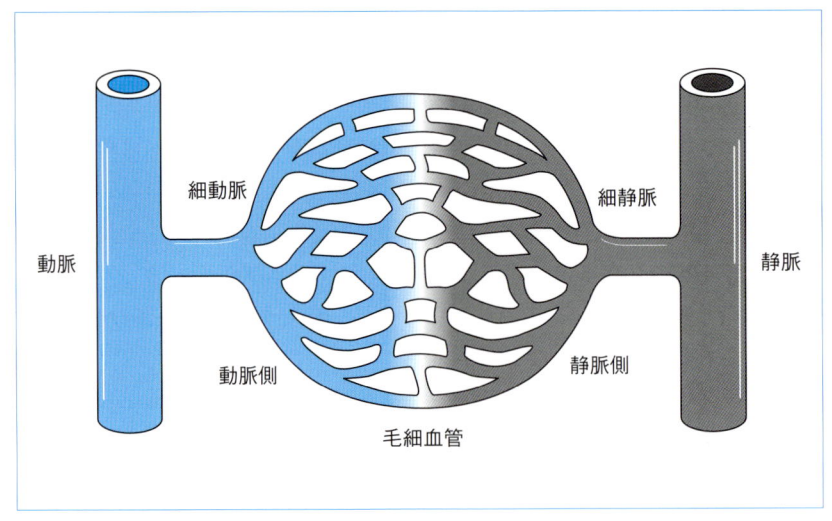

図　脳血管の動脈系と静脈系をむすぶ毛細血管
脳組織に酸素を供給する毛細血管網は，動脈側と静脈側にわかれている．動脈側の毛細血管は，動脈から細動脈に至る血管系より oxy-Hb の豊富な血液の供給を受けている．神経が興奮して組織の酸素需要が増大すると，動脈系の流量が大幅に増えて oxy-Hb が静脈側毛細血管の領域に流入する．Balloon model では毛細血管の静脈側からやや下流領域の拡張により，血管系の圧の調節がなされていると考えられている．BOLD コントラストはこのような領域における，oxy-Hb と deoxy-Hb の変化を計測したものである．

大脳皮質ではグルタミン作動性の興奮性細胞と GABA 作動性の抑制性細胞が複雑な回路を形成している．興奮性回路が活動することは BOLD 信号値が上昇する方向に働くが，一方で抑制性回路の興奮によっても脳の代謝は亢進する．このような抑制性の反応も，BOLD 信号値の上昇としてとらえられている可能性が高い．したがって BOLD 信号値の上昇には興奮性と抑制性の両回路が亢進している場合と，興奮性回路だけが亢進している場合とがある．興奮性回路と抑制性回路が両方とも低下している場合は，そのボクセルの BOLD 信号値は低下するであろう．しかし抑制性回路だけが興奮している状態では，そのボクセルの信号値が上昇するのか低下するのかまだ明確ではない[8]．

BOLD 信号の変化がどの程度まで神経細胞の興奮と直線的に相関するのか，PET と fMRI を用いて検討されている．そこでは単語を音声で呈示する頻度を変化させ，聴覚領域での活動を脳賦活検査で調べている[9]．PET による脳血流値は，神経細胞の興奮を間接的であるがリニアに反映する値と考えられている．単語呈示頻度を毎分 10 個から 90 個まで変化させたときに，脳血流値はそれに合わせてリニアに上昇していた．一方で fMRI による信号値の変化は，特に高頻度領域で上昇が鈍っており明らかな飽和効果を示していた．このような高賦活領域における信号値の変化は，神経興奮と deoxy-Hb 濃度の関係もしくは BOLD 信号と deoxy-Hb 濃度との関係に原因があると考えられた．

また fMRI による脳賦活の再現性については，女性被験者に言語課題を数回にわたり行わせた研究が報告されている．それによると視覚野，頭頂葉，運動野，前頭前野などの賦活の再現性はきわめて高かったとされている[10]．この研究では同時に女性の月経周期に

よる脳賦活の相違についても示されているが，周期前半の低エストロゲン状態と後半の高エストロゲン状態の比較において脳賦活の大きな差はなかった．

● まとめ

① Oxy-Hb と deoxy-Hb の磁性の違いを，グラジエント・エコーによるエコー・プラナー・イメージングで検出することが fMRI の代表的な手法である．
② 神経興奮に伴う酸素消費量よりも，その領域に流入してくる血液量が大幅に多いことで BOLD 信号が上昇する．
③ fMRI で計測される BOLD 信号は脳局所の興奮性回路と抑制性回路の両方に関係している．
④ BOLD 信号が神経活動とリニアに相関する範囲は限定されており，fMRI はその一部の性質を利用していることになる．

検査によってわかること

現時点では，fMRI が一体何を測定しているのかという疑問に正確に答えることは難しい．その理由は fMRI 技術の侵襲性の低さは，他の脳機能計測法の追従を許さないからである．よく行われる研究としては，実験動物で fMRI を行いある脳領域の賦活を調べ，同じ動物に侵襲性の高い別の方法で同じ脳領域の活動を計測し比較するものである．しかしこの方法では，侵襲性の高い手法における頭部手術や麻酔の影響などを完全に排除することができない．さらに用いる課題も単純な感覚刺激に対する一次感覚野の反応などに限られ，高次脳機能などを実験することはほとんど不可能である．しかしこの方法でさまざまな実験が行われ，BOLD 信号の生理学的な意義について解明されつつある．

まず実験動物にブロック型実験で感覚刺激を与え，fMRI で大脳皮質の体性感覚野の賦活を調べる．次いで同じ動物の同じ領域から，オプティカル・イメージングで deoxy-Hb と全（oxy＋deoxy）Hb の変化を計測した[11]．fMRI で計測された BOLD 信号値の変化と，オプティカル・イメージングで計測された全 Hb 値の変化はきわめて高い類似性を示していた．しかし重要な点は刺激によって deoxy-Hb が減少することはなく，むしろ増加していることである．BOLD 信号の感覚刺激による上昇は，oxy-Hb と deoxy-Hb の両方の上昇つまり血液量の増大によって起こっている可能性が示唆された．しかしこの結果は，実験モダリティーの相違が影響している可能性がある．

類似した実験をヒトの脳外科手術時に行った研究が報告されている[12]．被験者の指に刺激を与え，体性感覚野の活動を覚醒時の fMRI と麻酔下のオプティカル・イメージングで比較した．その結果としては，fMRI の解析モデルに反応初期の一過性信号低下を加えた場合にはオプティカル・イメージングの結果と高い類似性がみられたという．fMRI による賦活のピークは脳溝の比較的深い部分に認められることから，静脈血の影響をより強く受けていると考えられた．

サルの指と口唇部に刺激を与え，fMRI と皮質電極からの計測を行った実験結果がある[13]．その結果では，fMRI による感覚野の賦活領域と 0.5 mm 間隔で置かれた電極からのデータには，1 cm 以上の解離があったとされている．また fMRI による賦活領域は電極データよりも広範囲にわたることが多かった．このような差異は fMRI データの閾値設定の問題や，賦活領域近傍にある血管の影響などが考えられている．

同様にサルを用いて，視覚野に挿入した電極から得た神経応答と同部位の fMRI 信号を比較した実験がある[14]．視覚刺激を与えられ

たサルの後頭葉の電極から計測された神経応答は，刺激のオンセットとともに上昇し刺激のオフセットとともに低下した．一方で同じ領域のBOLD信号は刺激オンセットから約2秒後に上昇を始め，7秒後にピークに達した．

電極から得られた反応をさらに周波数解析により，multi-unit activity（MUA）とlocal field potential（LFP）に分離した．MUAは電極周囲に存在する多数の神経細胞の発火を，LFPは主に樹状突起の反応をそれぞれ総合的にとらえたものと考えられている．すなわちMUAは神経細胞からの出力を，LFPは神経細胞への入力をみていることになる．

視覚刺激に対する応答は，LFPのガンマ帯域（73 Hz前後）にもっとも強く認められた．MUAは刺激に対してすぐに馴化するため，オンセットの2～3秒後には低下してしまう．一方でLFPは刺激が続いている間は，反応が持続している．このLFPの反応様式は，BOLD信号の反応様式と類似していた．また視覚刺激のコントラストを変化させたところ，神経応答とBOLD信号値はいずれも非線形な反応を示していた．

麻酔下のネコに視覚刺激を呈示して後頭葉における血行動態をオプティカル・イメージングで，神経細胞の活動をMUAとLFPで調べた実験がある[15]．低コントラスト刺激は高コントラスト刺激よりも，約30％低い血行動態のピーク値を示していた．同時に計測されたMUAは血行動態と同様に，低コントラストで高コントラストよりも28％低かった．さらにLFPは高ガンマ帯域（50～90 Hz）において，高コントラスト刺激でパワー値が上昇していた．

これらの結果から血行動態のピーク値と神経活動との相関を調べると，MUAではr＝0.57でありLFPではr＝0.6であった．また同じコントラスト刺激に対する反応は，各試行でかなり異なっていることがわかった．血行動態はピーク値によって高・中・低の3段階にわけられたが，MUAは明瞭にわけることができなかった．しかしLFPの高ガンマ帯域活動のパワー値は，血行動態と類似して3段階にわけることが可能であった．さらに血行動態と高ガンマ帯域活動には有意な正の相関が認められた．

したがってオプティカル・イメージングで計測された血行動態の変化は，神経細胞の発火（MUA）よりもシナプス活動に関連した膜電位の変化（LFP）に相関が高いことがわかった．ガンマ帯域の活動は抑制性の中間ニューロンの活動と関係していることから，血行動態の変化もその活動を反映している可能性がある．この仮説は中間ニューロンが，血管反応性化合物であるNOなどを産生する酵素を含有していることにも合致している．

一方でヒトを対象にした研究では，fMRIによるBOLD信号は神経細胞のスパイク電位と高い相関があることも報告されている[16]．この実験では2名のてんかん患者を用いて，手術前に埋め込まれた電極から神経細胞の活動を計測している．被験者が9分間のビデオを見ているときの聴覚野の反応を用い，それらを平均した後に標準的な血行動態反応関数とかけあわせた．一方で11人の健常被験者が，同じビデオを見ながらfMRIによって脳活動を計測された．

てんかん患者から得られた神経活動と血行動態の反応を用いて，健常者から得られたBOLD信号の変化を解析した．その結果では，健常者のfMRIデータにおいて両側聴覚野の有意な賦活が認められた．この賦活領域は，てんかん患者で電極が挿入されている部位にほぼ一致していた．さらにこの実験では，LFPパワー値を低アルファ帯域（5～15 Hz）および高ガンマ帯域（40～130 Hz）にわけてfMRIデータとの関係を調べている．その

結果ではスパイク頻度と同様にLFPのデータにおいても,聴覚野のBOLD信号値と有意な相関が認められた.しかし相関係数は低周波数帯域では負であり,高周波数帯域では正であった.

さらに別の研究では9名のてんかん患者において,脳外科手術の際に行った大脳皮質の電気的反応とfMRIの関係が報告されている[17]. ここではfMRIによるBOLD信号値と50〜250 HzのLFPが有意な相関を示していた.

ヒトを対象として同一被験者にfMRIとMEGとMRS(magnetic resonance spectroscopy)を行い,それぞれの計測値を比較した研究がある[18]. まず縞模様刺激を用いてMEGで後頭葉一次視覚野の反応を計測し,得られたデータに時間周波数解析を行うことでガンマ帯域の活動を抽出する.次いで同じ視覚刺激を用いてfMRIで後頭葉のBOLD信号を計測し,さらにMRSで同部位からGABA代謝産物の濃度を得る.

これらのデータ間の相関を調べたところ,まずMRSで測定したGABA濃度とMEGで測定したガンマ帯域活動のピーク周波数に有意な正の相関（r＝0.68, p＜0.02）を認めた.しかしGABA濃度とガンマ帯域活動のパワー値には相関はなかった（r＝−0.17, p＝0.6）. 一方で後頭葉のBOLD信号値と,GABA濃度（r＝−0.64, p＜0.05）およびガンマ帯域活動ピーク周波数（r＝−0.88, p＜0.001）とはいずれも有意な負の相関があった.BOLD信号値とガンマ帯域活動パワー値には有意な相関はなかった.

この研究では脳局所のGABA濃度が高いほど,ガンマ帯域活動のピーク周波数が高くなっていた.この結果はMRS計測時に,比較的大きなボクセルサイズ（3×3×3 cm）を用いてGABA濃度を計測したことに影響されている可能性がある.またGABA作動性中間ニューロンが直接的にBOLD信号値を低下させているのか,またはグルタミン作動性神経細胞を介しているのかは現時点では不明である.

健常被験者に対して,脳波とfMRIの同時計測によって視覚注意課題を行っているときの脳活動を比較した研究がある[19]. 各試行に対する脳の反応を比べたところ,脳波による高ガンマ帯域（60〜80 Hz）のパワー値とBOLD信号の値が後頭葉領域において有意な正の相関を示していた.また低周波数帯域においては,アルファ帯域（10 Hz以下）とベータ帯域（11〜20 Hz）のパワー値がBOLD信号と有意な負の相関を示した.この結果は脳波によって計測されたガンマ帯域活動と,BOLD信号との関連性をヒトにおいて直接的に示した実験結果として注目される.さらに高周波数領域のみではなく,低周波数領域の活動もBOLD信号の生理学的機序に関連している可能性を示唆する点でも興味深い.

近年は近赤外線分光法（near infra-red spectroscopy：NIRS）が神経科学研究に応用されるようになり,その侵襲性の低さから乳幼児や患者群を対象に実験が行われている.NIRSの原理や手法についての解説は他章に述べられているので,ここでは割愛する.しかしすでに述べたオプティカル・イメージングとは,異なった計測システムであることを付け加えておく.

fMRIとNIRSの同時計測により,fMRIによるBOLD信号とNIRSによるHb値の相関を調べた研究がある[20]. 事象関連型の指運動課題を遂行中に計測した一次運動野の反応を比較したところ,BOLD信号の変化はdeoxy-Hbの変化ときわめて高い相関（r＝0.98）があった.全Hb（r＝0.53）およびoxy-Hb（r＝0.71）もそれぞれBOLD信号とは有意な相関があったが,deoxy-Hbと比

較すると相関係数はやや低かった．この結果はBOLD信号値が脳局所の血行動態を反映したものであり，特にdeoxy-Hbの減少が信号値の変化に大きく寄与していることを示したものである．

同様な研究では，光刺激を与えているときの後頭葉の活動をfMRIとNIRSで同時に計測している[21]．ここでもBOLD信号の変化は，deoxy-Hbの変化と高い相関が確認されている．さらに頭皮下の距離別に相関係数を計算すると，皮下約1.5cmの部分で計測されたBOLD信号がHbともっとも相関が高かった．

fMRI実験ではBOLD信号が，課題によってベースラインから有意に上昇した領域をマッピングすることが行われる．しかしこのような場合にしばしば認められる現象は，信号が上昇した領域の周囲またはそれから離れた場所に信号が有意に低下した領域が出現することである．前者を陽性BOLD反応とよぶとすれば，このような信号値の低下は陰性BOLD反応といえる．しかしその背景にある神経メカニズムは，十分に解明されていなかった．

考えられる複数の原因として以下のようなものがある．この現象は脳血流値の上昇を伴わず，神経活動と酸素消費が亢進していることの結果という可能性がある．次に神経活動や酸素消費の亢進とは別の脳血流の再分布，すなわち盗血現象，である可能性も考えられる．最後に実際に局所では神経活動が低下し，血流値も減少している可能性が挙げられる[22]．

視覚刺激の呈示によりヒトの後頭葉に陽性BOLD反応を起こした場合，その数mmから数cm離れた領域に陰性BOLD反応が認められる．陰性反応の開始と終了は正確に陽性反応のそれと一致し，また主に灰白質領域に認められた．ある刺激に対して陽性反応を呈した領域が，また別の刺激に対して陰性反応を示すことがあった．陰性反応の振幅は陽性反応の振幅の64％程度であるが，反応の形はほぼ同一であった．これらの結果から，陽性および陰性反応は同じ神経・血流・代謝のメカニズムが逆転して生じているものと考えられた．

視覚刺激のコントラストや呈示時間を変化させると，陽性反応の振幅や持続時間がそれに合わせて変化する．陰性反応の変化の割合も陽性反応のそれと一致していた．最後にMRIで計測された脳血流値と酸素消費量は，陰性反応を示す領域ではいずれも低下していた．結論として陰性BOLD反応は神経活動の低下が局所の酸素消費量を低下させ，その結果として脳血流値が減少することに由来すると判断された[22]．神経活動と無関係な局所の血行動態的要因の関与も完全に否定することはできないが，この陰性反応が刺激とは反対側の半球に及ぶこともあることからその可能性は低いと考えられている[23]．

さらにサルの後頭葉に電極を刺して神経細胞の活動を調べ，同時にfMRIにより同部位の賦活を調べた研究がある[24]．視覚刺激を変化させて，同一の部位に陽性と陰性のBOLD反応を起こすような実験課題を設定した．陰性BOLD反応は神経活動の低下に引き続いて起こっており，両者には有意な相関があった．また神経活動の変化に応答関数を掛け合わせると，fMRIで計測されたBOLD信号値の変化ときわめて類似した反応となった．陰性BOLD反応はLFP，MUAおよびスパイク数と有意な正の相関を認めた．これらの結果はすべて，陰性BOLD反応が神経因性の現象であり，血管因性のものではないことを示唆するものであった．

まとめ

①BOLD信号の神経生理学的意義を探る研

究が，さまざまな手法を用いて行われている．
② 血行動態を反映するオプティカル・イメージングやNIRSを用いた実験では，BOLD信号の変化は局所のdeoxy-Hbの変化に相関が高かった．
③ 電気生理学的手法を用いた実験では，BOLD信号は樹状突起におけるシナプス活動を反映している可能性が高かった．
④ 陽性BOLD反応の周辺では陰性BOLD反応が起きており，この現象は神経活動の低下によるものであった．

どのようなときに，何を目的にしてその検査をするか

　脳活動を非侵襲的に計測したい場合は，そのすべてがfMRIの適応である．さらにその非侵襲性から考えると，理論的には被験者から無制限にデータを得ることが可能である．しかし実際には被験者の疲労やハードウェアの問題などから，1回に10〜15分程度の試行を何回か繰り返すことが一般的である．そのなかでさまざまな課題を行うわけであるが，その具体的方法と注意点について述べていくことにする．

　血管反応性の観点からみてBOLD信号に変化が起こるまでには，神経細胞の興奮が始まってから5〜6秒程度の遅れがあると考えられている．またいったん上昇した信号値が，刺激の停止に伴ってベースライン状態に戻るまでにそれよりやや長い時間が必要とされる．したがって初期のfMRI実験では，ブロック型の課題が採用されていることが多い．20秒から30秒程度の課題ブロックと同程度の長さの安静ブロックを交互に組み合わせることで，有効な脳賦活を得ることが可能である．

　このようなブロック型課題では各ブロック内に類似した項目を配置し，ブロック間での脳反応の相違を検証することになる．しかしブロック内の各項目における被験者の反応を，単独で分離して計測することは不可能である．したがって被験者の正解と不正解をわけて計測することや，刺激の種類をランダムに呈示してそれぞれに対する脳反応を調べることはできないのである．このような実験上の問題点を解決するために，事象関連（event-related）型課題の開発と応用が必要になってきた．しかし現在でもブロック型実験は統計的パワーが強く，単独被験者における脳賦活を検証するなどの目的には適切な方法と考えられている．

　事象関連型課題は，脳波計測において以前から広く採用されている手法である．脳波では単独の実験項目に対する事象（single event）に対する電気的反応を頭皮上から何回も重ねて計測し，その単純な加算平均を算出する．これにより背景脳波はランダムなノイズ成分として除去され，測定したい事象に関連した成分だけが残ることになる．脳波の優れた時間的解像度によって，ミリ秒単位で脳機能の変化を計測することが可能である．

　この方法をfMRIに応用するには2つの大きな問題点があった．まずMRIの撮像時間が全脳をカバーした場合には，一枚につき2〜3秒程度と脳波に比べて格段に長いことである．次に上に挙げたような血管反応性の特徴から，刺激を呈示してから信号強度が変化するまでに5〜6秒は必要な点である．いずれの点も，事象関連型実験を適応するには大きな支障となっていた．

　fMRI実験において事象関連型課題を最初に報告したのはBucknerらである[25]．彼らは単語完成課題をブロック型と事象関連型で行い，それぞれの脳賦活を比較した．ブロック型では30秒のブロック内で2.5秒に1回の語幹呈示を行い，安静ブロックと対比して脳賦活を調べた．事象関連型では約15秒に

1回の頻度で2.1秒の語幹呈示を全部で60回行った．その解析結果では，脳全体の賦活パターンは互いによく似ていた．

しかし前頭葉の信号変化の程度は，ブロック型で1.9％であるのに対して，事象関連型では0.7％程度と低かった．事象関連型では刺激呈示の約4～6秒後に信号値が有意な上昇をみせ，6～8秒後にピークに達し，さらに10秒後にベースラインに低下していた．この研究ではfMRIにおいても事象関連型実験が可能であることが示されたが，その信号のピーク値はブロック型実験の2分の1から3分の1に低下することがわかった．

さらに事象間の時間間隔が10秒以上に設定されており，脳波の事象関連型実験と比較してはるかに長くなっていた．その後事象関連型実験の刺激間隔は5秒まで狭められたが，それでも各事象に伴うfMRI信号値の変化は十分に分離することが可能であるという結論に達した．さらに刺激間隔は2秒であっても，3つの事象に伴う信号値は線形に加算されるため分離することが可能であることが報告された[26]．したがって複数の試行をランダムに取り入れた実験デザインであっても，各試行に応答する脳賦活を別個に検討することが可能になった．

しかし問題は各事象における加算する試行数が少ない場合は，十分に信頼性の高い結果が得られないことであった．その点について試行数を変化させて信号値の変化を検討したところ，おおむね25回の加算で十分に信頼性の高い信号変化が検出できることが報告されている[27]．指運動課題を用いた実験では，刺激間隔が8～16秒の場合には最低でも25回の事象を繰り返すことで有効な賦活が得られるとされている[28]．

fMRI実験でよく指摘されることは，被験者数が概して少ないことである．統計結果を左右する2つの要素として，信号値の条件間における差とその変動が挙げられる．変動はさらに被験者内の変動と，被験者間の変動にわけられる．これらの点を考慮して，一般的なブロック型のfMRI実験において，何人の被験者を用いれば統計的に有意な結果が得られるかをシュミレーションした研究がある[29]．その結果としては統計域値を5％未満という比較的ゆるい値に設定した場合は，おおむね12人程度の被験者数で足りるという．しかし一般的に研究報告として用いられるような厳しい統計域値を用いるならば，その倍（24人）以上の被験者数が必要である．

事象関連型実験における被験者数に関しても，同様に20名以下では統計的に不十分と考えられている．しかし15名程度の比較的少ない被験者数から得られた結果でも，その結果は最終的に真陽性の可能性が高かったと報告されている[30]．より多数例の被験者データをもとにした研究では，最適な統計域値は意外に低く多重比較前で$p=0.0035～0.001$であるという．また被験者数に関しては20名が最低限度であり，信頼性の高い結果を得るには27名が必要と報告されている[31]．

同じ刺激を繰り返して呈示した場合に，初回よりも2回目ではBOLD信号が低下する．この現象は馴化（adaptation），または反復抑制（repetition suppression）とよばれている．信号値の低下は刺激間隔が1秒の場合には認められるが，6秒間の場合にはみられなかった．また計測された脳領域によっても，その反応に違いがあった[32]．このような反応の低下は神経細胞の活動を直接計測した場合でも認められることから，主に神経因性の現象と考えられている．

縞模様の連続呈示により馴化現象を調べた実験では，刺激間隔が8秒ある場合にはBOLD信号値は馴化前と同等に戻っていた．さらにV1とV2では縞模様の方向の違っていても同等の馴化が生じるのに対して，V3

とV4では縞模様の方向が異なる場合には馴化の程度も異なっていた．この結果はV1では刺激の選択性が乏しくまた神経応答も天井効果を示しており，高次視覚野ほど刺激の特性と領域の機能的選択性が高まるためと考えられている[33]．

fMRIで注意すべき点として，画像には歪みもしくは信号が欠損した領域が含まれることである．このことは特に，高解像度のT1強調画像を見慣れている臨床医にとって予想外のことかもしれない．すでに述べたようにBOLD信号の原理は，局所の磁化率の変化による信号値の上昇や低下を画像化するものである．この特徴は反面において，磁場の変化が画像のアーチファクトに与える影響が強いことを意味している．なかでも空気と人体組織の境界面においては静磁場の均一性が損なわれることが多く，この周辺領域では信号の欠損や画像の歪みが生じやすい．頭部においては副鼻腔周囲がそれに該当するため，一般的な撮像法では前頭葉下部，眼窩部，側頭葉下面などにアーチファクトを生じることが多い．

この問題を完全に解決することは不可能であるが，いくつかの対処方法が提案されている．しかしこれらの領域の信号値を回復するために，他の領域の画像の質が低下する可能性もある．したがって常に何を目的に画像を撮るかを念頭に置いて，すべてはトレード・オフの関係にあることを注意すべきである．一般的にはボクセルサイズを小さくすることは，このような画像のアーチファクトを少なくすることに有効である．しかし一方で，画像のS/N比が低下することは避けられない．たとえば扁桃体周囲であれば約2mm角のボクセルは，通常の撮像と比較して欠損が少ないことが報告されている[34]．それ以外の領域に関しては，撮像時スライスに傾斜をつけること，フェーズ・エンコーディングの方向選択，シムの適正化などが有効性が高いと報告されている[35]．

今後の研究の方向として，多施設が共同した多数例によるグループ解析が行われるようになるだろう．最近では健常者に対して，遺伝子多型に基づいた脳活動の群間比較が行われる．このような実験計画では，被験者数が大幅に増加する．また精神神経疾患を対象としたfMRI実験の場合には，単独の施設では十分な数の被験者が集まらないことが多い．いずれの場合においても，多施設共同研究で被験者数を数十例から百例程度集める必要がある．しかし多施設共同研究では，スキャナーの種類，静磁場，撮像条件などが異なるためそれらのデータを集約することが一般的には困難である．

参加する施設を数名の被験者が順番に回って，各施設で同じ課題を行うことでクオリティ・コントロールをする必要が生じる．このような手法についての報告では，5人の健常被験者が10ヵ所の施設を2回訪れて実験を行った結果が示されている[36]．まず静磁場の強さに関しては，3テスラと1.5テスラで大きな違いがあった．次いで同一施設における結果の再現性は比較的高いが，施設間の差はかなり大きかった．この問題を少しでも解決するためには，施設間で画像の平滑さを合わせ，信号を抽出する関心領域を大きくし，精度の低い施設を除外し，試行数を多くすることなどが推奨されている．その後3つの施設で同じメーカーの1.5テスラMR装置を用い，14名の被験者を検査した結果が報告されている[37]．ヘッドコイルや撮像方法を統一した結果では，施設間の差は比較的少なかったという．したがってこのような多施設共同研究では，機種や静磁場，撮像パラメータなどの統一化が必須になると考えられる．

まとめ

① 実験デザインは一般的にブロック型と事象関連型にわけられ，後者はより柔軟なデザインを作成することが可能である．
② 事象関連型実験では各条件における事象数や，被験者数を適切に設定する必要がある．
③ 課題や刺激呈示によるBOLD信号の上昇だけではなく，逆に信号値の低下を研究することも可能である．
④ 今後は多施設共同研究が行われる可能性があり，このような場合はハードウェアの統一が必須条件となる．

まとめ

　fMRIの結果を論文として報告する場合に，その書き方に関するガイドラインが提唱されているのでここで簡単に紹介する．詳しくは原著[38]を参照していただきたい．

　まず被験者の概要について，正確に記述すること．どのような基準で選択されたのか，また何名が実験に参加してそのうちの何名のデータが報告されているのか記載する．実験課題は専門家でなくとも理解できるような形で，また追試も可能なように記述すること．タライラック（Talairach）標準脳とMontreal Neurological Institute（MNI）標準脳の違いについて理解し，ブロードマン野（Brodmann's area）の記載には注意すること．関心領域を用いる場合には，その設定方法について詳細に記述すること．解析ソフトウェアの基本原理を知り，何がどのように処理されているかを十分に理解したうえで研究を行うこと．特に該当ソフトウェアに関する技術的論文が未発表の場合には，その点について記載すること．ある比較では有意差のあった脳領域が他の比較では有意差がなかった場合に，この領域が前者に特異的であるという主張は認められない．

　fMRIではきわめて大量のデータを統計処理するため，原則的には多重比較の補正が用いられるべきである．もしこれを用いないとすれば，著者はその理由を明確に記載しなければいけない．有意な結果を示す画像だけでなく統計域値に達しなかった画像を呈示することで，その実験結果に対する理解が促進されることもある．図表に関しては，それらが単独でも理解することが可能な形で呈示すること．以上のガイドラインをすべて遵守することは難しいかもしれないが，ぜひ一度原著に当たられることをお勧めする．

謝　辞

　本論文に適切な助言をいただいた，国立長寿医療研究センター中井敏晴博士に陳謝する．

文　献

1) Pauling L, Coryell CD：The magnetic properties and structure of hemoglobin, oxyhemoglobin and carbonmonoxyhemoglobin. Proc Natl Acad Sci USA 22：210-216, 1936
2) Ogawa S, Lee TM, Kay AR, et al.：Brain magnetic resonance imaging with contrast dependent on blood oxygenation. Proc Natl Acad Sci USA 87：9868-9872, 1990
3) Kwong KK, Belliveau JW, Chesler DA, et al.：Dynamic magnetic resonance imaging of human brain activity during primary sensory stimulation. Proc Natl Acad Sci USA 89：5675-5679, 1992
4) Ogawa S, Tank DW, Menon R, et al.：Intrinsic signal changes accompanying sensory stimulation：functional brain mapping with magnetic resonance imaging. Proc Natl Acad Sci USA 89：5951-5955, 1992
5) Ernst T, Hennig J：Observation of a fast response in functional MR. Magn Reson Med 32：146-149, 1994
6) Harel N, Lin J, Moeller S, et al.：Combined imaging-histological study of cortical laminar

specificity of fMRI signals. Neuroimage 29 : 879-887, 2006

7) Buxton RB, Wong EC, Frank LR : Dynamics of blood flow and oxygenation changes during brain activation : the balloon model. Magn Reson Med 39 : 855-864, 1998

8) Logothetis NK : What we can do and what we cannot do with fMRI. Nature 453 : 869-878, 2008

9) Rees G, Howseman A, Josephs O, et al. : Characterizing the relationship between BOLD contrast and regional cerebral blood flow measurements by varying the stimulus presentation rate. Neuroimage 6 : 270-278, 1997

10) Veltman DJ, Friston KJ, Sanders G, et al. : Regionally specific sensitivity differences in fMRI and PET : where do they come from? Neuroimage 11 : 575-588, 2000

11) Hess A, Stiller D, Kaulisch T, et al. : New insights into the hemodynamic blood oxygenation level-dependent response through combination of functional magnetic resonance imaging and optical recording in gerbil barrel cortex. J Neurosci 20 : 3328-3338, 2000

12) Cannestra AF, Pouratian N, Bookheimer SY, et al. : Temporal spatial differences observed by functional MRI and human intraoperative optical imaging. Cereb Cortex 11 : 773-782, 2001

13) Disbrow EA, Slutsky DA, Roberts TP, et al. : Functional MRI at 1.5 tesla : a comparison of the blood oxygenation level-dependent signal and electrophysiology. Proc Natl Acad Sci USA 97 : 9718-9723, 2000

14) Logothetis NK, Pauls J, Augath M, et al. : Neurophysiological investigation of the basis of the fMRI signal. Nature 412 : 150-157, 2001

15) Niessing J, Ebisch B, Schmidt KE, et al. : Hemodynamic signals correlate tightly with synchronized gamma oscillations. Science 309 : 948-951, 2005

16) Mukamel R, Gelbard H, Arieli A, et al. : Coupling between neuronal firing, field potentials, and fMRI in human auditory cortex. Science 309 : 951-954, 2005

17) Ojemann GA, Corina DP, Corrigan N, et al. : Neuronal correlates of functional magnetic resonance imaging in human temporal cortex. Brain 133 : 46-59, 2010

18) Muthukumaraswamy SD, Edden RA, Jones DK, et al. : Resting GABA concentration predicts peak gamma frequency and fMRI amplitude in response to visual stimulation in humans. Proc Natl Acad Sci USA 106 : 8356-8361, 2009

19) Scheeringa R, Fries P, Petersson KM, et al. : Neuronal dynamics underlying high- and low-frequency EEG oscillations contribute independently to the human BOLD signal. Neuron 69 : 572-583, 2011

20) Huppert TJ, Hoge RD, Diamond SG, et al. : A temporal comparison of BOLD, ASL, and NIRS hemodynamic responses to motor stimuli in adult humans. Neuroimage 29 : 368-382, 2006

21) Schroeter ML, Kupka T, Mildner T, et al. : Investigating the post-stimulus undershoot of the BOLD signal--a simultaneous fMRI and fNIRS study. Neuroimage 30 : 349-358, 2006

22) Shmuel A, Yacoub E, Pfeuffer J, et al. : Sustained negative BOLD, blood flow and oxygen consumption response and its coupling to the positive response in the human brain. Neuron 36 : 1195-1210, 2002

23) Smith AT, Williams AL, Singh KD : Negative BOLD in the visual cortex : evidence against blood stealing. Hum Brain Mapp 21 : 213-220, 2004

24) Shmuel A, Augath M, Oeltermann A, et al. : Negative functional MRI response correlates with decreases in neuronal activity in monkey visual area V1. Nat Neurosci 9 : 569-577, 2006

25) Buckner RL, Bandettini PA, O'Craven KM, et al. : Detection of cortical activation during averaged single trials of a cognitive task using functional magnetic resonance imaging. Proc Natl Acad Sci USA 93 : 14878-14883, 1996

26) Dale AM, Buckner RL : Selective averaging of rapidly presented individual trials using fMRI. Hum Brain Mapp 5 : 329-340, 1997

27) Huettel SA, McCarthy G : The effects of single-trial averaging upon the spatial extent of fMRI activation. Neuroreport 12 : 2411-2416, 2001

28) Murphy K, Garavan H : Deriving the optimal number of events for an event-related fMRI study based on the spatial extent of activation. Neuroimage 27 : 771-777, 2005

29) Desmond JE, Glover GH : Estimating sample

size in functional MRI (fMRI) neuroimaging studies : statistical power analyses. J Neurosci Methods 118 : 115-128, 2002
30) Murphy K, Garavan H : An empirical investigation into the number of subjects required for an event-related fMRI study. Neuroimage 22 : 879-885, 2004
31) Thirion B, Pinel P, Mériaux S, et al. : Analysis of a large fMRI cohort : Statistical and methodological issues for group analyses. Neuroimage 35 : 105-120, 2007
32) Huettel SA, McCarthy G : Regional differences in the refractory period of the hemodynamic response : an event-related fMRI study. Neuroimage 14 : 967-976, 2001
33) Boynton GM, Finney EM : Orientation-specific adaptation in human visual cortex. J Neurosci 23 : 8781-8787, 2003
34) Robinson S, Windischberger C, Rauscher A, et al. : Optimized 3 T EPI of the amygdalae. Neuroimage 22 : 203-210, 2004
35) Weiskopf N, Hutton C, Josephs O, et al. : Optimal EPI parameters for reduction of susceptibility-induced BOLD sensitivity losses : a whole-brain analysis at 3 T and 1.5 T. Neuroimage 33 : 493-504, 2006
36) Friedman L, Stern H, Brown GG, et al. : Test-retest and between-site reliability in a multicenter fMRI study. Hum Brain Mapp 29 : 958-972, 2008
37) Gountouna VE, Job DE, McIntosh AM, et al. : Functional Magnetic Resonance Imaging (fMRI) reproducibility and variance components across visits and scanning sites with a finger tapping task. Neuroimage 49 : 552-560, 2010
38) Poldrack RA, Fletcher PC, Henson RN, et al. : Guidelines for reporting an fMRI study. Neuroimage 40 : 409-414, 2008

II それぞれの画像検査法と臨床応用

4 fMRI（ASL）

国立精神・神経医療研究センター 脳病態統合イメージングセンター　松田博史

原理

　MRIでは血流イメージングにより脳機能をみることができる．血流イメージングは磁化率変化をみるものであり，①常磁性体造影剤（Gd製剤）の急速投与による方法，② Blood Oxygen Level Dependent（BOLD）法，③ Arterial Spin Labeling（ASL）法に分類される．①は外因性の非拡散物質を用い，②は内因性のoxyhemoglobinとdeoxyhemoglobinの存在比率の変化をとらえ，③は血液のプロトンを内因性造影剤として用いる方法である．

　これらのなかでASL法は高い信号対雑音比が得られる3テスラのMRI装置の普及に伴い注目されるようになってきている[1]．その理由としては，ASL法では造影剤を用いる必要はなく，まったく無侵襲である．また，賦活領域を検出するBOLD法とは異なり脳血流情報を直接画像化することが可能である．さらに，核医学的手法である^{15}O標識水を用いるPETや脳血流製剤を用いるSPECTとは異なり，放射線被ばくがない．安全かつ数分で脳血流測定が可能であり，繰り返し測定も容易である．ASL法は動脈血中のプロトンを反転パルスで標識し，その標識された動脈血が動脈から毛細血管に移行し，脳実質のプロトンと交換されることにより脳組織の血流イメージングを可能とする．標識された動脈血が多ければ多いほど血流量は高いことになる．

　血液にラジオ波（Radio Frequency：RF）パルスで標識づけ（Tagging）を行って測定する方法はスピンTagging法として20年近く前から脳など複数の臓器で研究されてきた．特に動脈血に磁気的RFパルスでTaggingする場合にASL法とよんでいる．ASL法は大別するとcontinuous ASL（CASL）法とpulsed ASL（PASL）法にわけられる．

　CASL法ではPASL法に比べ高い信号対雑音比を得ることができる反面，標識パルスを持続的に照射するために照射時間が長く熱吸収比による制限を受けやすい．その一方で，標識された動脈血が脳組織を通過するのに要する時間が個体間や脳領域間で違うことにより生じうる血流画像の差異がCASL法ではPASL法よりも起きにくい．これらのことが考慮され，最近では単独波を照射するPASL法や単独波を反復して照射するpseudo-continuousまたはpulsed-continuous ASL（pCASL）法が臨床的に利用されている．

　ASL法は1992年にペンシルベニア大学のDetreらによって提案され，1994年にEdelmanらのEcho-Planar MR Imaging and Signal Targeting with Alternating Radio frequency としてその名前が知られた．その後，ミネソタ大学の Kim による Flow-sensitive Alternating Inversion Recovery（FAIR）で血流量測定のみならず機能画像まで応用が広がった．FAIR 法では，まず標識パルスをスライス面に選択的に与え，一定時間後，スライス外の血液がスライス面に流入し信号が変化した時点でエコー信号を採取し画像を得る．次に標識パルスを頭部全体に非選択的に与えて同様にエコー信号を採取し，血流に依存しない画像を得る．両方の画像を差分することにより，流入してきた血液の信号を画像化するものである．観測される信号は微少のため，信号対雑音比が高く，血液の T1 値の延長効果も得られる 3 テスラ以上の高磁場の MRI システムでの検査が望ましい（3 テスラでは 1.5 テスラに比較して 300 ミリ秒ぐらいの延長効果が得られる）．さらに血流イメージングの定量的なデータを得るために，Tagging のかけ方や，信号を収集するタイミングに関してさまざまな工夫がなされている．

PASL による 2 次元脳血流測定法では，まず，撮像前に磁気的に飽和状態を作り出し，MR 信号のダイナミックレンジを向上させる．その後，動脈血を反転パルス（180°パルス）で標識した後に，画像撮像領域で MR 信号の収集を開始するまでの間に飽和パルス（90°パルス）を一定時間照射する．その後，関心領域内において標識を行わない画像（コントロール画像）と標識を行った画像（標識画像）を交互に撮像し，コントロール画像から標識画像を引き算することで目的の血流画像を得る．反転パルスによって磁化が反転したプロトンが脳組織中に流入するため，標識画像はコントロール画像に比べて信号強度が減少することになる．1 回の撮像は 3 秒未満である．だだし，標識画像とコントロール画像の信号差は 1% 前後と少ないため，加算平均にて解析するためにそれぞれの画像に対して 40〜50 回の撮像を必要とする．

2 次元 ASL 撮像法による脳血流測定では撮像スライス枚数が十数枚と限られていることが欠点であったが，最近商用化された撮像法に 3 次元の PASL[2] や pCASL がある[3]．2 次元 ASL で多用されている Echo Planar Imaging 法とは異なり，FAIR 法や Fast Spin Echo 法を用いているので，画像の幾何学的歪みも少なく，3〜5 分ぐらいの撮像時間で 30 スライス以上を撮像できる．また，3 次元 ASL 撮像法は全脳でより均一な信号分布を得ることができる点でも 2 次元撮像法に優れる．

検査によってわかること

ASL による脳血流像の特徴は，その高解像度である．2〜4 mm³ ボクセルの画像であり，核医学画像とは異なりボクセル間での点広がり関数によるボケがみられない．ただし，ラベルされた動脈血の脳局所における通過時間の差異により核医学画像とは異なる血流分布が得られる．もっとも顕著な違いは被殻においてみられる．ASL では被殻への通過時間が大脳皮質よりも早く，大脳皮質に適した撮像パラメータでは標識された血液が通過してしまうため血流が低く描出される．動脈血の標識効果は，3 秒未満しか持たないため，これを超えて通過した場合には血流の過小評価が生じる．高齢者では通過時間が延長する傾向にあり，通常のパラメータでは標識された血液が脳組織に十分に達することができず，良好な画像が得られないことがある．この場合には，組織内に通過できず，血管内にとどまっている標識血液によりシルビウス裂周囲などで逆に異常に高い血流像が得られてしまうことになる．その一方で，通過時間の遅延が起きやすい主幹脳動脈の分水嶺領域では血流の過小評価が生じる．また，慢性虚血にお

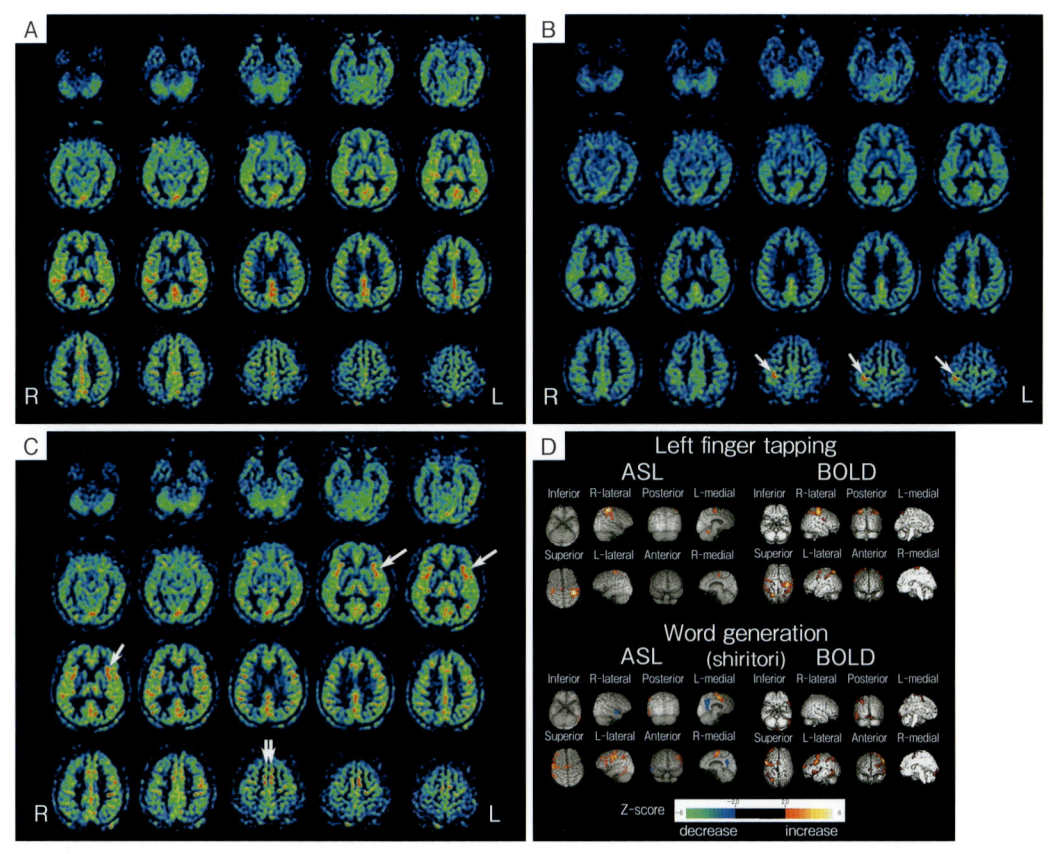

図1 3次元 pCASL による安静時および賦活検査（50代男性：謝辞，帝京大学医学部放射線科，大場洋先生）
A：安静時脳血流像：PET や SPECT よりも高分解能の血流像が得られている．被殻の血流が PET や SPECT よりも低く描出される．
B：左指運動時の脳血流画像：右前頭葉中心前回の右手運動野に脳血流増加を認める（矢印）．
C：無声による語想起課題時（しりとり）の脳血流画像：Broca 野（矢印），両側補足運動野（二重矢印）に血流増加がみられている．
D：pCASL による有意の賦活部位を被検者 MRI に重畳した画像と Blood Oxygen Level Dependent による fMRI との比較（同一被検者での評価）：安静時からの増加程度を標準偏差（Z スコア）の暖色系スケールで示す．左指運動における右手の運動野，しりとりによる言語野の賦活が両方の機能的 MRI で同等に観察される．

いて側副路が発達した状態では通過時間が延長し，血管内信号の消え残りがみられる傾向にある．これらのこともあり，ASL では脳血流量の算出が可能なものの核医学的手法に比べるとその信頼性は低い．

ASL による脳血流測定は，血液脳関門を自由に双方向に拡散する ^{15}O 標識水を用いる PET 測定法に近い．ただし，^{15}O 標識水 PET 測定法は測定時間中における脳組織から血液中への逆拡散も考慮した計算式が必要であるのに対し，ASL は血液から脳組織に拡散した信号が逆拡散する前に消失するために単純な一方向性のみの計算式で近似できる．このため，実際の脳血流量と信号値の比例直線性に優れ，高血流域の追随性が良い．この性質から，脳の局所血流が増加する賦活検査に優れるといえる（図1）．

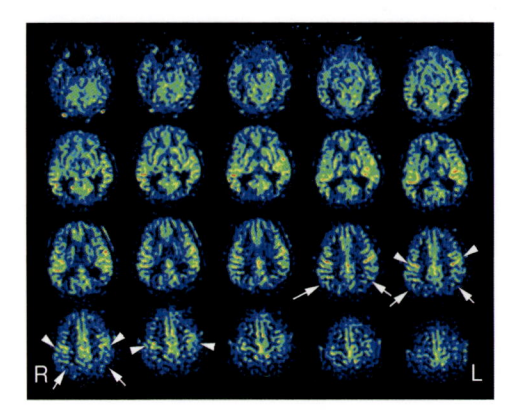

図2 3次元pCASLによるアルツハイマー型認知症での脳血流像（80代女性：謝辞，帝京大学医学部放射線科，大場　洋先生）

両側頭頂葉皮質（矢印）に血流低下，中心溝周囲皮質（矢頭）に血流保持がみられる．アルツハイマー型認知症に特徴的な血流パターンが描出されている．

どのようなときに，何を目的にしてその検査をするか

　ASLは数分で撮像が可能なためMRIのルーチン撮像に組み込むことが可能であり，急性期の脳血管障害にも容易に応用可能である．さらに，脳血流SPECTにおけるがごとく，アセタゾラミド投与による脳循環予備能評価も可能である．また，放射線被ばくを伴うことがないので脳血管障害を主とした小児脳疾患や小児における脳の発達の研究にも適する．脳血管障害以外の臨床応用として期待される領域の一つとして，認知症の早期診断や予後予測，さらには鑑別診断が挙げられる．認知症のなかでももっとも頻度の高いアルツハイマー型認知症においては，頭頂葉を中心とする特異的な血流低下パターンが得られており（図2），FDG-PETと同等の機能画像

が得られている[4]．これらの報告では，脳血流SPECTやPETのごとく，ASLによる脳血流画像の解剖学的標準化を行ったうえで健常者のデータベースと統計学的に比較することにより後部帯状回から楔前部などアルツハイマー型認知症に特異的な部位の血流低下が報告されている．

　その他の臨床応用として，低酸素脳症，片頭痛，側頭葉てんかん，気分障害など多岐にわたって報告がみられる．また，繰り返し測定が容易に可能なことから脳血流に及ぼす薬物などの急性効果の評価も容易に可能である[5]．このようにMRIの1回の撮像で形態情報と機能情報を得ることが可能となったことは精神疾患の診断，治療効果判定にも幅広い貢献をなしていくものと期待される．

文　献

1) Detre JA, Rao H, Wang DJ, et al.：Applications of arterial spin labeled MRI in the brain. J Magn Reson Imaging 35：1026-1037, 2012
2) Günther M, Oshio K, Feinberg DA：Single-shot 3D imaging techniques improve arterial spin labeling perfusion measurements. Magn Reson Med 54：491-498, 2005
3) Järnum H, Steffensen EG, Knutsson L, et al.：Perfusion MRI of brain tumours：a comparative study of pseudo-continuous arterial spin labelling and dynamic susceptibility contrast imaging. Neuroradiology 52：307-317, 2010
4) Musiek ES, Chen Y, Korczykowski M, et al.：Direct comparison of fluorodeoxyglucose positron emission tomography and arterial spin labeling magnetic resonance imaging in Alzheimer's disease. Alzheimers Dement 8：51-59, 2012
5) Kato Y, Araki N, Matsuda H, et al.：Arterial spin-labeled MRI study of migraine attacks treated with rizatriptan. J Headache Pain 11：255-258, 2010

II それぞれの画像検査法と臨床応用

5 PET

東京都健康長寿医療センター 放射線診断科　**今林悦子**

原理

　PETとはポジトロンCT（Positron Emission computed Tomography：PET）の略である．陽子過多により不安定な核が，$β^+$崩壊にて陽子を中性子に変えて安定状態に移行するときに，陽電子（ポジトロン：$β^+$）を放出する．放出された陽電子は核外電子と対消滅するが，このときに180度の角度で2方向に放出される2本のガンマ線を計測し画像化する手法がPETである（図1）．1本あたりのガンマ線のエネルギーは消滅する電子の質量エネルギーに相当する511 keVである．

　SPECT（単光子コンピュータ断層撮影：single photon emission computed tomography）では放出されるガンマ線のエネルギーが核種ごとに異なり，多方向に放出されるが，PETでは常に一定のエネルギーガンマ線が180度の方向に2本放出される．180度の角度や511 keVのエネルギーには衝突時の状況により多少の揺らぎが生じ解像度の限界となるが，PETのほうがSPECTよりも解像度・感度ともに優れている．通常，SPECTでは一定方向に放出されたガンマ線のみを収集するためのコリメータを装備した平面の検出器をなるべく撮像部位に近づけて撮像するが，PETでは円筒形の検出器にて中心部にある被写体から放出されるガンマ線を全周性に収集する．

● PET装置について

　1970年代後半に開発された後，1990年頃までに発展した．現在までに開発された機種では，ヒト用としてもっとも解像度に優れる研究用PET装置の空間分解能は2 mmほど，一般的に臨床用に使用されている装置の空間分解能は5 mm前後となっている．参考までに，撮像範囲の狭い動物用PETの空間分解能は1.5 mmほどである．

　1999年にPETとCT装置を連結させたPET/CT装置が登場して以来，複合機器が主流となり，現在販売されている装置のほとんどを占めている．PET/MRI装置も薬事承認され，本邦でも導入が始まった．現状ではPET/MRIには2種類の装置があり，一つはPET装置とMRI装置が同一寝台の対局に配置されており，寝台を回転させることによって，共通の寝台の同じ位置で2つのモダリティを撮像できるようになっているガントリー分離型の装置，もう一つはMRIのガントリーの内部にPETの検出器が組み込まれ，まったく同時にMRIとPETの撮像が可能な一体型のタイプである．

1．同時計数計測（図2）

　ポジトロンCT装置は小さなシンチレー

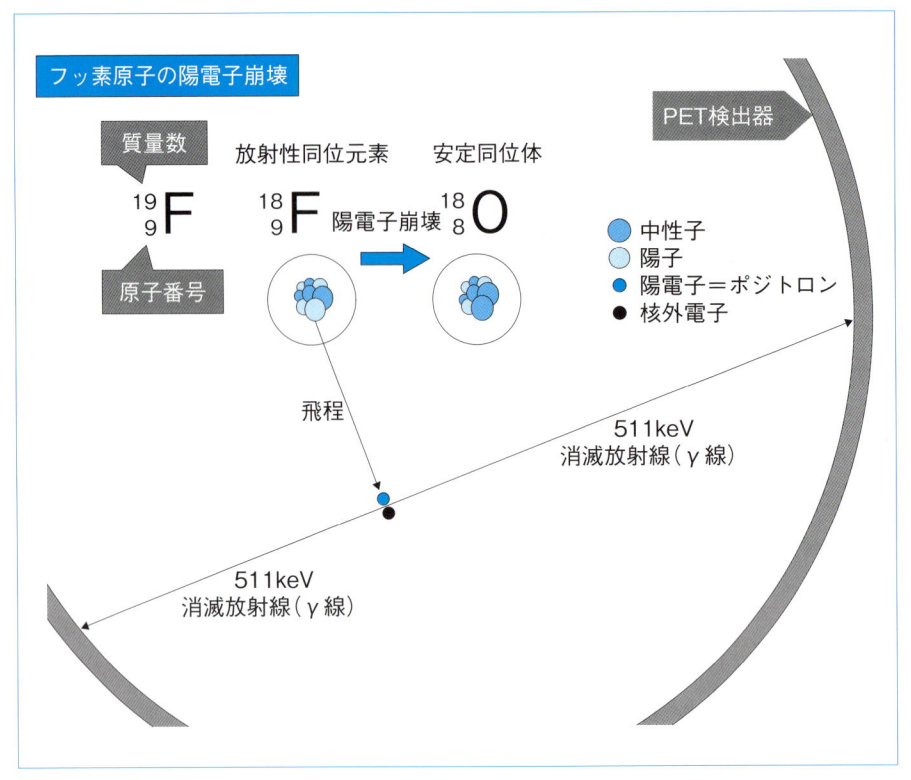

図1 PETの原理

ション検出器をリング状に多数配列したもので，180度方向の2本の消滅放射線を検出する．消滅放射線を感知した二つの検出器を結ぶ線は line of response（LOR）とよばれ，放射線発生源はこのライン上に存在すると推測される．

対向する2本の検出器がほぼ同時に消滅放射線を感知した場合のみ計数する方式を同時計数計測という．通常4～5nsecのタイムウインドウを設定し，この範囲内での計測を同時計数とする．真の同時計測と異なる成分として，偶発同時計測（実際は2ヵ所の異なる位置で発生したものの，それぞれが偶発的に対向する検出器で検知される），散乱同時計測（散乱により一方の消滅放射線は進行方向を曲げられ別の検出器で検知され，実際の発生源の存在しない別のLOR上で検知される）がある．また撮像範囲外からのガンマ線が一つの検出器だけで検出され，LORが存在しない場合はシングルとよばれる．シングルは97％以上が除去可能である．偶発同時計数はタイムウインドウを狭くすることで除去可能である．

2．検出器（表1）

通常のPET/CT装置ではシンチレータと光電子増倍管（photomultiplier tube：PMT）が検出器の主な構造である．シンチレータは放射線のエネルギーを光エネルギーに変換する．以前はBGOが用いられていたが，より光の減衰時間が短く，不感時間も少なく，発光量が大きいLySOが主に用いられるようになっている．各シンチレータの特徴を表1に記す．

PMTはシンチレータで生じた微弱な光を電気信号として取り出す増幅器である．1個の光子から100万個程度の二次電子が増幅さ

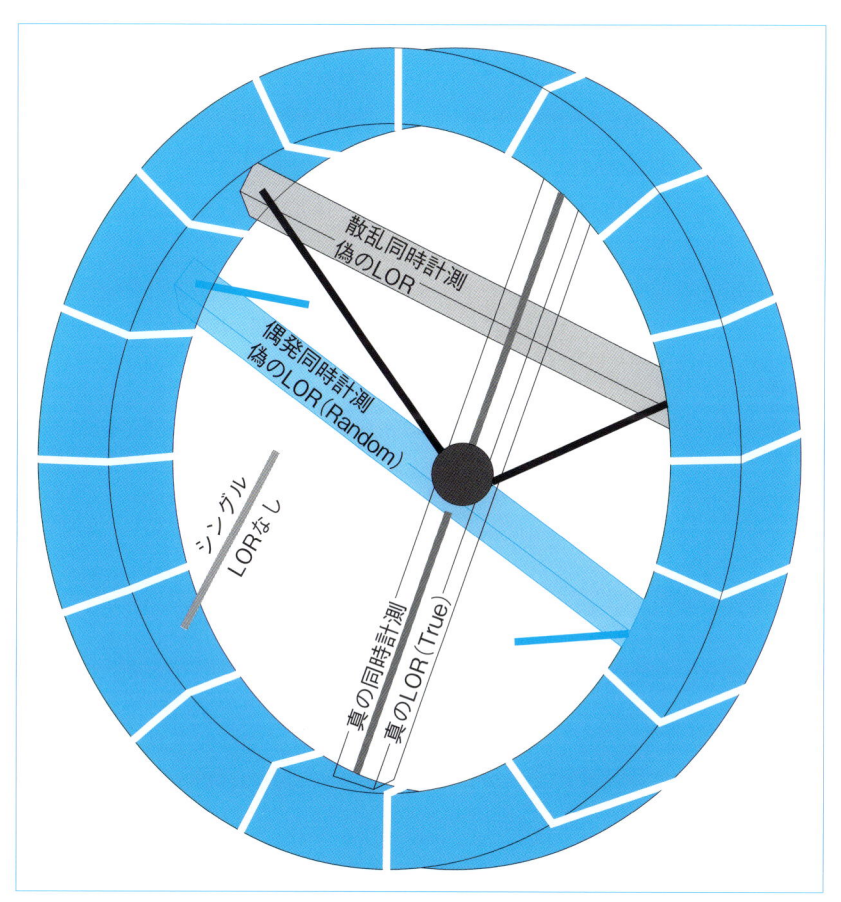

図2 Line of Response (LOR) と同時計測

表1 PET 検出器における各クリスタルの特徴

	GSO	BGO	LySO
密度（g/cm^3）	6.7	7.13	7.3
屈折率	1.87	2.15	1.82
減衰長	1.43	1.05	1.16
蛍光減衰時間（ns）	60	300	53
蛍光出力（％）NaI（相対値）	25	15	76
発光波長（λ (nm)）	420	480	420
光電比（％）	25	40	30
エネルギー分解能（511 kev, ％）	12	16	20

GSO：$Gd_{(2)}SO_2$
BSO：$Bi_4Ge_3O_{12}$
LySO：$Lu_{(1-x)}Y_{2x}SiO_5$

れる．1990 年代から開発が行われるようになった PET/MRI では，磁場では，PMT 出力信号が敏感に変動するので，古典的にはクリスタルにより変換された光信号を光ファイバーで MRI のガントリー外の PMT まで送る手法が用いられている．しかし，光ファイバーでは光信号が減衰する．減衰させない工夫も考案されているが，画像の劣化を避ける

ため，ヒト用のPET/MRI装置では，磁場による影響を受けない雪崩増倍光検出用ダイオード（avalanche photodiode：APD）が利用されている．1.5mm厚しかないが，光を増幅させる．エネルギー分解能もPMTと同程度である．温度変化に弱い点が欠点であるが，水冷システムによってその影響を抑えられている．次世代のPET/MRI用検出器としては，光の増幅がPMT同等に優れる，個別に動作する複数の小さなガイガーモードAPDピクセルからなるSiMP（silicon photo-multipliers）が磁場の影響を受けない光検出器として注目されている．SiMPは時間分解能，空間分解能，温度依存性のいずれにおいてもAPDよりやや優れている．

撮像（収集）と画像再構成

1．2D収集と3D収集

各リング間にセプタとよばれるしきいを使用する2D収集と比較すると，3D収集では散乱が多く定量性に劣るとされていたが，散乱除去を用いる再構成法により多くの機種においてはおおむね解消されている．感度に優れ，撮像時間短縮が可能な3D収集専用機がほとんどとなっている．

なお，PET装置の体軸方向の撮像範囲は通常20cm前後なので，脳以外の領域を含めて広範囲の撮像を行う場合は，撮像範囲を重ねながら寝台を移動させ，数回にわけて撮像を行う．

2．リストモード収集

通常撮像では収集を行いながら画像の再構成を同時に行うが，光子を検出した検出器の位置，時間，エネルギーを時系列に沿ってすべて記憶させる収集方法をリストモードとよぶ．同時計数測定も必要なく，撮影後に同時計数を計算する．撮像後，あらゆる画像処理が可能で，ダイナミックデータの作成もできる．データ量が多いことと後処理における計算の煩雑さが問題であったが，コンピュータの進歩に伴い解消されてきており，使用される頻度が高くなっている．

3．吸収補正用データ収集

PET検査ではガンマ線の組織による吸収を補正するために外部線源により吸収の測定を行う．この測定はトランスミッション・スキャンとよばれている．吸収補正（減弱補正）により脳深部のカウント数は持ち上げられる結果となる（図3）．

① 実測吸収補正法（measured attenuation correction）

PET単独装置では，ライン状の^{68}Ge線源や^{137}Cs線源が装置内に格納されており，トランスミッション・スキャン時は露出する．この線源から出て被写体を通過したガンマ線を対向する検出器で収集することによって，吸収マップが作成され，吸収補正用のデータすなわち吸収係数が得られる．^{68}Geはポジトロン放出核種なので，トレーサと同じ511keVの吸収係数が実測で得られる．トレーサが体内に投与される前にトランスミッション・スキャンを行い，吸収係数を求めれば最も正確な吸収補正を行うことができる．

② 組織分割による吸収補正法（segmented attenuation correction：SAC）

実測吸収補正法は精度が優れるものの，検査台での静止時間が非常に長くなることが大きな欠点で，トレーサ投与後にトランスミッション収集を行い，組織分割による吸収補正法を用いる場合が多い．組織を骨，軟部組織，水，空気など3〜4つのセグメントに分割し，輪郭を抽出し，各セグメントそれぞれに吸収係数を割り当てる方法である．

③ PET/CTにおける吸収補正

PET/CT装置でもPET装置側に線源を持つものもあるが，多くの場合，X線CT撮像によりトランスミッション・スキャンを代用する．CTの吸収係数を数式にてPETの吸

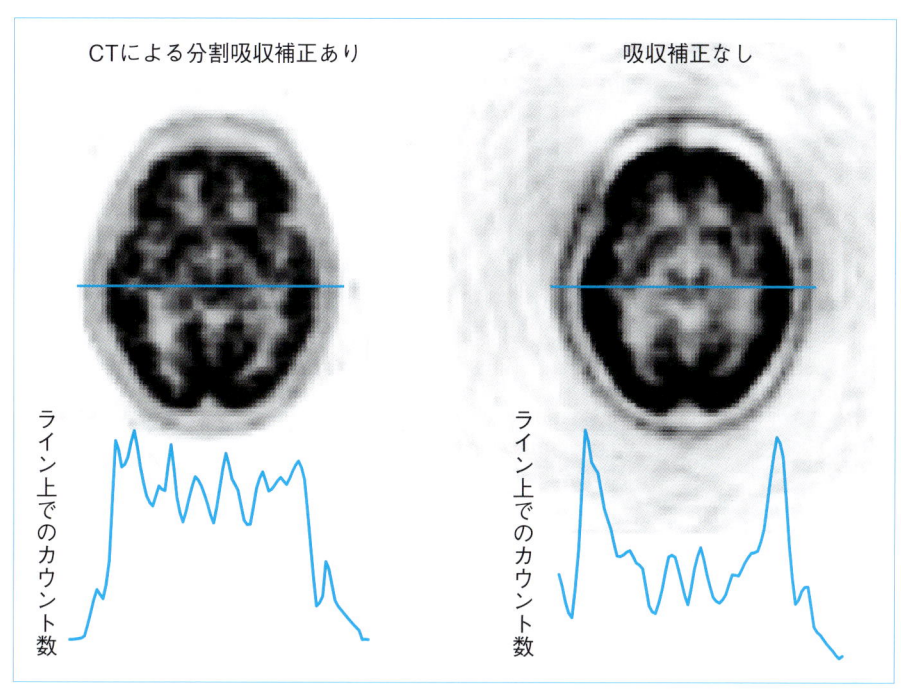

図3　吸収補正の効果

収係数に変換する手法と，SAC にて CT データの組織分割を行い吸収補正を行う場合がある．いずれも CT 画像にて生じたアーチファクトは PET 画像上の偽像の原因となるので，注意が必要である．また，CT 撮像後，動きにより PET 画像との間に位置ずれが生じた場合もアーチファクトの原因となる．特に偽の左右差には留意する必要がある．アーチファクトの存在が疑われる場合，吸収補正を行っていない画像に立ち戻り確認を行う必要がある．

④ PET/MRI における吸収補正

MRI のガントリーと PET 検出器が一体となっている一体型の PET/MRI 装置ではトランスミッション線源は装備されておらず，擬似的に MRI 画像から吸収マップを作成する手法が考案されている．

ガントリー分離型の PET/MRI 装置では PET 装置側にトランスミッション線源が装備されており，実測吸収補正法や SAC による吸収補正も可能となっている．

4．画像再構成法

① 3 次元画像の再構成法

3 次元収集が主流となった背景には 3 次元画像の再構成法の高速化も寄与している．3 次元データを直接 3 次元のまま再構成する再投影法（re-projection 法）などでは計算量が多く，画像作成に多大な時間を要する．3D 画像を 2D に変換する簡便法（rebinning 法）が試みられていたが辺縁や体軸方向のぼけが問題となっていた．このようななかで 1995 年ベルギーの M. Defrise らにより Fourier rebinning（FORE）法が提案され，計算時間を大幅に減少しながら質の高い画像が得られるようになった．FORE 法では傾斜した 3 次元投影データをフーリエ変換における座標原点からの距離と周波数（線源分布）の関係により平面化し，2 次元データの集合に変換する．画像作成には FORE 法を行った後で，次に示す 2 次元の画像再構成を

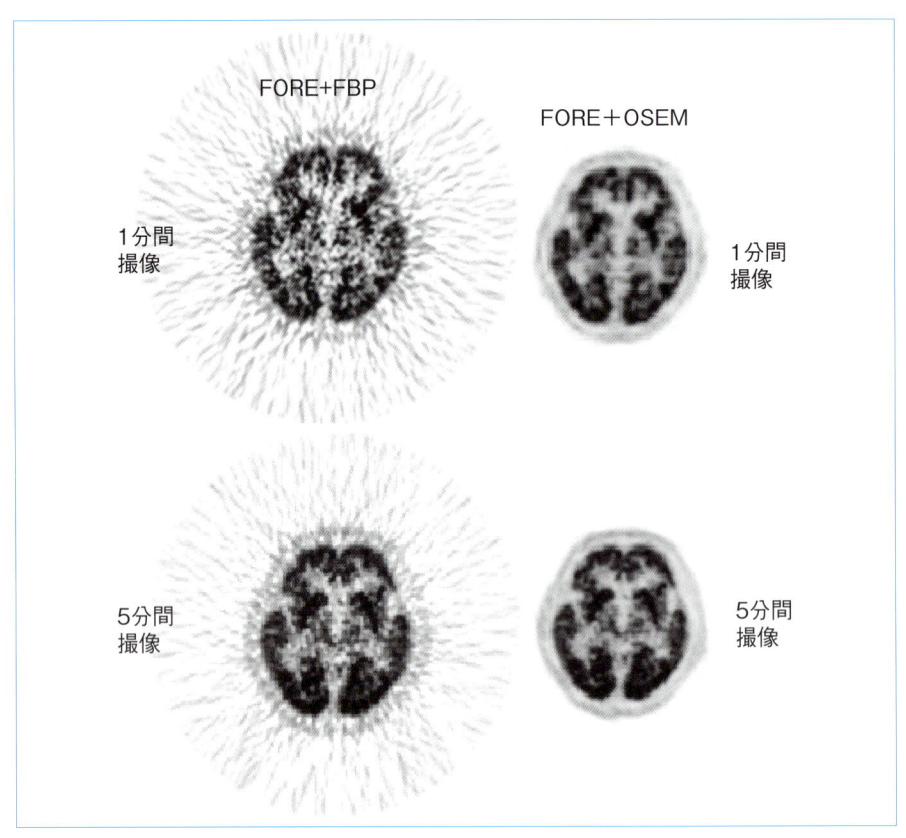

図4　収集時間と画像再構成法

行うことになる．
　②2次元画像の再構成法
　a．FBP（filtered back projection）法（図4左）
　収集されたデータを角度ごとに投影し合わせてトレーサの体内分布を算出する．このときに生じる辺縁のボケに対し，それぞれのデータにフィルタリング処理を行ってから逆投影し画像に戻す．処理時間が速いので広く利用されてきたが，低カウント領域での統計雑音が多く，アーチファクトが問題となる．
　b．OSEM（ordered subset ML-EM：maximum likelihood expectation maximization）法（図4右）
　開発当時は注目されつつも非常に長い処理時間が必要なことから長く実用化されなかったが，近年コンピュータの進歩に伴い比較的短時間での計算が可能となり，日常的に利用されるようになった．
　体内に投与した放射性薬剤からのガンマ線の数の分布は一定の法則（ポアソン分布）に従うことがわかっている．この法則に基づき，収集された投影データから統計的にもっとも確からしい集積分布を，計算の繰り返し（逐次近似：iteration）により求める手法である．高速化のため投影データをいくつかのグループ（サブセット）に分割して計算する．
　c．DRAMA（dynamic RAMLA：row action maximum likelihood algorithm）法
　1投影を1サブセットとし，逐次近似を用いる．RAMLA法では収束を制御する緩和係数を反復式ごとに収束させるが，DRAMA法ではさらにサブセットごとに変化させるなどの工夫により，雑音を軽減しながら高速化

表2　主な陽電子放出核種の物理的性状

放射性核種	半減期(min)	消滅光子 E(keV)	β+最大 E(MeV)	平均 E(MeV)	水中最大飛程(mm)
^{18}F	109.77	511	0.635	0.250	2.42
^{11}C	20.385	511	0.96	0.386	4.17
^{15}O	2.038	511	1.72	0.735	8.4

5．精度向上のための最近の技術

① TOF（time of flight）法

同時計数計測の項目で記したように通常のPET装置では10nsec単位でのタイムウインドウを設定し，この範囲内での計測を同時計数として計測している．ガンマ線はPETのガントリー直径60cmを2nsecかけて移動するので，どのガントリー内のどの位置で発生したガンマ線も対向する2つの検出器に同時に届いたものとして計測される．このタイムウインドウを2nsec以下に短くしていくと，対向する2つの検出器にガンマ線が届く時間差を検出することができ，ガンマ線発生位置の同定の精度が向上し，空間分解能が向上する．この手法がTOF法である．実際には各クリスタルの蛍光減衰時間によりタイムウインドウ短縮には限界があるが，現在0.5nsecほどのタイムウインドウは実現している．すなわち，タイムウインドウが2nsec以上の設定ではガンマ線は，ガントリーの直径を60cmとすると最長60cmの線上のどこかで生じたと計算されるが，0.5nsecのタイムウインドウを用いれば，線上の15cmの範囲内で起こったものと絞り込むことができるようになる．臨床的にはノイズの軽減に大きく役立っている．LySO等蛍光減衰時間の短いクリスタルの使用により少なくとも0.3nsecまでのタイムウインドウの短縮は可能とされている．

② DOI（depth of interaction）検出器

PET装置ではシンチレーション検出器を細かく分割すればするほど解像度はよくなるが，計算は煩雑となり，感度も不良となる．感度を保ちつつ空間分解能を得るために開発された手法である．もともとは，2つの異なるタイプのクリスタルを二層に重ね，減衰時間の差により位置情報を得る手法として開発されたが，一層のクリスタルの中で深度方向の情報を得るなどさまざまな方法が考案されている．特にTOFを用いた場合に時間差を検出して，詳細な位置情報を得るためにもDOIの手法は重要となっている．

トレーサの特徴

核医学におけるトレーサとは，放射性同位元素により標識された放射性医薬品（標識化合物）で，目的とする生体内物質の分布や動態を測定するために体内投与されるものである．

表2に，検査で用いられる陽電子放出核種の物理的性状を記す．標識に使用する核種である^{11}C，^{13}N，^{15}Oは，生体構成成分そのものであり，生体内有機物の性質を変えることなく標識できる．^{18}Fについても原子半径がほとんど変わらない水素と置換でき，また薬剤中に含まれるフッ素との置換ができる．このような特徴により，使用可能な化合物は多岐にわたる．これらの標識化合物を投与し，その体内挙動を計測することによって，生体内におけるほとんど実際と同じ条件での生理・生化学的変化を知ることができる．

陽電子放出核種のもうひとつの特徴としては半減期が短いことが挙げられる．利点とし

ては，反復投与が可能であること，被ばくが少ないことが挙げられる．半減期が短いことによる欠点は，もっとも長い^{18}F（110分）では短距離輸送も可能であるが，少なくとも他の核種に関しては施設内サイクロトロンによる合成が必須となる．

これらの陽電子放出核種はサイクロトロンにより，陽子で10～20 MeV，重陽子で5～10 MeV程度のエネルギーで粒子を加速することによって製造される．得られた放射性核種で各種薬剤に標識を行う．半減期が短く，標識は迅速に行う必要があるため，用いることのできる反応は限られる．安全性確保のための品質管理についても，検定は最低限のものとなり，項目によっては事後検定とする特例もある．時間を稼ぐためには数千～数万MBqのオーダから合成を始めることが多く，多量の放射性物質を扱うことになる．また放出されるガンマ線のエネルギーは511 keVと高いため遮蔽は大掛かりなものとなるので，被ばくを考慮し，合成は全自動下で行われるべきである．そのような装置をケミカルブラックボックス（chemical black box）とよぶ．

撮像に必要な薬物量は通常pg～ng単位で通常はその薬効が問題とならないことが核医学検査の特徴である．量が多ければ毒性のある薬物でも少量のため毒性を示さない場合も多い．アミロイドイメージングや低酸素イメージングなど，染料や毒性の強い化合物の標識により開発された薬剤も薬理作用が発現しない範囲の量で使用可能となっている．しかし，投与時，標識された薬剤に付随して一定濃度の標識されていない薬剤も投与されるので，比放射能（その元素または物質1 gまたは1 cm^{3}当たりの放射能）が低ければ同時に投与される薬物量が多くなる．比放射能を保つ精度の高い合成は重要である．特に，受容体イメージングにおいては，神経レセプターの濃度はmg蛋白あたりpmol～fmolと超微量であるので，きわめて高い比放射能が要求される．

● 集積の評価

定量性の高いPET検査であるが，精度の高い定量測定法のためには動脈採血を要し，侵襲性や煩雑な手技を伴う．血管内や対照領域の放射線量を採血に代用して画像解析を行う場合も，投与開始時からの長時間撮像が必要となる．簡便な半定量法としては，体幹部の腫瘍へのFDG集積の評価に広く利用されているSUV値の利用が可能である．ダイナミックデータは要せず，目的とするトレーサ分布に適した時間帯に適宜撮像を行う．SUVとはstandardized uptake valueの略である．数式で表すとSUV＝関心領域内放射能/(投与量/患者体重)であり，全身に均一に分布した場合を1として，何倍集積しているか，を表す数値である．体表面積を用いて補正する場合もある．体重あたりの投与量や全身の相対的分布の変動などにより誤差が生じやすいので，脳内の評価に関しては小脳や病変の対側健常脳実質などとの比を求める半定量法を用いたほうが数値が安定する場合が多い．

トレーサの分布によってわかること

PET装置は元来，1970年代後半に脳の機能研究の目的で開発されたものである．PET検査では，トレーサを用いて標識化合物の動態・分布を計測することにより，脳の循環動態や代謝，目的とする標的細胞あるいは物質を可視化することができる．アミロイドイメージングのように分子そのものを標的とするもの，ミクログリアや低酸素細胞などの細胞を標的とするもの，神経伝達物質生成

や受容体，トランスポータなどを標的とする神経伝達機能イメージングなどがある．PET検査では比較的非侵襲的に生体内情報の定量化・画像化を行うことができるのである．

代　謝

1．神経活動のエネルギー源

脳組織では，全身で消費される量の約1/5ものエネルギーが消費されている．このエネルギーはブドウ糖を酸化することにより得られている．ブドウ糖利用のしくみについては解明されていない点が多く，脳血液関門において血管内皮細胞を裏打ちしている星状細胞が神経細胞へのエネルギー供給を担っていると考えられている．近年，星状細胞ではグルコーストランスポータのみでなくさまざまなモノカルボン酸トランスポータも発現していることがわかり，神経細胞のエネルギー源として，グルコースのみでなく，乳酸やピルビン酸，酢酸等のモノカルボン酸が注目されている．グルコースはシナプス領域にて最も多量に消費されると考えられているが，直接グルコースが代謝されるのではなく，星状細胞から供給される乳酸がシナプス活動のエネルギー源として大きな役割を果たしているとする説もある．

2．代謝基剤となる PET 製剤

① ブドウ糖：^{18}F-FDG（^{18}F-fluoro-deoxy-glucose）

^{18}F-FDG はブドウ糖と同様に脳組織内に移行し，hexokinase によりリン酸化されるが，^{18}F-FDG-6 リン酸は phosphohexose isomerase の基質とはならないため，また，脳組織内では，^{18}F-FDG-6 リン酸を脱リン酸化させる，glucose-6-phosphatase（G-6-Pase）の活性は低いため，それ以上代謝されず，組織内に蓄積する．^{18}F-FDG により測定された健常者脳組織での糖代謝量は，報告者や脳の領域により異なり，5〜10 mg/min/100 g ほどである．1 時間あたり 3〜6 g（小さじ 1 杯分ほど）のグルコースが脳にて消費される計算となる．

実際の検査では，成人では体重あたり 1〜4 MBq の ^{18}F-FDG を静脈投与し，40〜100 分後に撮像を行う．脳の放射能は投与後 20〜30 分後におおむねプラトーに達する．投与時の脳の賦活状況が反映されるので，この間，開眼していれば後頭葉にて，右手指を動かしていれば，左の運動野・補足運動野にて糖代謝が生理的に亢進する．安静時検査では少なくとも投与開始時〜20 分間は，暗室での安静状態を保つことが重要である．

小児や安静静止の困難な患者で鎮静剤を投与する場合は鎮静剤自体の脳糖代謝への影響も考慮して，鎮静剤投与は可能な限り撮像時のみとする．

図 5 に標準脳に変換された成人健常者の平均糖代謝画像を示す．また表 3 に健常者の脳内グルコース分布の定量値を示す．大脳皮質では脳血流同様に後部帯状回〜楔前部の糖代謝は他の領域よりも亢進している．基底核の糖代謝は通常皮質よりもやや高く，視床はほぼ同等である．

小児においては Chugani ら[1]によると，生後 4 週まで中心溝周囲の一次感覚・運動野の糖代謝が亢進しており，他の大脳皮質の糖代謝は相対的には低くなっている．3ヵ月までにはある程度増加してくるが，前頭葉と後頭葉外側部の糖代謝は他の領域よりも低いままである．6ヵ月〜9ヵ月頃までには前頭葉，後頭葉外側の糖代謝も増加してきて，1 歳までにおおむね成人と同様の分布となる．大脳皮質の糖代謝はその後 4〜8 歳ぐらいでピーク（成人の 2 倍ほど）となり，その後は低下していく．視床，基底核は成熟が早く 1 歳でピーク時（成人の 1.5 倍ほど）の 70〜80% ほどとなる．小脳および脳幹部は生下時は相

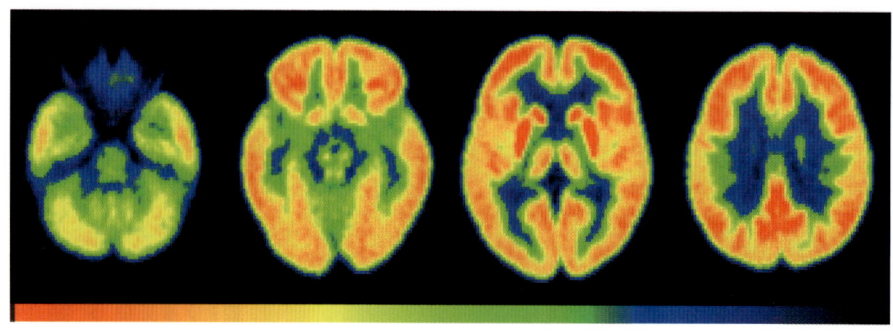

図5　成人健常者の平均糖代謝画像（標準脳変換後）

表3　健常者の局所脳糖代謝量

部位	脳糖代謝量（mg/100 g/min）
全脳平均	6.12±0.91
前頭前野	7.47±1.22
中前頭回	7.74±1.41
下前頭回	6.30±1.02
島葉	7.06±1.53
側頭極	5.65±1.01
側頭葉後部	6.52±1.04
側頭頭頂領域	7.07±1.20
頭頂葉	6.95±1.08
後頭葉内側	7.69±1.32
後頭極	6.35±1.29
後頭側頭領域	5.72±0.86
線条体	7.34±1.34
視床	6.68±1.38
小脳	5.36±0.85
脳幹部上部	5.09±0.74
脳幹部下部	4.37±0.74

（Roland PE : Brain Activation, Wiley-Liss, New York, 1993[2]より改変して引用）

対的に大脳皮質よりも高いが，4〜8歳のピーク時には成人よりも大脳皮質と比し相対的により低くなる．

② 酸素：^{15}O-O$_2$ガス，他

^{15}O-O$_2$ガスを吸入することにより酸素代謝を測定する．持続的に吸入し定常状態を待つ持続吸入法あるいは，一回吸入法がある．^{15}O-O$_2$は脳や各組織で代謝され^{15}O-H$_2$Oとなり再循環するので，画像には血流成分が混在する．脳血流量および脳血液量，動脈血（全血および血漿）中の放射能濃度がわかれば酸素摂取率（OEF）を求めることができる．また血液/ガス分析により動脈血酸素濃度を算出すれば脳酸素代謝率（CMRO$_2$）を求めることができる．動脈血中酸素量をCa_{O2}とすると　$rCMRO_2 = Ca_{O2} \times rCBF \times rOEF$の関係が成り立つ．日本人の中年〜高齢健常者における酸素摂取率と酸素代謝量を表4に示す．酸素代謝量は加齢に伴い低下するが，酸素摂取率は不変とされる報告のほか，中心溝周囲では不変であるが他の領域では増加とする報告もある[3]．

他方，腫瘍では低酸素細胞の存在が治療抵抗性と関連していることが報告されており，この低酸素細胞もPET検査でイメージングすることができる．多数の製剤が開発されているが，もっとも広く利用されている^{18}F-FMISO（fluoromisonidazole）は低酸素状態では還元され，高分子と結合して細胞内に貯留する．脂溶性が高いことが欠点であったが，改良を加えられた^{18}F-FAZAが第2世代の低酸素細胞標識トレーサとして注目されている．^{62}Cuもしくは^{64}Cu-diacetyl-bis（N(4)-methylthiosemicarbazone（ATSM）は異なる機序での低酸素イメージング製剤で，^{18}F-FMISOと比し集積領域に乖離があることが知られており，今後の検討による役

表4　成人健常者の平均値

脳血流量（CBF） (mL/100 mL/min)	脳血液量（CBV） (mL/100 mL)	酸素摂取率	酸素代謝量 (mL/100 mL/min)
44.4±6.5	3.8±0.7	0.44±0.06	3.3±0.5

(Chugani HT, et al.：Ann Neurol 22（4）：487-497, 1987[1]）より引用)

割分担が期待されている．

③ 酢酸：^{11}C-CH$_3$COOH

腫瘍イメージングとして利用されている．^{11}Cで標識された酢酸は体内に存在する酢酸と同一の構造なので，^{18}F-FDGのように代謝はとまらず，酸素と同様に，代謝経路の物質に^{11}Cが発現する．酢酸代謝の定量的評価は煩雑で，コンパートメント解析が必要となる．

④ アミノ酸・ヌクレオシド

蛋白や核酸合成の指標として開発された．臨床的には腫瘍イメージングに利用されている．^{11}Cメチオニンについては脳血液関門で能動的に輸送され，その後，メチル基転移や蛋白合成に利用されるが，検査の時間内ではこの能動輸送のみを画像化しているといわれている．また，脳血液関門の破綻があれば，集積には受動的拡散の所見も含まれるとされている．^{11}Cメチオニンの評価では，脳におけるアミノ酸代謝は神経細胞の活動・抑制の影響を受けないことが知られている．投与後，手指の運動を行っても，まったく賦活領域の代謝は増加しない．

核酸代謝をみるトレーサである^{18}F-FLT（fluorothymidine）も広く脳腫瘍のイメージングに利用されている．

● 循環動態

脳血液量（Cerebral Blood Volume：CBV），脳血流量（crebral blood flow：CBF）の測定が可能である（表4）．血管障害を対象とする場合が多く，酸素代謝量も同時に測定し酸素摂取率を求めることを目的とする場合が多い．酸素摂取率の上昇が循環予備能の減少を表し，脳虚血の治療導入において重要である．

賦活に関しては，健常者の正常反応においては，脳血液量は血流量とおおむね比例して変動するとされているが，脳血流量，酸素代謝量，酸素摂取率は相補的な関係にもあり必ずしもすべてがカップリングして変動するとは限らない．脳血流量と酸素代謝の関係については線形の相関ははっきりしていない．また，酸素摂取率は血流量の変化によらずほぼ一定とされている[1]．

1．脳血液量

脳血液量は血管外に漏出することなく，血管内にのみ分布する非拡散性トレーサを用いて測定する．^{15}O-COが広く用いられている．一酸化炭素はヘモグロビンに対し酸素の200倍の親和性を有し，吸入すると血中に取り込まれ2〜5分で平衡状態に達し，ほとんどが赤血球中に存在する．CO-ヘモグロビンの生物学的半減期は195±20分と長いため，平衡状態に達した後は物理学的半減期に従って減衰するもののみを考慮し，動脈血中放射線濃度と撮像された脳のカウント（いずれも撮像開始時の放射線濃度に補正）との比を，各組織の密度とヘマトクリットで補正し，脳血液量を求める．

2．脳血流量

PETでの脳血流量の定量測定法にはさまざまな手法がある．^{15}O-CO$_2$持続投与法では^{15}O-CO$_2$の一定量を持続吸入し，脳内の放射能濃度が一定になった段階（定常状態）でデータ収集を行う．吸入時間は投与量および吸入回路の漏れの量等により異なり5〜10分

程度，撮像時間はおおむね5分前後である．定量測定の場合は動脈採血を行う．安定な定常状態が達成されていれば，理論的には採血は1回でよいが血中濃度が変動するため，少なくとも3〜5回のサンプリングを行うことが望ましい．定常状態の安定のためには^{15}O-CO_2の供給および患者の呼吸が一定であることが条件となるがこれらの達成は難しい．ほかにも種々の問題が指摘されており，得られた定量データの扱いには十分な注意が必要である．

^{15}O-H_2Oもしくは^{15}O-CO_2ボーラス投与では短時間での脳血流量の測定が可能である．定量検査のためには持続動脈採血が必要で，オートラジオグラフィー法が広く用いられている．実際には^{15}O-H_2Oもしくは^{15}O-CO_2をボーラス投与後，脳にトレーサが流入した時点から60〜120秒間撮像を行う．半減期が短いので減衰が早く，10分程度の間隔をおいて繰り返し投与が可能である．アセタゾラミド負荷や賦活試験を行うことができる．

神経伝達機能

多数の神経伝達物質それぞれに少なくとも1種類以上の特異的レセプターが存在すると考えられている．レセプター描出のためには，描出しようとするレセプターと強い親和性を有する適切な薬剤を選択すること，血液脳関門を通過し脳への集積が高いこと，特異的結合で代謝を受けないこと，短時間で半減期の短いポジトロン核種による標識ができ，比放射能が十分に保たれることなどの条件が満たされなければいけない．ノルアドレナリン系，ドパミン系，セロトニン系，アセチルコリン系，GABA/ベンゾジアゼピン系の各受容体（アゴニストあるいはアンタゴニスト）やトランスポータのイメージングが可能となっている．また，ほかにも，シナプス小胞モノアミントランスポータ阻害剤，オピオイド受容体阻害剤，グルタミン酸受容体阻害剤，カンナビノイド受容体阻害剤，モノアミン酸化酵素（monoamine oxidases：MAO）阻害剤，セカンドメッセンジャーイメージングとしてリン酸ジエステラーゼ阻害剤など多岐にわたるトレーサが開発されている．

検査方法は各薬剤によるが，投与法はボーラス投与法とボーラス・プラス・インフュージョン法にわけられる．ボーラス・プラス・インフュージョン法は洗い出される薬剤と同量の薬剤を持続的に投与し続け，平衡状態を保ちながら画像を撮像する手法である．結合能（binding potential：BP）が直接的に容易に得られる利点があるが，投与法の手技が煩雑であまり用いられていない．ボーラス投与法が用いられる場合が多い．薬剤をボーラス投与し，動脈採血を行いながら画像のダイナミック撮像を行いパラメータの計算を行う手法が古典的であるが，解析等を含め手技が煩雑で侵襲性もあるので，動脈採血を行わずにダイナミック撮像された画像からパラメータの計算を行う非侵襲的な手法が多数考案されている．

Reference tissue compartment modelは採血データもしくは非特異的結合部位のダイナミックデータを参照データとして解析を行う．可逆性に結合する放射性薬剤に対して用いられることが多いが，非可逆性の薬剤についての解析法も開発されている．求めるパラメータとしてBPが利用される．

$$[R]+[L] \underset{k_{off}}{\overset{k_{on}}{\rightleftarrows}} [RL]$$

BPとは，上記において$BP=B_{max}/K_D$（B_{max}は受容体密度：$[R]+[RL]$，K_Dは解離定数：k_{off}/k_{on}）である．すなわちk_{on}/k_{off}と受容体密度の積ということになり，親和性を表す値といえる．ローガン・プロット（Logan plot）やパトラック・プロット（Gjedde-Pat-

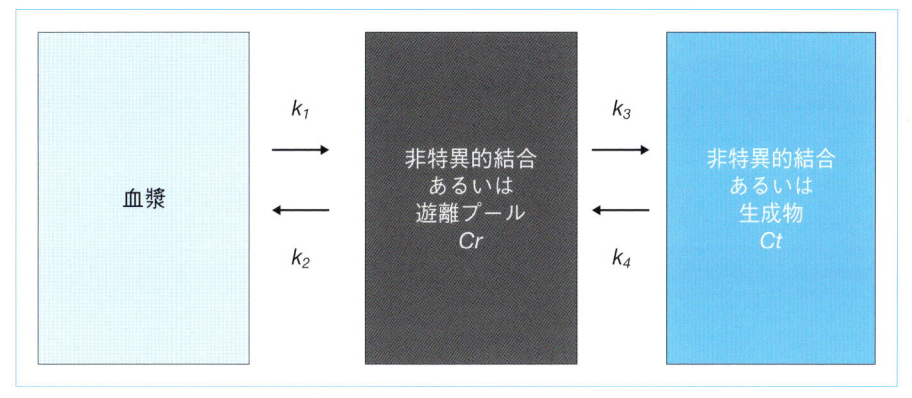

図6 トレーサの脳内動態モデル

lak plot）などのグラフ解析では，それぞれ分布容積（distribution volume：DV）やinflux rate constant（Ki）などを求めて評価を行う．

ローガン・プロットは可逆的に結合し，平衡状態となるような放射性薬剤に適用することができる．^{11}C-raclopride（ドパミン D_2 受容体），^{11}C-フルマゼニル（中枢性ベンゾジアゼピン受容体），^{11}C-PiB（ベータアミロイド）のイメージングなどが対象となる．分布容積（DV＝薬剤量/濃度）あるいは非採血法では対照領域に対する分布容積比（DV ratio：DVR）を求める．DVR＝1＋BP の関係がある．非採血法では非特異的結合部位を参照部位とし，DVR を算出する．ダイナミック画像上の ROI 値（対象部位：C_t，参照部位：C_r）を求め，以下の式に当てはめて，傾き DVR の直線を得る．

$$\frac{\int_0^T C_t(t)dt}{C_t(T)} = DVR \times \frac{\int_0^T C_r(t)dt}{C_t(T)} + C$$

すなわち，時間あたりでは参照部位での集積量 $\int_0^T C_r(t)dt$ と対象部位の集積量 $\int_0^T C_t(t)dt$ が一次関数で近似できるという前提である．$C_t(t)/C_r(t)$ が一定でなければ k2（図6）をあらかじめ測定して，もしくは対象群平均値から求め，下記の式で DVR を算出する．

$$\frac{\int_0^T C_t(t)dt}{C_t(T)} = DVR \times \frac{\int_0^T C_r(t)dt \div C_r(T)/\bar{k}_2}{C_t(T)} + C''$$

パトラック・プロットは非可逆的に結合し，蓄積する放射性薬剤に適用する．^{18}F-FDOPA（ドパミン小胞モノアミントランスポータ 2），^{18}F-FDG に用いられる．蓄積した放射性薬剤と血中にある放射性薬剤の比である Ki を求める．縦軸が分布容積，横軸は血中放射性薬剤濃度の積分値として傾き Ki の直線を得る．可逆性の結合部位が存在すれば，血中濃度との平衡が成立していることになるので，参照部位として用い，採血を行わずに求めることができる．^{18}F-FDOPA は小脳を参照部位として，非採血での測定が可能であるが，^{18}F-FDG については脳のあらゆる領域で糖代謝が行われているので，非採血での測定は困難である．

● アミロイドイメージング

タンパク質を標的とするアミロイドイメー

ジングでは病理組織標本上でアミロイドを染色するための薬剤と共通の基本骨格を持つ薬剤が開発されており，コンゴ-レッド系のスチルベン誘導体あるいはチオフラビン T 系のベンゾフラン誘導体が主な基盤となる場合が多い．脳アミロイドイメージングに求められる主な条件は，①脳血液関門を通過すること，②アミロイドに特異的に結合すること，③アミロイドに結合しない分子は速やかに脳から血液へ消失すること，である．Mathis らによって開発された，チオフラビン T 誘導体の[11]C-PIB（Pittsburgh Compound B）がコントラスト良好な薬剤として広く利用されている．アミロイド斑とアミロイドアンギオパチーの Aβ アミロイドに高い親和性を持ち特異的に結合する．より多くの施設で多くの検査ができるように[18]F で標識された製剤の開発が進められており，このたび，[18]F-AV45（florpiramine, Amyvid®）（イーライリリー社）が，米国の FDA（Food and Drug Administration）にて承認された．

どのようなときに，何を目的にしてその検査をするか

臨床的利用について

保険診療の範囲内では，脳 PET の領域では，[15]O-ガスを用いた検査と，脳腫瘍およびてんかんに対する[18]F-FDG による術前検査への適応が認められている．また，米国 FDA ではさらにアルツハイマー病に対する[18]F-FDG-PET 検査およびアミロイドイメージングへの PET 検査の利用を認めている．保険診療の範囲外となる疾患でも臨床的に有用な検査は多数ある．保険適応および適応外検査も含めて，PET の有用性が高いと考えられる疾患について述べる．

1．[15]O-ガスを用いた検査

脳の灌流圧（灌流圧＝血圧－頭蓋内圧）が低下し続けると，やがて自動調整機構が保持されなくなり，脳血流量が低下しはじめる．必要量よりも実際の血流量は少なくなり，misery perfusion の状態となるので，酸素代謝量を保つべく，酸素摂取率は増加する．脳梗塞の危険因子となるため，血行再建術などの治療法が選択される．循環予備能低下の指標として，この酸素摂取率の増加を直接的にとらえることができるのが，$^{15}O_2$ を用いた PET 検査である．酸素摂取率の増加は，脳梗塞の危険因子となるため，この時点で，血行再建術などの治療法が選択される．従来，EC-IC（extracranial-intracranial）バイパス術の適応を決めるために精度の高い検査とされていたが，薬物療法へ EC-IC バイパス術を追加しても，2 年間の観察期間中の虚血性発作は軽減しないという多施設共同研究の結果が，2011 年 Powers らによって報告された[4]．したがって，EC-IC バイパス術自体の治療法としての効果が疑問視されており，[15]O-ガスによる PET 検査の適応範囲は狭まっている．

なお，^{15}O-H_2O 静脈投与による脳血流量の測定検査は保険適応外であるが，^{15}O-CO_2 の持続投与法よりも短時間で，精度の高い測定がより簡便に行えるので，利用可能な施設では$^{15}O_2$-O_2 検査と併用して行われる場合が多い．

2．脳腫瘍

① ^{18}F-FDG

a．転移性脳腫瘍

多くの場合，大脳皮質への生理的集積よりも腫瘍への集積のほうが低いため評価は難しい場合が多いものの，他の形態画像でみつかる転移性脳腫瘍の 6〜8 割が[18]F-FDG PET 検査でも診断可能と報告されている．大きさが 6〜10 mm 以上で，大脳皮質と同程度もしく

はそれ以上の糖代謝亢進を伴う場合に検出することができる．また，転移性脳腫瘍では周囲に浮腫などによる代謝低下域が存在する場合が多く，集積低下域にも着目する必要がある．

b．転移性腫瘍以外の脳腫瘍

大脳皮質の糖代謝は高いが，悪性リンパ腫では大脳皮質より糖代謝が高いことも多く，^{18}F-FDG PET 検査は性状評価や局在診断，治療効果判定に役立つ．他の悪性腫瘍においてはFDGの集積は分化度の低い腫瘍ほど高いとされているものの，悪性度の高い腫瘍でも皮質より低い集積を示す場合も多くみられる．むしろ，悪性リンパ腫での糖代謝亢進が非常に強いため，腫瘍の糖代謝が大脳皮質よりも高いか低いかで，悪性リンパ腫か多形性膠芽腫か，HIV陽性患者では悪性リンパ腫か他のAIDS病変か，という鑑別に役立つ場合もある．

なお，悪性度が高くなくても髄膜腫や，下垂体腺腫や胚細胞腫など機能を有する腫瘍では糖代謝亢進が強いことが多い．

② その他の脳腫瘍イメージング製剤

大脳皮質に集積の乏しい^{18}F-FLT（3'-Deoxy-3'-[18F] fluorothymidine）や^{11}C-メチオニン，^{11}C-コリンは腫瘍そのものの評価が容易で，^{18}F-FDG よりも脳腫瘍の悪性度に応じた集積を示す傾向にある．放射線性壊死と再発の鑑別のほかにも，集積の高い腫瘍では播種性病変等の極小さな初期病変の評価において他の形態画像検査よりも優れる場合があり，治療前のスクリーニング検査としても有用性が高い．

3．てんかん

症候性てんかんの術前検査としてMRIは必須であるが，形態画像で異常がみられる領域がかならずしも焦点と一致するとは限らない．またMRIではとらえることのできない限局性皮質形成異常が焦点となっている場合もある．側性のはっきりしている内側側頭葉てんかんを除いては，機能画像による焦点診断は必須である．たとえ焦点が疑われる領域を1ヵ所に絞り込むことができなかったとしても，頭蓋内電極を留置して精査を行うべき場所の候補を挙げるのみでも臨床的には有用である．

発作間欠期FDG検査では焦点における糖代謝低下を検出する．内側側頭葉てんかんでは診断能は90％以上と高いが，他のてんかんでは統計画像併用により70％ほどである．なお，発作直後は脳内糖代謝分布は不安定となっているため焦点検出の精度は低下する．このため，発作後24時間以降を発作間欠期として検査を行う．

血流と糖代謝のカップリングに関しては，高血流域では血流増加分よりも糖代謝の亢進のほうが大きいことが知られている[5]．したがって，てんかんや痙攣の発作状態や脳炎による血流増加域は^{18}F-FDG検査では血流画像より顕著に描出される可能性がある．

てんかんにおけるその他の画像診断については，発作焦点ではベンゾジアゼピン受容体の密度が低下していることが知られている．ベンゾジアゼピン受容体のアンタゴニストである^{11}C-flumazenil の集積低下域を検出することでも焦点の検出に有用である．

4．認知症

^{18}F-FDG 画像に健常者群との比較によるZスコア画像解析を加えることによって，後部帯状回〜楔前部の糖代謝低下を検出すれば，90〜95％の正診率で初期アルツハイマー病を判別することが知られており，米国FDAでは適応が承認されている．脳血流SPECTやMRIによる海馬傍回の容積測定よりも判別能に優れている．特に前頭側頭葉変性症による認知症との鑑別に有用である．

脳アミロイドイメージングはアルツハイマー病診断のためのアミロイドβの標識製

剤が主で，発病前診断の可能性についての議論がなされている．アルツハイマー病発症後においては，アミロイドイメージング陽性の所見は経時的に変化しないが，^{18}F-FDG における糖代謝低下域は経時的に進行するとする報告もあり，臨床的な認知機能は反映しないと考えられている．脳アミロイドイメージングでは発症後のアルツハイマー病患者の診断能は100%とする報告が多く，軽度認知機能障害においてもアルツハイマー病への移行率に応じた約60%の陽性所見が知られている．ただし，健常者における陽性所見の意味については不明な点も多く，根治的治療薬が存在しない現状で，通常の検診への利用は，専門家によるカウンセリングなど十分な環境が整わない限りは不適切と考えられる．臨床利用の意義については，若年発症例の確定診断と軽度認知機能障害における鑑別診断，認知症におけるアルツハイマー病の除外が主たるものと考えられる．治療薬が開発されれば治療効果判定への利用が期待される．

認知症の鑑別診断に向けて，αシヌクレインやタウ蛋白の標識製剤の開発も進行中である．

5．パーキンソン病とパーキンソニズムを示す疾患

パーキンソン病では，ドパミンの減少に対応して，ドパミントランスポータは減少し，ドパミン受容体は減少せず，やや増加する．ドパミントランスポータの標識薬剤^{11}C-CFT（2-carbomethoxy-3-fluorophenyltoropan）や^{11}C-PE2I（N-(3-iodoprop-2 E-enyl)-2beta-carbomethoxy-3beta-(4-methylphenyl) nortropane）は被殻でのトランスポータの減少が視覚的に評価可能であるが，尾状核頭部では比較的保たれている．^{11}C-raclopride はドパミン D_2 受容体にドパミンと競合しながら結合するので，ドパミンが多く出ていると集積は低下する．被殻ではドパミンが少ないので増加傾向，尾状核頭部ではドパミンが多く競合が生じるので被殻よりも集積は低下する．^{11}C-raclopride は可逆的に受容体と結合するが，非可逆的に D_2 受容体と結合する薬剤としては^{11}C-N-methylspiperone がある．

本態性振戦ではドパミン機能の異常はないとされているが，パーキンソン病への移行群も存在するという報告もあり，ドパミントランスポータは軽度減少するといわれている．他のパーキンソニズムを呈する疾患では^{11}C-CFT，^{11}C-raclopride ともに低下するものが多く，進行性核上性麻痺では特に尾状核頭部での低下が大きい．大脳皮質基底核変性症では左右差のある低下がみられる．

6．他の精神神経疾患

向精神病薬の動態解明や受容体あるいはトランスポータの占拠率を求めることなどにより必要投与量の測定にPETが利用されている．

研究利用について

アミロイドイメージングのようにタンパク質を標識する検査や炎症細胞（ミクログリア）のような細胞をみることを目的とする検査では，風景写真を撮るように静的な病態評価を行う．これらの検査においては，たとえると，結果として降り積もった落ち葉をみるのが定性検査で，落ち葉が降り積もる様子をこま撮りして，積もった落ち葉だけを抽出したり，降り積もる速度をみるのがダイナミック撮像による定量検査といえる．これらの目的でPET検査を行う場合は，目的とする物質への結合が特異的に観察可能な，すなわち，特異的結合と非特異的結合の比がなるべく高い薬剤の選択が望ましい．

他の多くのPET検査では代謝や受容体機能など動的に変化している機能を観察する．たとえば，てんかんやアルツハイマー病における^{18}F-FDG-PET検査では器質的病変部に

おける不変の糖代謝低下域に加え，神経機能低下を反映する可変的な糖代謝低下域も検出されている．これらの領域は器質的病変部位と機能連結を持つ領域といえる．^{18}F-FDGを利用すれば，脳内の機能連結の観察が可能である．器質的病変領域と連結のある領域をトップダウンで観察するだけでなく，脳に^{18}F-FDGが取り込まれる投与後20〜30分間の時間を利用して賦活を行えば目的とする活動に関連する機能連結をボトムアップで抽出することが可能である．

脳血流量変化の観察による賦活試験に関して，古くは^{15}O-H$_2$Oを繰り返し投与しながら試験することにより，ONとOFFの状態の比較を行って，賦活領域を検出する研究が多く行われてきたが，今ではfMRIにその座をゆずっている．糖代謝でも，シナプス活動をもっとも顕著に反映し，血流変化よりも大きく変動すると考えられているので賦活を観察することができる．MRにて^{19}F-FDGによるスペクトロスコピーも試みられてはいるが，^{18}F-FDGによる糖代謝の賦活試験はPETが得意とする領域である．静脈投与後20分間の賦活を反映するので，ON-OFFの繰り返しの難しい，持続的な運動による賦活や，読字など作業に伴う賦活の観察に適している．ただし，半減期が長いので連続しての検査は難しい．また，被ばくというデメリットがある．

神経・受容体イメージングにおいては，PET検査では常に検査時の神経機能の評価が行われる．特に^{11}C-raclopride など可逆的結合を示すトレーサにおいては観察される機能の時間分解能は短い．多数開発されている神経伝達物質およびその受容体に特異的な標識化合物を用いて，間接的に血流や代謝の変化をみるのではなく，刺激に対する神経細胞の反応を直接的にとらえる研究も多く行われている．

文　献

1) Chugani HT, Phelps ME, Mazziotta JC：Positron emission tomography study of human brain functional development. Ann Neurol 22（4）：487-497, 1987
2) Roland PE：Brain Activation, Wiley-Liss, New-York, 1993
3) Aanerud J, Borghammer P, Chakravarty MM, et al.：Brain energy metabolism and blood flow differences in healthy aging. J Cereb Blood Flow Metab. 2012 Feb 29. doi：10.1038/jcbfm. 2012.18.［Epub ahead of print］PubMed PMID：22373642
4) Powers WJ, Clarke WR, Grubb RL Jr, et al.；COSS Investigators：Extracranial-intracranial bypass surgery for stroke prevention in hemodynamic cerebral ischemia：the Carotid Occlusion Surgery Study randomized trial. JAMA 306（18）：1983-1992 2011
5) Ito H, Kanno I, Kato C, et al.：Database of normal human cerebral blood flow, cerebral blood volume, cerebral oxygen extraction fraction and cerebral metabolic rate of oxygen measured by positron emission tomography with 15O-labelled carbon dioxide or water, carbon monoxide and oxygen：a multicentre study in Japan. Eur J Nucl Med Mol Imaging 31（5）：635-643, 2004

II それぞれの画像検査法と臨床応用

6 SPECT

国立精神・神経医療センター 脳病態統合イメージングセンター　松田博史

原理

装置

シンチグラフィ検査において，単光子放出核種の体内分布とその時間経過を画像化するために用いられる装置が，ガンマカメラであり，発明者の名をとってアンガー型ガンマカメラという（図1）．ガンマカメラにはシンチレーション検出器（シンチレータ）が使われている．シンチレータはNaIの1枚板の結晶で，その後ろに数十本の光電子増倍管が並んでいる．さらにシンチレータの前面にはコリメータとよばれる小さい穴が多数開いた鉛製の板が置かれている．コリメータの穴に平行に入射するガンマ（γ）線はコリメータを通過するのに対し，穴に対して斜めに入射するγ線は遮断されるので，コリメータ前方の空間に分布する放射性同位体の分布をシンチレータ面に写し出すことができる．γ線は，シンチレータに到達して光に変わりさらに光電子増倍管によって電気パルスに変換されるが，どの光電子増倍管からどれだけのパルスが出力されたかによって，シンチレータ面のどの位置にγ線が入射したかを計算することができる．

ガンマカメラを回転させてさまざまな方向

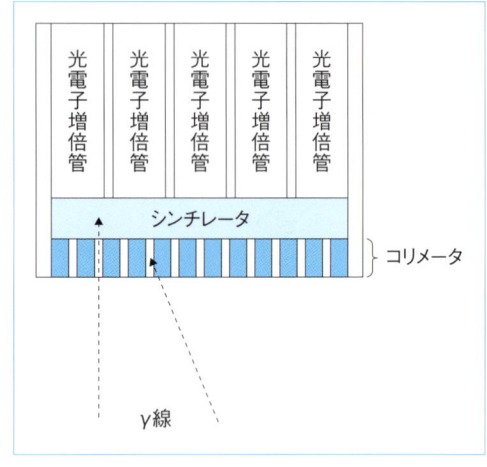

図1　ガンマカメラの構造

から撮影した平面画像を収集し，それをX線CTの原理を用いてコンピュータで再構成し断面の放射性同位体分布を画像化する手法が，単光子放出コンピュータ断層撮像法（Single Photon Emission Computed Tomography：SPECT）である[1]．SPECTではPositron Emission Tomography（PET）で必要な医用サイクロトロンや薬剤の自動合成装置などの高額な機器は不要である．放射性医薬品は医薬品メーカから供給される．簡便で比較的安価なSPECT装置は，本邦で1,600台以上が臨床の場で使用されている．

SPECTでの放射性医薬品は，ほとんどが^{99m}Tcまたは^{123}Iで標識される．半減期はそ

れぞれ6時間および13時間である．たとえば，^{99m}Tcは，核異性体転移により^{99}Tcに変化する際に140 KeVのエネルギーを有する1本のγ線を放出する．したがって，前述のごとく特定の方向からのみのγ線を検出するためのコリメータ装着が必須となる．コリメータは，空間分解能に影響するばかりでなく感度も劣化させ，1台のガンマカメラは視野内の線源から放出されるガンマ線の0.03％程度しか検出していない．このことにより，PETに比べ，SPECTでは感度と空間分解能が低い難点がある．最近では，2個のガンマカメラを装置のガントリ内に設置し，回転させることにより，回転中心のずれなどを最小限に抑え，かつ感度を増大させた装置が主流となっている．また，コリメータに関しても，従来の平行コリメータから，感度の低下を抑えたうえで分解能を向上させることのできるファンビームコリメータが脳の検査ではよく用いられる．これらの技術の進展により，PET装置に比べれば未だ半分ぐらいの空間分解能であるが，半値幅（Full Width at Half Maximum：FWHM）で8～10 mm前後の装置が普及している．SPECTにおける画像再構成に，従来はフィルタ付逆投影法が主に用いられていた．この方法は投影方向数または投影サンプル数が十分な場合には良好な再構成画像を得ることができるが，投影方向数が少なかったり，データの領域制限のために一部が欠落していたりするような状態では種々のアーチファクトが生じる．これに対し，最近主流となったOS-EM（Ordered Subsets-Expectation Maximization）を代表とする逐次近似的方法ではアーチファクトの発生を少なく抑えることができる．

　SPECTでのもう一つの問題点として，定量性がある．SPECTにおける定量性の劣化は，被検者側と検出器系に起因するものにわけられる．被検者側の問題点としてはγ線の

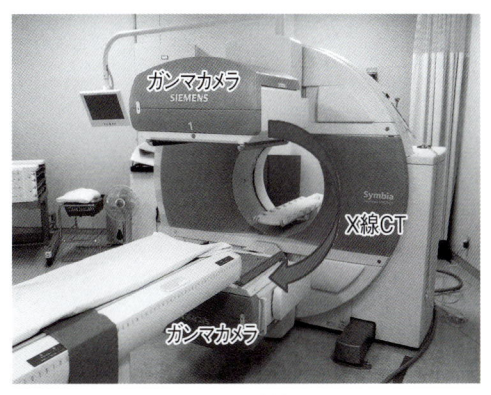

図2　SPECT/CT装置の外観
2個のガンマカメラが回転して多方向から平面画像を得る．本格的な多列のX線CT装置が付属しており，SPECTの減弱補正とCT像との融合を可能とする．

体内での減弱と散乱がある．検出器側としては，コリメータの開口によるボケ，およびコリメータを含めた検出器系で発生する特性X線などがある．γ線の体内での減弱に対する補正法は，体内のγ線の減弱係数を均一と仮定して補正するものと，あらかじめその分布を測定して補正するものとに大別される．前者で通常用いられている方法としてはChangやSorensonにより開発されたものがある．後者としては，PETにおけるがごとく外部線源を用いてトランスミッションCTを行い，この測定された減弱分布で補正する方法がある．現在では，SPECT装置にX線CT装置を組み合わせて一体化したSPECT/CT装置が市販され，外部線源の代わりにX線CTのデータが用いられるようになった（図2）．このSPECT/CT装置では，減弱補正のみならずSPECTとCT画像を融合させることも容易である．体内での散乱線を除去する方法としては，測定するエネルギーウインドウを光電ピーク部およびそれよりもエネルギーの低い散乱線成分におき，荷重をつけて散乱成分を差し引く方法や，光電ピーク部のメインウィンドウの両側に幅の狭いサブ

ウィンドウを設定して散乱線成分を推定する Triple Energy Window 法などがあり，すでに広く実用化されている．検出器側の問題に関しても数学的な補正法が考案され，コリメータの開口によるボケは OS-EM による再構成の際に補正可能となっている．

放射性医薬品

SPECT では脳血流イメージングが主な検査である．脳血流イメージングには次の2種類のトレーサが用いられる．まず，血液脳関門を自由に通過し，速やかに脳組織に拡散し洗い出される拡散性トレーサとして，^{133}Xe ガスまたは注射液がある．次に，血液脳関門を通過し，速やかに脳組織に拡散した後，脳内に長くとどまる蓄積型トレーサとして，N-isopropyl-[^{123}I] p-iodoamphetamine (^{123}I-IMP)，^{99m}Tc-hexamethylpropylene amine oxime (^{99m}Tc-HMPAO)，^{99m}Tc-ethyl cysteinate dimer (^{99m}Tc-ECD) がある．

^{133}Xe ガスまたは注射液は半減期が5日と長く放射線被ばくが多いこと，また，^{133}Xe の供給装置が必要なことなどから現在ではほとんど施行されなくなった．脳血流測定用のトレーサは，血液脳関門をなるべく自由に通過しなければならない．この通過性の指標として，permeability surface area product (PS product) がある．これは，単位断面体積あたりの透過率（permeability）と通過する血管の総表面積（surface area）の積で表される．PS product が高いほど，初回循環でのトレーサの脳内摂取率（Extraction Fraction：EF）が高くなり，高血流域でも忠実に脳血流量を反映することができる．脂溶性の高いトレーサほど PS product は高く，水溶性になるに従って低下する．f を脳血流量とすると，

$$EF = 1 - \exp(-PS/f)$$

という関係が想定されている．現在主に使用されている脳血流 SPECT 用放射性医薬品の特徴を以下に述べる．

1. ^{123}I-IMP

中性の脂溶性物質であり，静注後ほとんどが肺に取り込まれ，その後，動脈血中に放出される．血液中の ^{123}I-IMP は，血液脳関門を通過し，最初の循環で 90％以上が脳内に取り込まれる．投与量の約8％が脳に取り込まれ，肺がリザーバとしての役割を果たすことにより，以後長時間脳内に停滞する．脳の放射能は投与後 20～30 分でピークに達する．脳内での代謝産物は脂溶性の p-[^{123}I] iodoamphetamine であるが，この物質の脳内挙動は ^{123}I-IMP とほぼ同等である．血液中には p-[^{123}I] iodobenzoic acid などの水溶性代謝産物が存在するが血液脳関門が正常の場合には脳内には取り込まれない．^{123}I-IMP の脳内停滞機序に関しては大容量で親和性の低い細胞成分に結合しているという説が有力である．

^{123}I-IMP は脳から緩徐に洗い出されるため脳内分布は時間とともに変化する．静注後1時間以内の早期像では脳血流の多寡に応じて皮質および中心灰白質で高く，白質で低い脳内分布を示す．一方，静注後3時間以降では灰白質と白質の放射能の差は軽減し，より均一な集積様式を示す．高血流域においても ^{123}I-IMP の脳放射能と血流量の比例直線性は良好であり，^{123}I-IMP は優れた脳血流トレーサである．^{123}I-IMP の血液脳分配係数は 20 以上ときわめて高く，血液中の放射能が低い．また，血球中では代謝されない．このことにより，^{123}I-IMP では脳血流の絶対値を採血により測定することが可能である．

現在では，一回動脈採血による Autoradiography 法と国立循環器病センター研究所が開発した一連の再構成や定量処理が集約された Quantitative SPECT image reconstruction (QSPECT) が普及しつつあり，^{123}I-

IMPによる脳血流の定量的測定法の標準化が目指されている．

2. ^{99m}Tc-HMPAO

SPECT用の脳血流シンチグラフィ用剤として重要な条件は脳組織への高い集積率と，長時間にわたる脳への停滞である．この条件を満たす^{99m}Tc標識薬剤として^{99m}Tc-HMPAOが開発された．^{99m}Tc-HMPAOは標識キットであり緊急時にも対応しうる．調製直後の標識率は90％前後であり，徐々に低下していく．投与された^{99m}Tc-HMPAOは，その約5％が脳に集積する．初回循環での脳への摂取率は80～90％である．^{99m}Tc-HMPAOの血中濃度は高く，血球内での代謝および血清蛋白との結合のためとされている．脳血液量は脳実質の4％前後であり，通常は脳血流シンチグラフィにおいて脳血液プールは無視できる．

^{99m}Tc-HMPAOは脳実質内において速やかに脂溶性化合物から水溶性化合物に代謝される．この代謝にはグルタチオンが関与すると推定されている．この脳内での水溶性化合物への代謝速度は一定であり脳血流に対して十分に速いわけではない．したがって，特に高血流の場合には脂溶性の^{99m}Tc-HMPAOの一部は脳内で代謝されずに血液中へ逆拡散する．この静注後ごく初期の逆拡散により脳組織内での停滞率は高血流の場合ほど低下する．このことが^{99m}Tc-HMPAOの脳血流SPECTにおいて健常部と血流低下部位の濃度コントラストが低下する原因となる．この逆拡散を数学的に補正しようという試みがLassenらにより開発された．^{99m}Tc-HMPAOは静注後ごく初期にはこのように逆拡散を示すものの，その後の脳放射能は長時間安定である．この脳内分布が静注後数分以内のごく初期に決定し，以後不変という性質は脳血流トレーサとして臨床的にきわめて有用である．なぜなら，投与さえしておけば後に撮像はいつでも可能なため緊急時や種々の負荷検査に適するからである．^{99m}Tc-HMPAOによる脳血流定量法としては，初期のトレーサの逆拡散前に血液から脳への一方向性の速度定数をPatlakプロット法により測定し，無採血で脳血流指標を求める方法が用いられている．同時期に施行した^{133}Xeによる脳血流測定法で得られた脳血流値との直線回帰式から，この脳血流指標を脳血流値に換算することが可能である．

3. ^{99m}Tc-ECD

^{123}I-IMPは剤型が標識済み注射液のため緊急時に対応することができず，また前述のとおり^{99m}Tc-HMPAOは標識キットであるものの標識率が低く，しかも経時的に劣化するという欠点を有する．これらの欠点を補うべく，キット製剤である^{99m}Tc-ECDが開発された．

^{99m}Tc-ECDはエステル基を導入したdia-mine-dithiol化合物である．本剤は血液脳関門を通過して脳実質内に取り込まれ，エステラーゼの作用により酵素的分解を受け水溶性化合物に代謝される．このため，血液脳関門通過性を失い，脳実質に保持される．血液中でも^{99m}Tc-HMPAOと同じく水溶性化合物に代謝される．^{99m}Tc-ECDの初回循環における脳への摂取率は^{99m}Tc-HMPAOよりやや低く，約60～80％である．放射化学的純度は調整後徐々に上昇し，30分以後は97～98％台とプラトーに達し，24時間後においても劣化しない．このため，投与時点が不確定なてんかん発作時の検査などにはもっとも適したトレーサである．

投与量の約6％が脳に集積し，以後1時間あたり平均約4～6％の割合でゆっくりと洗い出される．脳以外の組織での洗い出しはより速やかであり主に腎尿路系より排泄される．血液中の放射能も^{99m}Tc-HMPAOより速く洗い出される．静注後ごく初期の脳から血液中への逆拡散が^{99m}Tc-HMPAOと同様に存在するが，その速度は^{99m}Tc-HMPAOより低い．

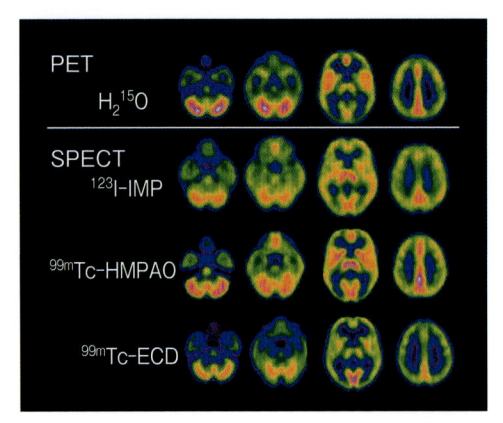

図3 異なる脳血流トレーサによる正常者の画像比較

上段は $H_2^{15}O$ による PET 画像．下段は ^{123}I-IMP, ^{99m}Tc-HMPAO, ^{99m}Tc-ECD による SPECT 画像．^{99m}Tc-HMPAO では他の SPECT トレーサに比べ小脳の血流が高い．^{99m}Tc-ECD では，後頭葉内側の血流が高く，内側側頭部の血流が低い．

このため血液脳分配係数は ^{99m}Tc-HMPAO より高い．他の薬剤との比較では，血流低下部位と健常部位との濃度コントラストの比は，皮質では ^{123}I-IMP よりも劣るが，中心灰白質では ^{123}I-IMP よりも優れ，また，いずれの部位においても ^{99m}Tc-HMPAO より優ると報告されている．

一方，^{99m}Tc-HMPAO や ^{123}I-IMP でとらえられるぜいたく灌流が ^{99m}Tc-ECD では検出しにくいとされており，その部位におけるエステラーゼ活性の欠如によるものと考えられている．脳放射能は投与後2分でプラトーに達し，脳内分布は投与後1時間程度までほぼ不変である．脳実質外の放射能が洗い出されるため，投与後10分もするとバックグラウンドの低い良好な画質の像が得られる．その後は軽微ながら脳内分布は変化し，中心灰白質の相対的集積増加が認められ，逆に大脳皮質の集積は相対的に減少する．^{99m}Tc-ECD による脳血流定量法としては，^{99m}Tc-HMPAO と同様に Patlak プロット法により測定し，無採血で脳血流指標を求める方法が用いられている．

多検出器ガンマカメラ回転型装置による各トレーサの脳血流 SPECT の正常像を図3に示す．脳血流は神経細胞の豊富な大脳および小脳皮質，また中心灰白質で多く，白質では少ない．この血流量に比例して脳血流トレーサの分布が決定される．正常の脳血流 SPECT 像の特徴は以下に列記するごとくである．

① トレーサの集積はほぼ左右対称である．
② 白質の集積は非常に少ないため，現時点での SPECT 装置では脳室と区別することはできない．
③ 閉眼では後頭葉皮質，視覚領の集積が開眼時よりも低い．
④ 淡蒼球は白質成分が多いため，被殻に比べ集積が低い．
⑤ 橋底部は白質成分が多いため，橋被蓋に比べ集積が低い．
⑥ 放射性医薬品の違いにかかわらず，後部帯状回や楔前部の血流は覚醒安静時で高い．この領域は Default mode network として近年注目をあびている．
⑦ 側頭葉下部において，海馬などの内側側頭葉皮質は外側側頭葉皮質に比べ集積が低い．特に ^{99m}Tc-ECD ではその傾向が顕著である．
⑧ ^{99m}Tc-HMPAO では小脳皮質の集積が他のトレーサに比べて高く，^{99m}Tc-ECD では後頭葉内側皮質の集積が他のトレーサに比べ高い．
⑨ 加齢とともに，大脳皮質の血流は前頭葉を中心に低下するが，小脳の血流は一定に保たれる傾向にある．
⑩ 小児では，小脳皮質の集積は大脳皮質のそれに比べて相対的に低い．
⑪ 新生児から幼児にかけては，脳の発達に応じて脳血流分布が変化する．生後ま

なくは中心溝周囲の感覚・運動野皮質，視床，脳幹，小脳虫部で血流が高い．次に頭頂葉，側頭葉，後頭葉皮質や基底核，小脳皮質の血流が高くなり，生後6ヵ月以降，前頭葉皮質の血流が高くなってくる．

脳血流SPECTを施行する際には，どのような状況でトレーサが投与されたかに注意する必要がある．脳血流分布の決定において，脳血流SPECTでは，^{99m}Tc-HMPAOや^{99m}Tc-ECDを用いる場合，1～2分程度，^{123}I-IMPを用いる場合には，5～10分程度かかるとみてよい．このトレーサ分布の決定の間に，生理的な刺激や脳機能に影響を与える薬剤が投与されると脳血流分布に影響を与えることになる．患者の協力が得られず，鎮静剤を投与しなければならない場合には，このトレーサ分布が決定した後の投与が望ましい．また，トレーサ投与時には，薄暗い静寂な部屋で閉眼状態など一定の環境を保つことが必要である．

脳血流トレーサ以外に保険収載されているSPECT用放射性医薬品として，中枢性ベンゾジアゼピン受容体イメージング用剤である^{123}I-iomazenilがある．中枢性ベンゾジアゼピン受容体は，主に神経細胞に分布し，γアミノ酪酸（GABA）$_A$受容体およびClイオンチャンネルと共役する複合体を構成してGABA作動神経系の抑制性神経伝達に関与する．GABA/中枢性ベンゾジアゼピン受容体は，α・β・γなど5つのサブユニット蛋白で構成されており，αサブユニット上に存在する中枢性ベンゾジアゼピン受容体は，βサブユニット上に存在するGABA受容体の作用を増強させる．その結果，Clイオンの細胞内流入が促進され，細胞膜は過分極状態となって神経活動が抑制される．^{123}I-iomazenilを投与後3時間で撮像すると，大脳皮質に特異的な集積がみられる．

さらに欧米各国で承認されているSPECT用放射性医薬品としてドーパミントランスポータを画像化するN-omega-fluoropropyl-2beta-carbomethoxy-3beta-（4-iodophenyl）tropane（^{123}I）（^{123}I-FP-CIT）がある．コカインの結合部位でもあるドーパミントランスポータは神経終末に存在し，シナプス間隙に放出されたドーパミンを神経終末に再取り込みして神経伝達を終了させる働きを持つ．^{123}I-FP-CITを投与後3～6時間でSPECT撮像を行うと，線条体に特異的な集積がみられる．

検査によってわかること

脳血流SPECTによる脳血流分布から脳組織の灌流状態のみならず，局所脳機能を評価することが可能である．脳血流SPECT画像を視察で評価する際には正常分布を理解したうえで，脳局所の血流低下や増加をとらえることになる．しかし，精神疾患や神経変性疾患の初期では脳血流の変化はわずかなことが多いため，読影者の経験による正診率の相違，同一読影者でもその再現性，さらに病変の3次元的な広がりの把握の困難さなどが問題となる．視察に代わる方法としては，関心領域を設定し，その部位のカウント値を求めることにより定量的に評価する方法が用いられてきた．しかし，関心領域の設定は設定者の技量に依存するばかりでなく主観が入ること，関心領域から外れた場合には重要な機能異常を有する部位があったとしても，検出できないおそれがあるなどの欠点を有する．このような欠点を克服し，客観的に全脳領域を検索するために，形態の異なる各個人の脳機能情報を，Talairachの標準脳に合うように変形すること（解剖学的標準化：anatomic standardization）によって脳形態の個人差をなくし，統計学的に脳機能解析を行う方法が研究面のみならず臨床現場でも用いられており，

SPECT 診断に寄与している[2]．

　Friston らが開発した Statistical Parametric Mapping（SPM），Minoshima らが開発した three-dimensional stereotactic surface projection（3D-SSP），Matsuda らが開発した easy Z-score imaging system（eZIS）が代表的な解析法である．統計画像解析手法の臨床応用は，アルツハイマー型認知症などにおいて，SPECT の原画像の視覚評価よりも高い診断能を有することが知られている．SPM に関しては，別章を参照されたい．

　3D-SSP では，再構成した SPECT 画像において各方向で正中矢状断面を同定して検査時における脳の傾きの補正を行う．次に，同面内の 4 つの基準点（前頭極・脳梁前部下端・視床下端・後頭極）から基準線として前交連—後交連線を同定して，Talairach の標準脳図譜内の基準線の位置に合わせる．さらに，線形変換と非線形変換により詳細な解剖学的補正を行い，個々の症例の画像を標準脳図譜上に一致させる．3D-SSP での標準脳への形態変換は，主要な神経線維の走行に沿って行うという解剖学的情報に基づいたアルゴリズムを使用して変形するという特徴を有する．3D-SSP における標準脳への変形は解剖学的な情報に基づいているため，脳血流トレーサごとのテンプレートを用いる必要はない．このため，3D-SSP には Fluorodeoxyglucose-PET のテンプレートがあらかじめ組み込まれているが標準脳への形態変換があらゆる脳血流トレーサに対して可能である．

　3D-SSP では，標準脳に変換後，脳表の各ピクセルから皮質内垂直方向に 6 ピクセル（13.5 mm）の深さまでのカウント数を測定して最大カウントをその対応する脳表ピクセルのカウントとすることで皮質集積を脳表に抽出している．この抽出によって，皮質に垂直方向の解剖学的なずれの影響を軽減させている．このため 3D-SSP では，立体的に考えた場合の解剖学的なずれ（皮質からの深さや脳回方向のずれ）が均一に軽減されている．この過程を脳表のすべてのピクセルに対して行った後，抽出した脳表のカウントをある基準部位のカウントにより正規化することで最終データとしている．3D-SSP ではカウント正規化の基準部位として視床，小脳，橋，全脳平均の 4 部位を用いている．最終的な抽出画像は両側外側面，両側内側面，前面，後面，上面，下面の 8 方向から，および各断層面での観察が可能である．データベースの構築および血流異常部位の評価の過程は次のごとくである．まず，複数の正常ボランティアの画像を 3D-SSP にて処理し，正常データベースとする．次に，症例の画像を同様に解剖学的に標準化し，得られたデータと正常データベースの平均値と標準偏差を用いて脳表ピクセルごとに，正常平均に比べて何標準偏差分血流が低下しているかを示す Z スコアを次式により算出する．

　Z スコア＝（正常群平均ピクセル値－症例ピクセル値）／（正常群標準偏差）

　3D-SSP は iSSP というソフトウェア名で普及しており，^{123}I-IMP による脳血流 SPECT 画像の高齢者のデータベースが付属している．

　eZIS では SPM の 2002 年度版（SPM2）を用いて各個人の脳血流 SPECT 像を Talairach の標準脳に形態変換する．解剖学的標準化の後には，半値幅で等方向 12 mm の平滑化を行うことにより，脳機能局在の個人差をより少なくするとともに，信号対雑音比を向上させ，さらに画像の計数率分布を正規分布に近づける．多数の健常者の脳血流 SPECT からこのように処理して作製された正常データベースにおいて，一定の灰白質領域でマスクされた各正常画像データの全ボクセル平均の 1/8 より大きい値のボクセルの平均，またはカウントの高いほうの小脳半球の

平均を用いてカウントの正規化を行い，これらのデータから各ボクセルの平均と標準偏差画像を作成する．同様に患者データも全脳平均カウントまたは高いほうの小脳半球の平均カウントで正規化する．次に横断，矢状断，冠状断像において各ボクセルで3D-SSPと同様にZスコアを求める．この横断像で作成したZスコアマップをもとに，脳表から，脳表面法線方向（脳表ピクセルを含む隣接する27点のボクセルから推定した方向）に14 mmまで検索し，閾値として設定したZスコアより大きい値の平均を求め，脳表値として表示する．Zスコアマップは上限と下限を設定することが可能であり，さらに，クラスタの大きさを設定することにより，小範囲の異常を非表示とすることができる．Zスコア表示の下限は，統計学的有意性を考慮すると2が標準的に用いられる．また，クラスタの大きさはSPECTの空間解像力を考慮して300ボクセルが標準的に用いられる．画像統計解析手法の臨床応用では，通常，個々の画像と正常画像データベースとの比較が行われる．この比較において，SPMはt検定のため，自由度が少ないと特異度は高いものの感度が低い．

eZISはSPMと3D-SSPの長所を取り入れたものであり，日常臨床での有用性が高い．3D-SSPに用いられている解剖学的標準化手法とSPM2の標準化手法との比較では萎縮脳の評価に差異はないとされている．eZISでは，画像統計解析結果を同時に取り込んだ患者脳のMRIやCT画像に表示することが可能である．また，マウスのカーソルを置いた位置のZスコアマップの座標とZスコアの値，さらにはその解剖学的な部位を表示することが可能である．さらに，アルツハイマー型認知症初期に特異的な領域の血流低下程度や範囲を数値化することができる．

正常の画像データベースの作製にあたっては，各施設において全国一定の基準で健常者を募り，施設ごとのデータベースを作製することが理想である．なぜなら，SPECT装置で得られる画像は機種間差が大きく，さらに画像処理の方法も各施設で異なるため，他の施設の画像データベースをそのまま用いることはできないからである．この正常画像データベースの共有化に関しては，いくつかの検討がなされているが，分解能をそろえるといった程度でとどまる報告が多い．eZISでは，この正常画像データベース共有化のために，異なるSPECT装置間での画像変換プログラムが含まれている．このために，Hoffmanの脳ファントムを異なる装置間または異なるコリメータや処理条件で撮像し，標準脳に形態変換を行っておく．この異なる条件下での変換マップを画像の割り算により作成する．この変換マップを実際の症例での標準脳に形態変換した画像に乗算することにより，データを変換するものである．データ変換が行われない部位は，マスク処理により計算から除くことになっている．機種間の補正により共通の正常データベースを用いることが可能となり，患者の経過を異なる施設や機種で追うことが可能となった．ただし，この補正法も完全なものではなく，補正によるアーチファクトの出現に留意する必要がある．

どのようなときに，何を目的にしてその検査をするか

認知症の早期診断・鑑別診断

アルツハイマー病では，特異的な脳血流低下パターンが得られ，統計画像解析手法によりその特徴が明らかとなる．また，病期の進行に伴いパターンが変化していく．アルツハイマー病では，特定の部位において脳萎縮と脳血流や代謝の低下の程度に乖離がみられる

こと，また早期発症と晩期発症で所見が異なる傾向があることが重要である．

後部帯状回から楔前部はアルツハイマー病で最初に脳血流が低下する部位である．血流低下に比べて萎縮は弱い．視覚評価では血流低下の判断は困難であり統計画像解析手法がもっとも役立つ領域である．エピソード情報の想起に関係しており，健忘を主体とする軽度認知障害の段階でも低下がみられる．帯状回・側頭葉内側部・視床前核・乳頭体は，記憶に関連するPapezの回路を構成する．連合線維である帯状束は海馬傍回の前方部である嗅内皮質と，後部帯状回や脳梁膨大後部皮質を連絡する．さらに，後部帯状回や脳梁膨大後部皮質は，楔前部や下頭頂小葉との連絡がみられる．アルツハイマー病では嗅内皮質において神経原線維変化が強く，最初に神経細胞脱落が起こり萎縮のみられる部位である．この嗅内皮質での神経細胞脱落が，帯状束で連絡した遠隔部位である後部帯状回に機能低下を及ぼすとする説が，この部位で血流低下がみられる主な理由に挙げられている．早期発症のアルツハイマー病では，この部位の萎縮や血流低下が晩期発症例よりも目立つ傾向にある．

アルツハイマー病初期に血流低下がみられる大脳皮質連合野は頭頂連合野である縁上回，角回からなる下頭頂小葉である．軽度の左右差が必ずといっていいほどみられ，どちらが優位とはいえない．進行しても，左右差の側性は保たれるとともに，頭頂連合野から側頭連合野，さらには前頭連合野に進展していく．軽度認知障害の段階においてアルツハイマー病への進行を予測する所見として，後部帯状回から楔前部の血流低下よりも頭頂連合野の血流低下が重要との報告がある．

レビー小体型認知症では，アルツハイマー病とほぼ同様な血流や代謝低下を示すことがありしばしば鑑別が困難となる．同程度の認知機能では，レビー小体型認知症は内側側頭部の萎縮がアルツハイマー病よりも弱いこと，また後頭葉の血流低下がみられることが多いことが知られている．

前頭側頭型認知症では，前頭葉から側頭葉前方部の萎縮と血流低下がみられる．前頭葉穹隆面の血流低下は自発性低下などに関連し，前頭葉眼窩面の血流低下は反社会的行動と関連するという報告がみられる．

意味性認知症では，側頭極，中側頭回，下側頭回に萎縮や血流低下が強く，上側頭回が比較的よく保たれていることが特徴である．さらに病状の進行により，病変部位は前頭葉眼窩面や側頭葉底面に位置する紡錘回へと広がる．病変は左優位のことが多い．

進行性非流暢性失語では，左中心前回下部〜左シルビウス裂周囲〜左島皮質が病変の中心であるといわれており，その部位に萎縮と血流低下がみられる．さらに病状の進行によって病変部位は前頭葉へ進展する．

特発性正常圧水頭症の脳血流SPECTに関しては，eZISによる統計画像解析結果をアルツハイマー病の結果と比較検討した報告がみられる．矢状断のeZIS解析結果において帯状回の部位では血流低下の層が，その上方の部位では血流増加の層がみられ，この所見がみられないアルツハイマー病との鑑別に有用である．

うつ病の診断

うつ病は，気分障害の一種であり，抑うつ気分や不安・焦燥，精神活動の低下，食欲低下，不眠症などを特徴とする精神疾患である．うつ病は，認知症に似た病態を示すが可逆性である「仮性認知症」とよばれる病態を起こしやすい．思考制止が前面に現れると記憶力の低下を訴え，注意力や判断力も低下する．このため，高齢者のうつ病は，しばしば認知症と診断され治療の機会を逸することがある．

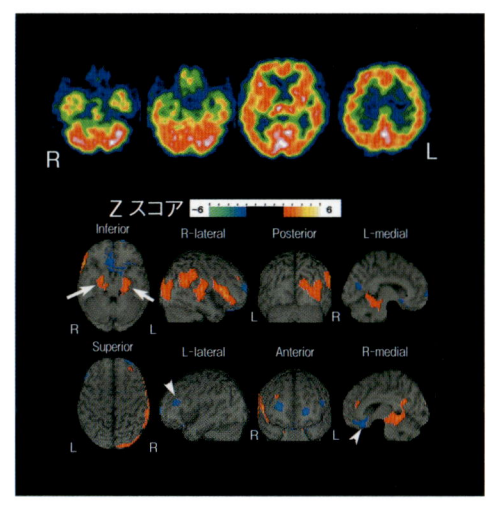

図4 うつ病の高齢女性患者の病巣期の脳血流SPECT

^{99m}Tc-ECDによる脳血流SPECT原画像の視覚評価では明かな異常は指摘できない．高齢女性の正常データベースを用いてeZISで解析すると，暖色系スケールで示す統計学上有意の相対的脳血流増加が内側前頭部でみられる（矢印）．一方，寒色系スケールで示す統計学上有意の脳血流低下が背外側前頭前野や膝下野でみられる（矢頭）．

一方，アルツハイマー病においては，記憶障害や実行機能の障害といった中核症状に加え，Behavioral and Psychological Symptoms of Dementia（BPSD：認知症の行動・心理症状）がみられる．行動症状には身体的攻撃，徘徊，不穏，焦燥，性的脱抑制，無気力などがあり，心理症状には妄想，幻覚，誤認，抑うつ気分，不眠，不安などがある．BPSDは，通常，中核症状が出現した後に認められるが，先行することもあり，初期アルツハイマー病においても6割を超える症例にみられるとされている．心理症状のなかの抑うつ気分はアルツハイマー病の4割から5割にみられ，さらに1割から2割の症例では初発症状として現れるので，うつ病との鑑別が重要となる．

うつ病性仮性認知症と認知症を鑑別する目的で通常用いられている評価尺度にGeriatric Depression Scaleがあるが，より客観的な手法として画像診断も鑑別への寄与が期待されている．感情制御には視床，腹側線条体から淡蒼球，扁桃体・海馬，眼窩前頭皮質から内側前頭前野および帯状回を含むYakovlevの回路とよばれる神経回路網が重要な役割を果たしている．脳血流SPECTを用いた研究では，うつ病の病相期に前頭葉で脳血流の低下を示した報告が多く[3]，頭頂側頭葉での低下を示すアルツハイマー病との鑑別に有用である．SPECT画像を統計解析手法により詳細に検討すると，うつ病の病相期には健常者に比べて，扁桃や眼窩前頭皮質，および後部帯状回では相対的に血流が増加し，背内外側前頭前野や脳梁膝部腹側の前帯状回（膝下野や梁下野とよばれBrodmann領域では25野）では血流低下がみられている（図4）．また，治療により寛解するとこれらの機能異常が正常化する方向に動く．

てんかんの焦点診断

脳血流SPECTはてんかん焦点を発作間欠期では血流低下として，発作時では血流増加としてとらえる[4]．発作時の焦点検出率は高いものの，発作間欠期での検出率は特に側頭葉外てんかんで低い．^{99m}Tc-ECDはその脳内分布が静注後1～2分で決定し，以後長時間保たれるため，てんかん発作中に静注さえ可能であれば，発作後に撮像したとしても発作時の脳血流を画像化することができる．このため，てんかん発作中にSPECT装置内に患者が固定される必要はなく，検査の自由度が高い．

従来は，てんかん発作時と発作間欠期の画像を並べて焦点における血流増加部位を視覚的に推定していたが，最近の画像処理技術の進歩により，両方の画像の減算を行い，さらに統計学的に有意な血流増加部位のみをMRI上に表示するSubtraction Ictal SPECT CO-registered to MRI（SISCOM）が実用化

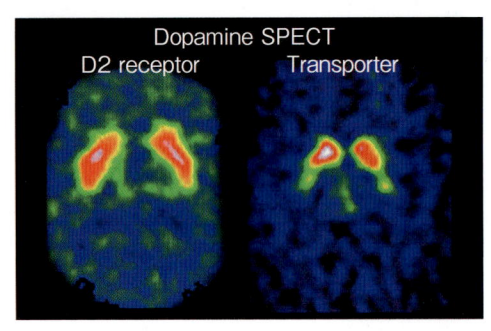

図5 SPECTによるドーパミン系節前節後機能イメージング
パーキンソン病患者の線条体においてドーパミンD₂受容体機能は保たれているが、ドーパミントランスポータは左右差を有しながら特に被殻後部で低下している。

されている。この手法の導入により、てんかん焦点とその伝播部位の血流変化を鋭敏かつ客観的にとらえることが可能となった。SISCOMで診断されたてんかん焦点と頭蓋内脳波記録での焦点が一致した場合には、良好な術後成績が期待できる。

脳血流以外では、^{123}I-iomazenil SPECTが外科的治療の考慮される部分てんかん患者におけるてんかん焦点の診断に対して保険が適応されている。てんかん焦点領域では中枢性ベンゾジアゼピン受容体数の減少が報告されており、てんかん脳における抑制系の障害を示す変化と考えられている。^{123}I-iomazenil SPECTで集積低下として示されるてんかん焦点の範囲は血流や代謝画像よりも限局しているとされている。

パーキンソン症候群の診断

^{123}I-FP-CITによりパーキンソン症候群の早期診断と重症度診断が可能である[5]。パーキンソン症候群では線条体での集積低下がみられるが、そのなかでも特に被殻後部で低下が強く、かつ左右差を有する（図5）。障害の強い身体側と反対側の線条体で集積がより低下する。パーキンソン症候群と鑑別が必要な本態性振戦では線条体での集積低下がみられず、鑑別が可能とされる。また、アルツハイマー型認知症とレビー小体型認知症の鑑別において、前者では線条体集積が正常、後者ではパーキンソン症候群と同様の低下がみられる。

文 献

1) Abraham T, Feng J: Evolution of brain imaging instrumentation. Semin Nucl Med 41: 202-219, 2011
2) Matsuda H: Role of neuroimaging in Alzheimer's disease, with emphasis on brain perfusion SPECT. J Nucl Med 48: 1289-1300, 2007
3) Vallance AK: A systematic review comparing the functional neuroanatomy of patients with depression who respond to placebo to those who recover spontaneously: is there a biological basis for the placebo effect in depression? J Affect Disord 98: 177-185, 2007
4) Kim S, Mountz JM: SPECT imaging of epilepsy: An overview and comparison with F-18 FDG PET. Int J Mol Imaging 2011: 813028, 2011
5) Brooks DJ: Imaging approaches to Parkinson disease. J Nucl Med 51: 596-609, 2010

II それぞれの画像検査法と臨床応用

7 NIRS

群馬大学大学院医学系研究科 神経精神医学　福田正人, 須田真史
東京大学学生相談ネットワーク本部　小池進介
東京大学医学部附属病院 精神神経科　西村幸香
東京大学大学院医学系研究科 こころの発達医学　川久保友紀
国立精神・神経医療研究センター病院　野田隆政, 吉田寿美子

NIRSの原理と得られるデータ

ここでは，NIRSの原理とデータについて，精神疾患に関連する点を述べる．詳しくは『精神疾患とNIRS―光トポグラフィー検査による脳機能イメージング』[1]『NIRS―基礎と臨床』[2]を，また歴史についてはFerraraiら[3]ご参照いただきたい．

NIRSの原理の概要

Near-infrared spectroscopy（NIRS）とは，近赤外光を用いて生体のヘモグロビン濃度を計測し，それにより局所の血液量を推定し，測定部位の機能を検討する方法論である．日本語では，「近赤外（線）スペクトロスコピィ」「近赤外分光法」などとよばれることが多い．

近赤外光は生体を通過しやすい一方で，ヘモグロビンにより吸収されるという特徴がある．パルスオキシメータは指についてその透過光を利用することで，動脈血の酸素飽和度を測定している．頭部について散乱光を利用すると，頭表から2～3cmの範囲の血液量（近似的には血流量）が測定できるので，大脳皮質の活動をとらえられる．これがNIRSである．光トポグラフィー検査は，頭部用NIRSの保険収載検査名である．NIRSを含めて，光を利用して脳機能を測定する方法論を「光脳機能イメージング」と総称する．

NIRSの神経生理学的な原理

NIRSに限らず脳血流量・脳血液量測定は，神経細胞の活動による脳循環の変化をとらえる検査である．したがってその所見には，「神経細胞活動」と「脳循環反応」の2要素が合わせて反映されることになる．

1. 脳循環反応とoxy-Hb, deoxy-Hb

神経細胞活動と酸素化ヘモグロビン（oxy-Hb）・脱酸素化ヘモグロビン（deoxy-Hb）の関係は，次のように考えられている[4]．まず，神経細胞活動が亢進すると，組織の酸素消費・糖代謝が増加する．それに応じた脳血流増加は，開始までに3秒程度[5]，十分な増加までにはその倍程度[6]の時間間隔をおいて生じる．その間は一時的に，oxy-Hbが減少し，deoxy-Hbが増加することになる．実際，神経細胞活動を脳磁図MEGで測定しながらNIRSを同時測定すると，NIRS信号が

最大値の半分に達するまでには神経細胞活動から1〜4秒を要するという[7]．この区間は，fMRIではinitial dipとして反映される．

次いで，脳血流の増加が生じる．この脳血流増加は，脳組織における酸素消費に比べて過剰であるため，oxy-Hbの過剰が生じてその濃度が増加する．脳血流増加が生じて以降のdeoxy-Hbは，神経細胞活動によりその生成が増加する一方で，脳血流の増加により局所脳部位から運び去られる割合も増加するので，その両者の兼ね合いで増加・減少が決定される．

以上の図式にもとづくと，神経細胞活動が始まって3秒以内のoxy-Hb減少やdeoxy-Hb増加は神経細胞活動を反映し，10秒程度経過した以降の時点でのoxy-Hb増加は脳循環反応（に神経細胞活動が加わったもの）を反映することになる．たとえば，MRIでの微小梗塞として認められる脳微小循環障害（cerebral microangiopathy）において，deoxy-Hb増加には変化を認めないがoxy-Hb増加に遅れを認めるという所見は，神経血管カップリングの異常を反映するものと解釈されている[8]．

2. 脳循環反応の血管メカニズム

脳循環反応は，血流速度の変化と血管床面積の変化という2つのメカニズムによる（表）．細静脈などの小血管では，血流速度の変化が主体で血管床面積の変化の程度は小さい．したがって脳循環が増加すると，oxy-Hbがdeoxy-Hbを洗い流すような変化となり，oxy-Hbは増加しdeoxy-Hbは減少する．これに対して毛細血管では，脳循環増加の際に血流速度増加の程度を上回るほどに血管床面積の増加が生じる．つまり血液量のプールが増加する．このため脳循環が増加すると，oxy-Hbは増加するが，deoxy-Hbは必ずしも洗い流されるとは限らない．血流増加と血管床面積増加のバランスにより，増加〜減少

表 fMRIによるBOLDデータとNIRSによるHbデータの関連

	小血管（細静脈）	毛細血管
血流速度	↑↑	↑
血管床面積	↑	↑↑
oxy-Hb	↑	↑↑**
deoxy-Hb	↓↓*	↑〜↓**

＊：fMRIのBOLD信号が反映　＊＊：NIRSが反映

のいずれをも示すことがありうる．

fMRIのblood oxygen level dependent（BOLD）信号はおもに小血管の変化を反映するので，上記のうちの「小血管におけるdeoxy-Hb減少」を反映することになる．これに対して，NIRSはおもに毛細血管の酸素飽和度を反映するので[9]，「毛細血管におけるoxy-Hb増加」として反映することになり，fMRIと同じ対象をとらえているわけではない[10]．こうしたことから，NIRS測定値はcapillary oxygenation level dependent（COLD）信号とよぶ提案がある[9]．

NIRSで得られるデータ

1. oxy-Hb, deoxy-Hb, total-Hb

NIRSで得られるデータは，近赤外光が生体内を通過した距離（光路長）と通過部位におけるヘモグロビン濃度の積である（光路長濃度積）．光路長をほぼ一定と仮定して簡便にヘモグロビン濃度と略称することが多く，酸素化ヘモグロビン濃度（[oxy-Hb]）と脱酸素化ヘモグロビン濃度（[deoxy-Hb]），および両者を合計した総ヘモグロビン濃度（[total-Hb]）が測定できる．

これらのデータは，近赤外光の入射ファイバと検出ファイバの間隔を3cm程度とした場合には，両者を結ぶバナナ形状の領域の平均値を示す．頭皮や頭蓋骨の血液量が変化しない場合には，およそ大脳皮質におけるヘモグロビン濃度を反映するので，その部位の脳

血液量（cerebral blood volume：CBV）の指標であり，血腫などがある場合を除けば脳血流量（cerebral blood flow：CBF）とおおむね一致する．fMRIのBOLD信号がおもに細静脈のdeoxy-Hbを反映するとされているのに対して，NIRSのデータはおもに毛細血管のヘモグロビンを反映するとされる．

fMRIやPETとの相関研究や実際の測定経験から，「光で計測する時，酸素化Hbが最も敏感であり，また，信頼し得るパラメーターである．光で求められる全Hbは血流変動とほぼ対応するが，その変動幅が小さい時は信頼できない．脱酸素化Hbの挙動は非常に複雑」であるとされている[11]．

自然に考えると，脳血流量の指標としてはoxy-Hbとdeoxy-Hbの合計であるtotal-Hbのほうがoxy-Hbより適切な指標ということになる．ただし，NIRSで実際に計測しているのはoxy-Hbとdeoxy-Hbであり，total-Hbはその合計という計算値にすぎないという弱点がある．また「1．脳循環反応とoxy-Hb, deoxy-Hb」で述べたように，初期数秒のdeoxy-Hb増加を詳しく検討すると，神経細胞活動を直接にとらえることができる可能性がある．しかしこの区間は，信号変化が小さく，かつ時間が短いため，S/N比が良くないという問題がある．

2．oxy-Hb増加とdeoxy-Hb減少の関係

神経細胞活動に伴う脳循環反応によって，oxy-Hb増加が生じ，その際のdeoxy-Hbの変化は増加・不変・減少とさまざまな場合がありうる．そのいずれを示すかは，脳部位による差と，病理過程による差とがある．

まず脳部位による差として，一般に運動野や感覚野においては典型的なoxy-Hb増加とdeoxy-Hb減少という組み合わせを認めることが多いのに対して，連合野では必ずしもそうしたパターンとはならない．たとえば健常者の指運動についてのNIRS測定では，運動野においてはoxy-Hbは持続的に増加しdeoxy-Hbは明瞭に減少する．体性感覚野においてはoxy-Hbが一過性に増加しdeoxy-Hbの変化は乏しい．前頭前野後部においてはoxy-Hbの漸増的な増加とともにdeoxy-Hbも増加を示す（図1）[12]．このように，oxy-Hb増加の時間経過とdeoxy-Hbの増減のそれぞれについて脳部位による差があり，脳部位ごとの機能差を反映している可能性がある．

もう一つは，病理的な過程による差である．上肢の運動に伴う運動野でのNIRS信号変化を，健常者・中等症脳虚血患者・重症脳虚血患者について検討すると，oxy-Hbはいずれも増加を示すが，deoxy-Hbは健常者では減少、中等症脳虚血患者では不変を，重症脳虚血患者では増加を示す（図2）[13,14]．このように虚血性病変のために脳循環反応が十分でないと，deoxy-Hbの変化が異なってくる．

3．光路長の影響

通常のNIRS検査では，光路長を測定することができず，そのためにヘモグロビン濃度の絶対値が決定できない．したがって得られるNIRSデータは，光路長の影響を含んだものである．このため，光路長についての基礎的データを念頭に置く必要がある．NIRSで得られるヘモグロビン・データにおける脳組織の寄与率は，プローブ間距離が2cmの場合に33％，3cmで55％，4cmで69％と推定されている[15]．

ラット頭部を用いて入射-検出の時間間隔を検討した結果からは，近赤外光の実際の行路は両プローブ間隔の平均5.3±0.3倍（最短2.6±0.3，最長9.2±0.4）とされている[16]．2つのプローブを直径の両端とする半円弧の長さはプローブ間隔の約1.6倍であるから，近赤外光は反射しながらその3.4倍の距離を進むことになる．

光路長の被検者間差については，21〜59

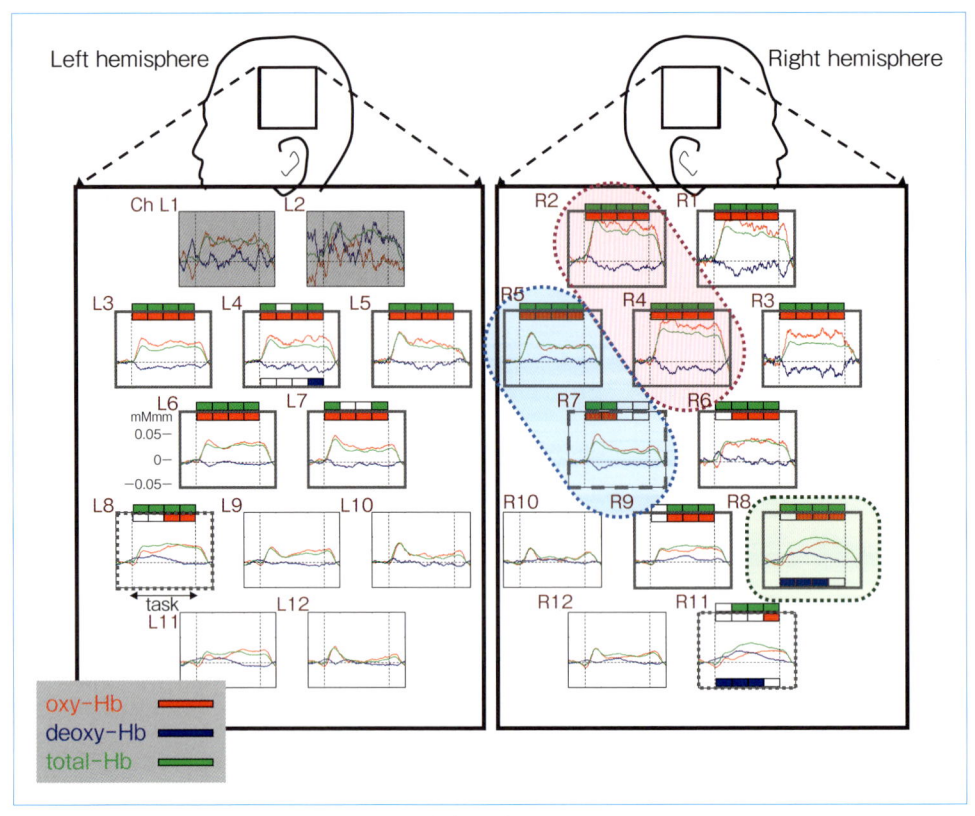

図1 脳部位によるoxy-Hbとdeoxy-Hb変化のパターン
左手指タッピングを40秒間行ったときのNIRS所見を示す。チャンネルの部位により，[oxy-Hb]変化の時間経過と[deoxy-Hb]変化の方向が3パターンにわかれ，それぞれの脳部位の機能の特徴を反映していた。
(Sato T, et al.：Neurosci Res 58：297-304, 2007[12]）より引用）

歳の健常成人100名についてプローブ間距離を4.3 cmとしたときの光路長を検討すると，① 光路長因子（differential pathlength factor：DPF，光路長とプローブ間距離の比）は5.86～6.53であり，② 男女差はなく，③ 0.3/10歳程度の加齢による増加があり，④ DPFの標準偏差（つまりDPFの個人ごとのばらつき）は，男性 1.07～1.42，女性 0.61～0.71程度である，という[17,18]。

また，測定部位ごとの光路長をDPFとして検討すると，波長799 nmの場合に側頭部6.25，前頭部7.25，体性感覚野7.5，後頭部8.75との値で[19]，後頭部以外では20%以内の変動にとどまる。ただし側頭部から記録す

る場合には，同一被検者内においてもプローブごとにDPFの相違があるとの指摘がある[20]。

以上の結果から，DPFには個人間や測定部位間で10～20%の差があり，測定結果はその影響を含んでいる。光路長の問題を解決するには，時間分解計測が原理的な方法であるが，広く応用するには困難がある。実際的な方法としては，同一被検者の1チャンネルから連続的に記録したデータの継時的な特徴を検討する方法，性質の異なる2つの課題を行って課題間を比較する方法がある（たとえば，A群とB群において課題1ではA群＞B群，課題2ではA群＜B群）。

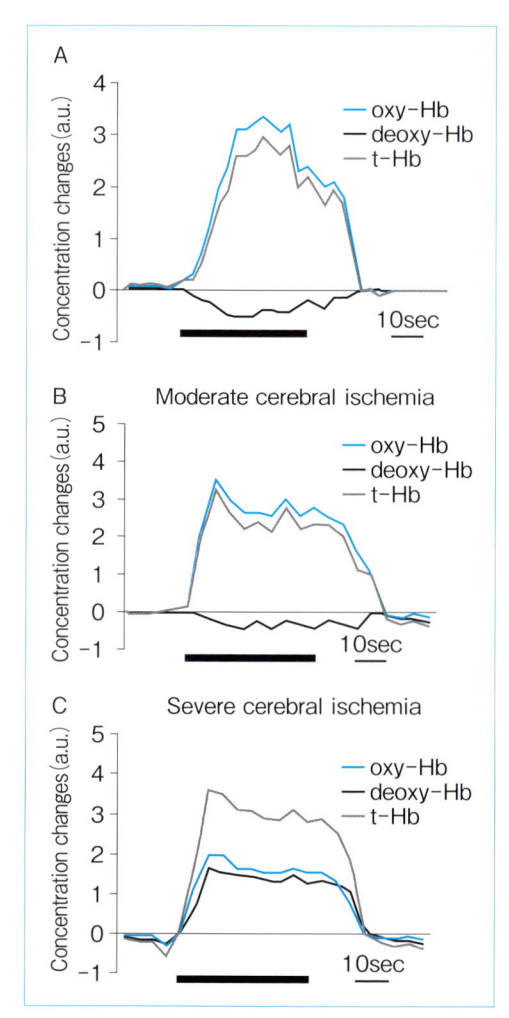

図2 脳虚血病変による oxy-Hb と deoxy-Hb 変化のパターン

上肢の運動による oxy-Hb 増加に伴う deoxy-Hb 変化は，健常者（A）では減少，中程度脳虚血患者（B）では不変，重症脳虚血患者（C）では増加を示した．
(Sakatani K, et al.：J Biomed Opt 12：062110, 2007[14]）より引用）

くなる（多重散乱系）．

　直線状の細い透明管に赤血球を流す in vitro の実験を行うと，血流速度が速いときには赤血球は血液中を分散して流れるが，血流速度が遅いときには淀んで凝集が生じる．すると，透明管で吸収される近赤外光の量は，ヘモグロビン濃度が変わらなくても血流速度が速いときには大きく，血流速度が遅いときには小さくなる．これは，光の散乱回数が少ないために，赤血球の凝集の程度に応じた散乱の変化の影響が強く出るためである（単散乱系）．この結果にもとづいて，NIRS データはヘモグロビン濃度よりも赤血球凝集をより反映するとの考え方がある[21〜23]．

　しかし生体では，血管の周囲を近赤外光を吸収する物質が取り囲んでおり，光の散乱が多数回生じる（多重散乱系）．こうした多重散乱系においては，散乱の効果は小さく吸収の効果が大きくなることが知られている[24]．したがって，生体についての NIRS 測定では，血流速度の変化に伴う赤血球凝集の寄与は小さく，ヘモグロビン濃度が反映されると考えられる．もし赤血球凝集の寄与が大きいとしても，その程度は血流速度により決まるので，NIRS 信号が脳循環反応を介して神経細胞活動を反映するという点までが変わるわけではない．

5．NIRS 信号の起源

　通常，NIRS で得られるデータについては，皮膚や頭蓋骨の血流が一定であるとの仮定のもと，その変化は脳における信号の変化をとらえていると理解されている．この点について，近年になって詳細な検討が行われている．

　後述する先進医療で用いる課題について，前額部から得られる NIRS データのほとんどが皮膚血流の寄与によるとする指摘がある[25]．精神疾患で認められる NIRS データの特徴に，自律神経系の変化にもとづく皮膚血流の変化が含まれることを示す指摘である．ただ，

4．光の散乱・吸収と赤血球の凝集

　生体内で，近赤外光は散乱と吸収を受けるので，臨床的に得られる NIRS データにはこの両者が影響する．光の散乱回数が少ない in vitro の実験条件では散乱の効果が大きく（単散乱系），光の散乱回数が多い in vivo の生体内では散乱だけでなく吸収の効果も大き

NIRSデータと臨床症状との相関が測定部位に応じて異なったり，類似の課題でも群間差が得られる部位が異なることなどは，皮膚血流の寄与のみでは説明しにくい点である．

一般的には，複数の認知課題についてfMRIとNIRSのデータに良好な相関を認めることから，NIRSデータの一定部分は脳活動を反映していると考えられている[26]．また，言語流暢性課題を発話と書字で行っても側頭部で近似したNIRSデータが得られる[27]，発話を行う言語流暢性課題をphonemicとsemanticの2条件で行うと賦活の脳部位が異なる[28]という報告は，言語流暢性課題で得られるNIRSデータの一定程度が脳に由来することを示している．

NIRS信号への脳外要因の寄与については，脳表の静脈による影響を除外すると脳由来の信号の割合はoxy-Hbで73〜79％でdeoxy-Hbで16〜22％である[29]，脳由来の信号についても全身性の自律神経系の影響がある[30]，NIRS信号には頭蓋骨-脳表間距離や前頭洞の大きさの影響がある[31]，皮膚血流の影響をとらえるためにはNIRS測定の1.5cm程度の近傍で皮膚血流を測定する必要がある[32]などの指摘があるので，こうした制約を考慮したうえでのデータ解釈が必要となる．

NIRSデータの特徴と意義

1．NIRSデータの特徴

装置が小型で安価なことは，NIRSの実用面での利点である．得られるデータの特徴について，NIRSをfMRIなどの他の脳機能画像法と比較すると，測定の対象が大脳皮質のみで深部脳構造のデータが得られない，空間分解能がおよそ2cmで脳回程度であるという短所がある．これらは近赤外光の散乱光を用いているという測定原理にもとづく限界である．したがってNIRSは，心臓についての心電図や超音波検査のように，機能の全体的な状態を表す指標と位置づけるのが適切である．

一方，自然な姿勢で検査が行える，発声や運動を行いながら検査ができるというNIRSの特徴は，被検者の苦痛が少ないというだけでなく，脳機能測定にとって本質的な意味がある．精神機能のうち特に情意の機能や，精神疾患における抑うつ気分・不安・幻覚などの自覚症状（体験症状）は，検査の際の姿勢や動きにより大きな影響を受けると予想できる．日常生活に近い自然な状況で検査を行うことのできるNIRSは，こうした情意の機能や自覚症状の脳機能を検討するために適している．性格[33]・眠気[34]・疲労[35]・意欲[36]・発達（図3）[37,38]がNIRSデータに反映される．

より具体的には，NIRSの利点として，①座位など自然な状況で検査ができるので，日常生活に近い状態の脳機能を明らかにできる，②発話や運動を行いながら検査ができるので，刺激処理（入力）だけでなく反応行動（出力）に伴う脳機能を検討しやすい，③時間分解能が高いので，脳機能の時間的な変化をとらえることができる，④光を用いて無侵襲であるので，検査を複数回繰り返すことによる変化を検討しやすい，という点を挙げることができる．

2．NIRSデータの意義

以上よりNIRSは，『自然な状態の被検者の大脳皮質の賦活反応性の時間経過を，非侵襲的で簡便に全体としてとらえることができる検査』とまとめることができる．それぞれの句は次のことを意味している．「自然な状態」：座位など拘束の少ない自然な姿勢で発声や運動を行いながら検査が可能，「大脳皮質」：頭皮から2〜3cmの生体内を反映，「賦活反応性」：ヘモグロビン濃度の変化量を測定する，「時間経過」：時間分解能が高く市販の装置でも0.1秒程度，「非侵襲的」：近赤外光を用いるため生体に有害作用がない，

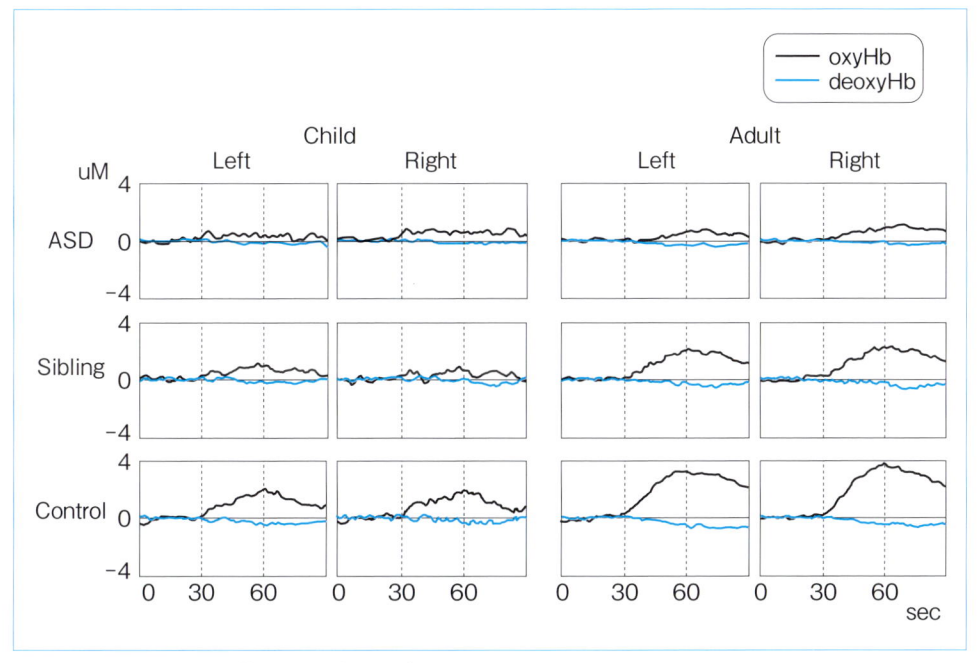

図3 NIRS所見への脳機能の発達の反映
自閉症スペクトラム障害（上段）・その同胞（中段）・健常者（下段）における言語流暢課題による前頭葉賦活の小児（左列）から成人（右列）への発達は，それぞれの特徴を示した．
(Kawakubo Y, et al.：PLoS One 4：e6881, 2009[37]より引用)

「簡便」：装置が小型・低廉でランニングコストが安価である．「全体として」：空間分解能が2～3 cmと脳回程度である．

このようにNIRSは，脳機能を簡便に全体としてとらえることができる方法論であり，内科における超音波検査のような位置づけの検査といえる．そうしたデータの厳密性や定量性についての限界を踏まえた利用や結果の解釈が望ましい．

精神疾患におけるNIRS検査

ここでは，精神疾患の臨床検査としてのNIRSについて述べる．詳しくは『NIRS波形の臨床判読―先進医療「うつ症状の光トポグラフィー検査」ガイドブック』[39]，『精神疾患診断のための脳形態・機能検査法』[40]をご参照いただきたい．

精神現象とNIRS

座位などの自然な姿勢で発声や運動を行いながら検査ができるというNIRSの特徴は，被検者の負担や苦痛が少ないというだけでなく，脳機能測定にとって本質的な意味がある．精神機能のうち特に情意の機能や，精神疾患における抑うつ気分・不安・幻覚などの自覚症状（体験症状）は，検査の際の姿勢や動きにより大きな影響を受けると予想できる．日常生活に近い自然な状況で検査を行うことのできるNIRSは，こうした情意の機能や自覚症状の脳機能を検討するために適している．したがって精神現象への応用は，NIRSという方法論の特徴に見合ったものといえる．

NIRSをfMRIやSPECTなど他の脳機能画像検査法と比較すると，空間分解能が低く，大脳皮質より深部の脳構造について測定できないことは劣る点である．一方NIRSの利点

として，①座位など自然な状況で検査ができるので，日常生活に近い状態の脳機能を明らかにできる（real-world neuroimaging），②発話や運動を行いながら検査ができるので，刺激処理（入力）だけでなく反応行動（出力）に伴う脳機能を検討しやすい（たとえば two-person neuroscience での利用），③時間分解能が高いので，脳機能の時間的な変化をとらえることができる，④光を用いて無侵襲であるので，検査を複数回繰り返すことによる変化を検討しやすい，という点を挙げることができる．これらの利点も，精神現象への応用に適していることを示している．

NIRS 検査の目的と適応

1．臨床検査としての光トポグラフィー検査

NIRS 検査は 2002 年 4 月より保険収載されており（検査項目：D236-2 光トポグラフィー 670 点），「言語野関連病変（側頭葉腫瘍等）又は正中病変における脳外科手術に当たり言語優位半球を同定する必要がある場合」「難治性てんかんの外科的手術に当たりてんかん焦点計測を目的に行われた場合」が適用となっている．

精神疾患については，2009 年 4 月に「光トポグラフィー検査を用いたうつ症状の鑑別診断補助」として，精神医療分野で初めて厚生労働省から先進医療の承認を受けた．うつ状態の鑑別診断のための補助検査として有用性が認められたもので，大うつ病性障害・双極性障害・統合失調症の臨床的な診断について，確認したり，見逃しに気づいたり，患者への説明の際に，補助として利用することができる．

なお，NIRS は安全な検査である．NIRS 測定に用いられているレーザあるいは発光ダイオードによる近赤外光は，レーザの安全性国際規格 IEC68025 をもとに制定された JIS の「レーザ製品の安全基準」（JIS C 6802）で「合理的に予見可能な運転条件下で安全」（つまり，光学器具で集光したものを覗かない限りは安全：クラス 1M）や「直接のビーム内観察は潜在的に危険」（つまり，光学器具で覗かない限りは安全：クラス 3R）に分類されている．

2．先進医療としての「うつ症状の光トポグラフィー検査」

先進医療「光トポグラフィー検査を用いたうつ症状の鑑別診断補助」については，次のような規定がある．2012 年 9 月 1 日現在で 18 施設が承認を得ている．

【適応】先進医療の対象となるのは，①うつ症状を呈している，② ICD-10 の F2（統合失調症圏）または F3（気分障害圏）が強く疑われる，③脳器質的疾患に起因するものではない，の条件を満たす場合である．13,000 円程度で実施している医療機関が多い．

【施設基準】先進医療を実施するためには，施設基準を満たしていることについて地方厚生局での承認が必要であり，その概要は以下のとおりである．

(1) 医師についての基準として，①精神科または心療内科について 5 年以上の経験がある，②精神保健指定医である，③光トポグラフィー検査について 1 年以上の経験がある，④光トポグラフィー検査について 5 症例以上の経験がある．

(2) 保険医療機関についての基準として，①精神科または心療内科および神経内科または脳神経外科を標榜する，②神経内科または脳神経外科の常勤医がいる，③臨床検査技師がいる，④医療機器保守管理体制が整備されている，⑤倫理委員会があり光トポグラフィー検査について承認を得ている，⑥医療安全管理委員会が設置されている，⑦光トポグラフィー検査について 5 例以上

の実績がある.

こうした先進医療としての光トポグラフィー検査を標準化して普及するとともに,検査の質を保証することを目的として,国立精神・神経医療研究センター病院では,検査法についての「NCNP光トポグラフィー講習会」とデータ解析についての「NCNP光トポグラフィー判読セミナー」を定期的に開催している.

3．補助検査であることの意味

名称から明らかなように,先進医療としての承認は「鑑別診断補助」としてのものである.精神医療の専門家にとっては,精神疾患の診断が臨床症状と病歴の詳細な聴取と評価にもとづくことは基本的で自明な事柄であるが,検査を希望する当事者や家族には過大な期待が多いことについて十分な配慮が必要である.検査のみで診断がつく,臨床的な判断を覆すことができる,適応以外の場合でも有効であるなどの誤解をしばしば経験する.精神疾患の診断はどういう手続で行われるか,「補助」という言葉が何を意味するのかについて,繰り返し説明が必要になることが多い.

4．先進医療についての指摘

先進医療の承認については,Nature誌がニュースとして報道し（Feature News欄,Nature 469：148-149, 2011）,臨床への導入は時期尚早とのコメントを掲載した（Editorial欄,Nature 469：132, 2011）.コメントは,先進医療の目的や実施法について一定の評価をしたうえで,多症例での再現性の確認が十分でない点と臨床応用についてのコンセンサスが得られていない点を批判したものである.この批判は残念ながら日本の医療制度についての誤解にもとづくもので,この検査が保険診療として広く行われているかのように理解しての判断であったと考えられる.

先進医療は,「将来的な保険導入のための評価を行う」ために,「保険給付の対象とすべきものであるか否かについて,適正な医療の効率的な提供を図る観点から評価を行うことが必要な療養」とされており,新規治療薬の臨床治験に相当するものである（詳しくは文献39の113頁）.現在,多施設大規模データの解析や,先進医療における経験の蓄積を行っている.

標準化検査法の例[41]

ここでは標準化検査法の例として,先進医療の申請に用いた検査法を紹介する.群馬大学での取り組みをもとに,多施設共同プロジェクト「心の健康に光トポグラフィー検査を応用する会」で確立した検査法である.検査そのものは3分,準備の時間も含めて20分程度で実施することができる.習熟すれば1人でも実施できる.

1．検査装置とプローブ装着（図4, 5）

先進医療の実施には,医療器具として薬事承認された多チャンネルのNIRS装置をその医療機関が所有していることが必要である.2011年末の時点では,装置は日立メディコ社と島津製作所から市販されている.52チャンネルのNIRS装置の場合には,光ファイバーを3×11に配置した測定用プローブを,左右対称で最下列が脳波記録国際10-20法のT_3-Fz-T_4のラインに一致するように設置する.T_3-T_4およびT_3-Fzの距離を記録し,NIRSチャンネルと標準脳の対応を頭囲により補正する際に利用する.

測定中にプローブがずれて動くことのないよう,また近赤外光の入射と検出ファイバーが皮膚に密着するように,適度の強さで固定する.脳波の電極のように記録のためのペーストは不要なので,プローブの装着は脳波よりはるかに容易である.ただ,ファイバーと皮膚の間に頭髪が挟まると光が吸収されるので,その部分の髪はかきわける.

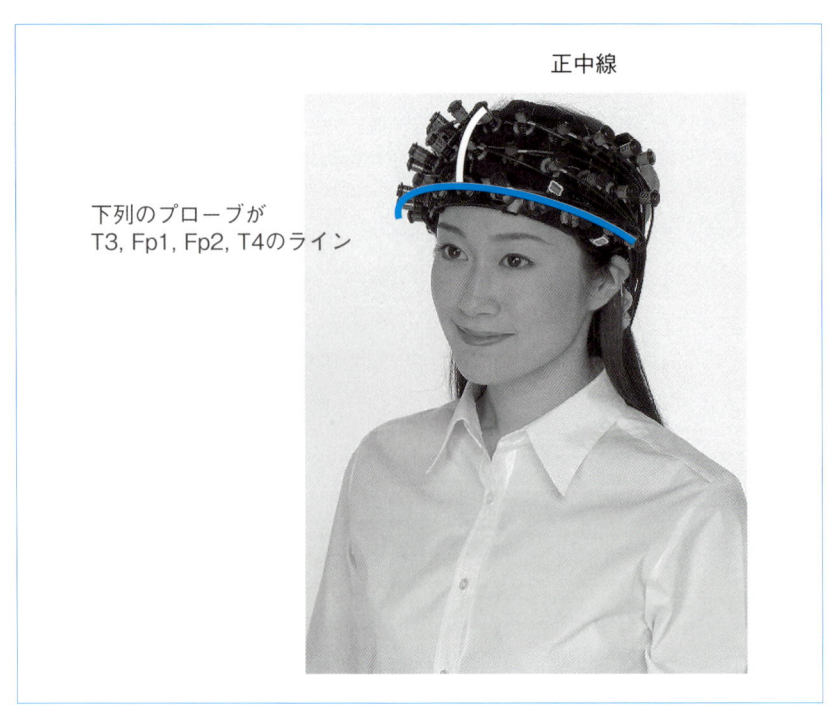

図4 NIRSプローブの装着法

正中線
下列のプローブが
T3, Fp1, Fp2, T4のライン

2. 検査環境

　検査に用いる部屋は，一般的な昼光で，できるだけ防音されていることが望ましい．NIRS装置は被検者の後方になるように設置し，検査者は被検者の体動を視認でき，かつ被検者の視界に入りにくい位置に立つ．検査用の椅子は，体動によるアーティファクト混入を減らすためにヘッドレストと肘掛を備えたものとし，また検査を通して疲れや痛みが生じないようにリクライニング機構があると良い．被検者前方のディスプレイに「+」マークを呈示して，頭部や眼球の動きをなるべく少なくする．

　頭部の動きや体動などがあると，記録にアーティファクトが混入するので，被検者に協力を依頼する．また，検査中は被検者を観察して，アーティファクトの原因となる体動の有無を確認する．アーティファクトの混入のために測定をやりなおす場合は，再測定までに10分程度は間隔をあけることが好ましい．

3. 言語流暢性課題

　検査に用いる課題は，NIRS測定用に修正した言語流暢性課題（verbal fluency task：VFT）である．VFTは，野菜の名前などある範疇の語を回答するcategory fluency, 指定された頭文字で始まる語を回答するletter fluency, 指定された音韻で始まる語を回答するphonemic（phonological）fluencyの3種類に区別される．日本語ではletter fluencyとphonemic fluencyは同じと考えてよく，アルファベットのletter fluencyよりも難易度が高いとされる[42]．NIRSの課題としてletter fluecy taskを選んだ理由は以下のとおりである．①実施に特別な道具や装置を必要とせず簡便である，②課題が容易に感じられるため精神疾患患者が施行しやすい，③category fluencyよりもletter fluencyのほうが，言語機能に限定せずにさまざまな前頭葉機能を必要として，前頭葉機能を全体として

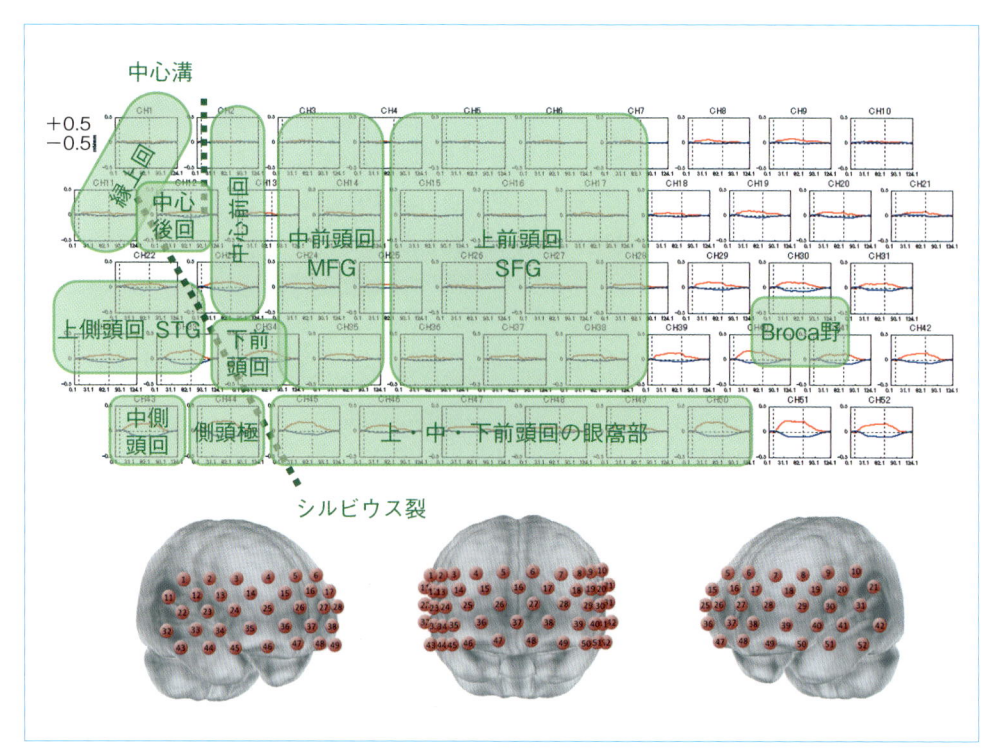

図5　NIRSチャンネルと脳構造の対応

反映する．

　課題で用いる頭文字は，1文字目「あ・と・な」，2文字目「き・せ・い」，3文字目「は・お・た」のそれぞれから1文字ずつ使用している．これらの文字は，日常の日本語における使用頻度を考慮して選んだものである．同一被検者について繰り返して検査を行う場合は，前回とは別のセットを利用する．日本語の言語流暢性課題における成績については，頭文字ごとの個数[43]，年齢・性別ごとの標準語数[44]，再検査信頼性や検査時間短縮[45]について，参考データが報告されている．

4．課題提示の実際

　まず，「始め，あいうえお」という音声指示により，「あいうえお」の発声を30秒間繰り返す．これは，ベースラインで無意味音を反復することで，発声による脳賦活の影響を除いたデータを得るための方法である．
　次に，音声指示した頭文字で始まる言葉について口頭でなるべく多く答えることを求めることを20秒ごとに3回繰り返す．言語流暢性課題は60秒間で行うことが多いが，20秒ごとに頭文字を変更するのは精神疾患患者でも回答が途切れることを少なくするためである．回答が途切れると，発声がなくなる影響に加えて，被検者が課題の遂行を放棄したかどうかの判別が難しくなってしまう．また，頭文字を音声指示し回答を口頭で求めるのは，課題の負荷を高めるためである．指定された頭文字やすでに回答した語を記憶しつつ（ワーキングメモリー），並行して語の回答を行うことは（二重課題），文字を視覚提示していつでも見られるようになっている場合と比べると意外に課題負荷が大きい．20秒ごとの語数を課題成績として記録する．最後に，「止め，あいうえお」の音声指示により，「あいうえお」を70秒繰り返す．

　頭部の動きや体動などがあると，記録に

アーティファクトが混入する．できるだけ混入を避けるために，被検者に協力を依頼する．また，検査中は被検者を観察して，アーティファクトの原因となる体動の有無を確認する．アーティファクトが混入した場合は，課題区間の1/3まで有効に測定できていれば続行することにしている．アーティファクトの混入のために測定をやりなおす場合は，再測定までに間隔をあけることが好ましい．

精神疾患のNIRS所見

ここでは，精神疾患におけるNIRS所見について述べる．詳しくは『精神疾患とNIRS—光トポグラフィー検査による脳機能イメージング』[1]，『NIRS波形の臨床判読—先進医療「うつ症状の光トポグラフィー検査」ガイドブック』[39]，『精神疾患診断のための脳形態・機能検査法』[40]をご参照いただきたい．

精神疾患についてのNIRS研究の現状

NIRSの精神疾患への臨床応用について，2012年9月末までに発表された英文原著論文は96編（うち日本から61編）で，内訳は統合失調症25（15）・気分障害22（18）・ADHD 13（3）・パニック障害8（7）・認知症8（2）・摂食障害4（4）・心的外傷後ストレス障害3（3）・広汎性発達障害4（4）・アルコール疾患1（0）・パーソナリティ障害や性格9（6）である（重複あり）．多チャンネル装置の商品化で日本が先行したことを背景にして日本からの論文が約2/3を占め，日本人研究者の活躍が目立つ．精神疾患の病因・病態において重要と考えられている前頭葉について検討を行い，精神疾患におけるその機能低下を示した報告が多い[46]．数多い原著論文の出典は，この総説などをご参照いただきたい．

測定パラメータと前処理

NIRSデータについては，賦活前後のレベルにより一次補正を行う．ブロック・デザインの測定において，課題により賦活した脳活動が課題終了後しばらくたつと賦活前のレベルに戻ることを仮定した方法である．レーザーの特性によりNIRS信号が直流変動することがあるので，それに対応している．予備実験で課題終了後60秒ほどでヘモグロビンデータがほぼ基線に復帰することが確認できたため，60秒間の言語流暢性課題の開始前−10〜0秒区間の10秒間と終了後60〜70秒区間の10秒間をそれぞれ前後のゼロレベルとして一次補正する．

また，移動平均法を用いてNIRSデータを平滑化する．ウインドウ幅5秒のNIRSデータを平均して，ウインドウ中央の時点におけるNIRSデータとする．アーティファクトなどにもとづく高周波数成分を除去する目的として採用している．

視察によるデータの判定（図6）

得られたデータのうち特に［oxy-Hb］に注目し，その波形データを視察により検討し，また補助としてトポグラフィ表示を参考にする．注目するのは前頭部から得られるデータで，①全体的な賦活の大きさ，②課題全体を通じた賦活のタイミング，③課題初期の賦活のスムーズさ，の3点についてである．

前頭部における賦活が大きい場合には，前頭葉の賦活反応性が十分であることを示し，気分障害や統合失調症の状態にはない可能性を示唆する．ただし，うつ状態の双極性障害では，賦活が大きくピークが後半となる場合がある．

前頭部における課題全体を通じた賦活のタイミングとは，賦活の大きい時点が課題前半/課題後半/課題終了後のいずれかという点

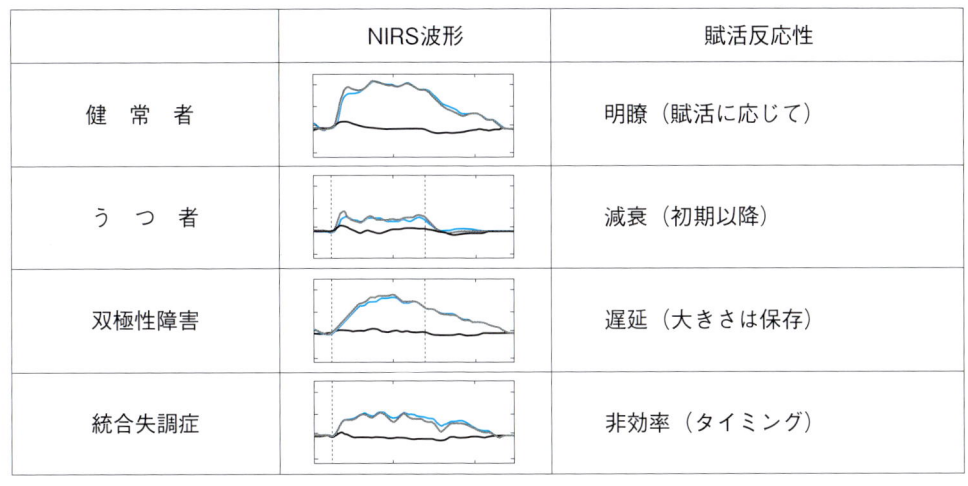

	NIRS波形	賦活反応性
健常者		明瞭（賦活に応じて）
うつ者		減衰（初期以降）
双極性障害		遅延（大きさは保存）
統合失調症		非効率（タイミング）

図6 精神疾患における前頭葉機能の賦活反応性の模式図
（福田正人，須田真史，武井雄一，他：NIRSでとらえる自然な状態の前頭葉機能．福田正人，鹿島晴雄 編：専門医のための精神科臨床リュミエール 21―前頭葉でわかる精神疾患の臨床．中山書店，東京，p248，2010 より許諾を得て転載）

である．健常者ではそのピークが課題前半かせいぜい課題中盤であることが多く，ピークが課題終了前後あるいは課題終了後にある場合には，統合失調症や双極性障害であることが多い．

課題初期の賦活のスムーズさは，波形の最初の部分の傾き（立ち上がり方）として表れる．うつ病では賦活の大きさは小さくても，この部分の傾きは速やかであることが多いので，細かな観察が重要である．この傾きが小さく全体の賦活も小さい場合には統合失調症を，傾きは小さいが賦活の増加がゆるやかに続いて全体として大きい場合には双極性障害を考える．双極性障害の躁状態では，この傾きが急峻だが間もなく低下してしまうパターンを示すことがある．

また波形判読の経験からは，周波数 0.1 Hz 程度のやや律動的な小さな変動が重畳する場合には統合失調症を，全体を通じて波形の不規則が顕著な場合には脳器質性疾患や精神発達遅滞を考えるとよいことが多い．

自動解析の試み（図7）

こうした視察は簡便性や客観性に欠けるため，得られたデータについて以下の手順で自動解析を行うと，視察による波形の違いを少ないパラメータを用いて定量的に表現できる．

① アーティファクト混入の多い上2段のチャンネルを除去したうえで，前頭部 11 チャンネルの平均波形を算出する（3段目4チャンネル，4段目3チャンネル，5段目4チャンネルで，前頭前野背外側面にほぼ対応）．② 得られた［oxy-Hb］平均波形について，課題区間における［oxy-Hb］増加の累積（積分値），課題開始前～課題終了後の区間における［oxy-Hb］増加の時間軸上の中心位置（重心値）の2パラメータを自動抽出する．③ 積分値と重心値の2パラメータの組み合わせにより，波形パターンを5分類する．

2つのパラメータのうち，積分値は脳賦活の大きさを表す指標である．光路長の問題があるので，チャンネル間の平均波形を求めることや個人間で比較することには厳密には問

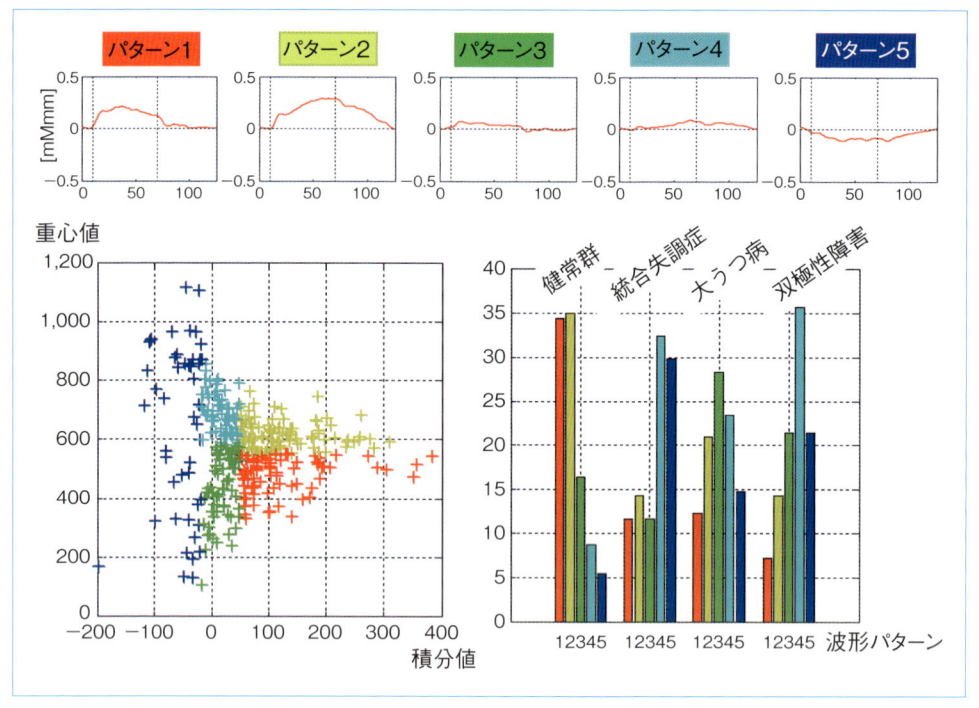

図7　NIRSデータの特徴量にもとづく分類と疾患ごとの分布
(心の健康に光トポグラフィー検査を応用する会，福田正人，三國雅彦：NIRS検査法の標準化の試み．福田正人　編：精神疾患とNIRS─光トポグラフィー検査による脳機能イメージング．中山書店，東京，p230，2009より許諾を得て転載)

題があるが，経験的には光路長の差を上回る群間差を認めることが多い．もう一つの重心値は，脳賦活のタイミングを表す指標であり，時間分解能が高いNIRSの特徴を生かした指標である．

こうしたパラメータの自動抽出にもとづく解析においては，①複数チャンネルを平均した波形にもとづくもので，チャンネルごとの波形の相違を考慮していない，②上記の2つのパラメータ以外の特徴を考慮していないなどのことがあるため，視察判定を併用することで疾患ごとの特徴をよりとらえやすくなる．

● **臨床指標との関連**

こうしたNIRSデータと精神疾患の臨床指標の間には，さまざまな関連が認められている．うつ病については，Hamiltonうつ病尺度で評価した精神運動制止症状との負の相関を右半球の腹外側前頭前野や側頭葉の部位で認めた(図8)[47]．統合失調症については，前頭部における賦活の減衰が，前頭極でGAF得点と相関を認め[48]，リスク期・発症期・慢性期という臨床病期の進展に対応して認められるチャンネル部位が拡大し，病態の進展を反映していると考えられた(図9)[49]．さらに，乱数生成課題による前頭葉賦活の減衰は発症年齢が低いほど顕著であり，病態の程度を反映している可能性が考えられた(図10)[50]．

このように，NIRSで得られるデータには，記録部位によりtrait marker・state markerそれぞれの意義があると考えられる．State markerとしての所見を用いると，NIRSの結果を薬効評価をはじめとする治療効果判定に用いることができることになる．さらにそ

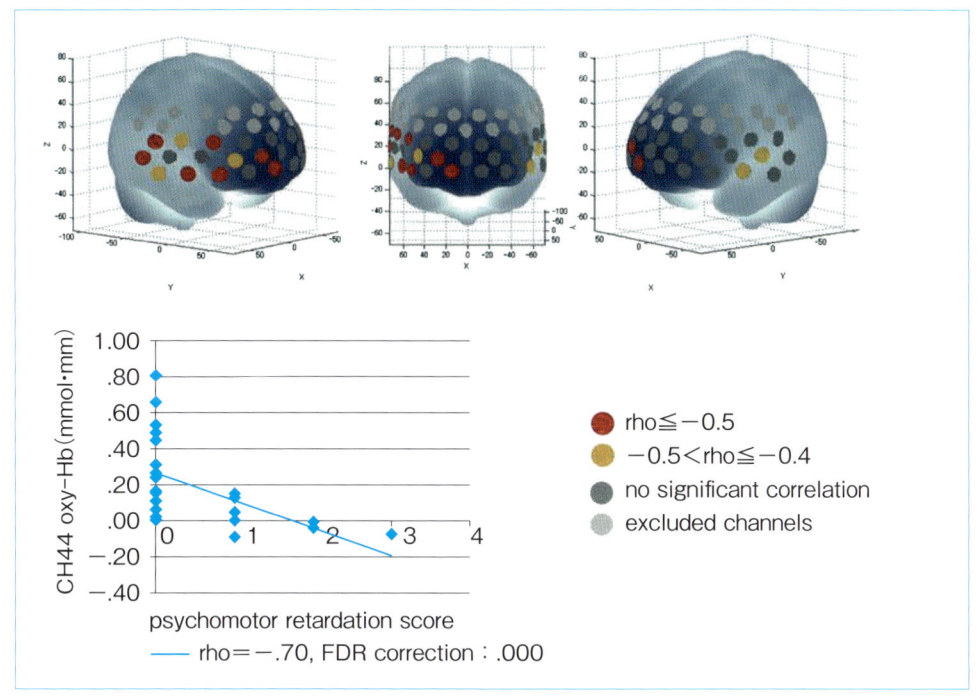

図8 うつ病における精神運動制止症状とNIRSデータの相関
(Noda T, et al.：J Psychiatr Res, 2012（in press）[47]より引用)

こには，薬物療法だけではなく非薬物療法としての可能性が示唆されている食品としての不飽和脂肪酸なども含まれる[51,52]．

このように各疾患の前頭葉機能の特徴を明らかにできたのは，座位という自然な姿勢でしかも発話という出力を行いながら検査をできたこと，またその際の前頭葉機能の特徴を秒単位で時間経過に沿って検討できたことによるものであり，NIRSの特徴を生かした結果といえる．

対人関係の最中の脳活動

これまで述べてきたNIRS研究は，自然な状態での検査であるとはいえ，言語流暢性課題という検査課題を行っている状況での脳機能を検討したものであった．NIRSの特徴を生かしてより自然な状態で対人関係を結んでいる最中の脳機能を検討する試みが，健常者について始まっている．たとえば，協調を要する課題を行っているときの2人の脳活動は協調がうまく進んでいる場合に関連性が高くなるとする報告[53]，課題の出来具合を評価する観察者が同席することによる前頭葉の賦活が大きい傾向があるという報告[54]などである．

さらに，実際に会話を行っている最中の脳活動をNIRSでとらえることができる．初対面の検査者との会話のやりとりを15秒交代で90秒間行うと，会話の90秒間に応じて前頭部を中心とした［oxy-Hb］の全体的な賦活を認め，さらに15秒ごとに発話相に増加し聴取相に減少する賦活がそれに重畳する．こうした前頭葉賦活には個人差があり，TCIで評価した協調性cooperativenessが低い被検者ほど賦活が大きかった（図11）[55]．性格として協調性が低い被検者は，初対面の相手との会話に努力を要したことを反映した結果と考えられた．また，autism quotient（AQ）で評価した自閉症傾向は特に男性で左側頭部

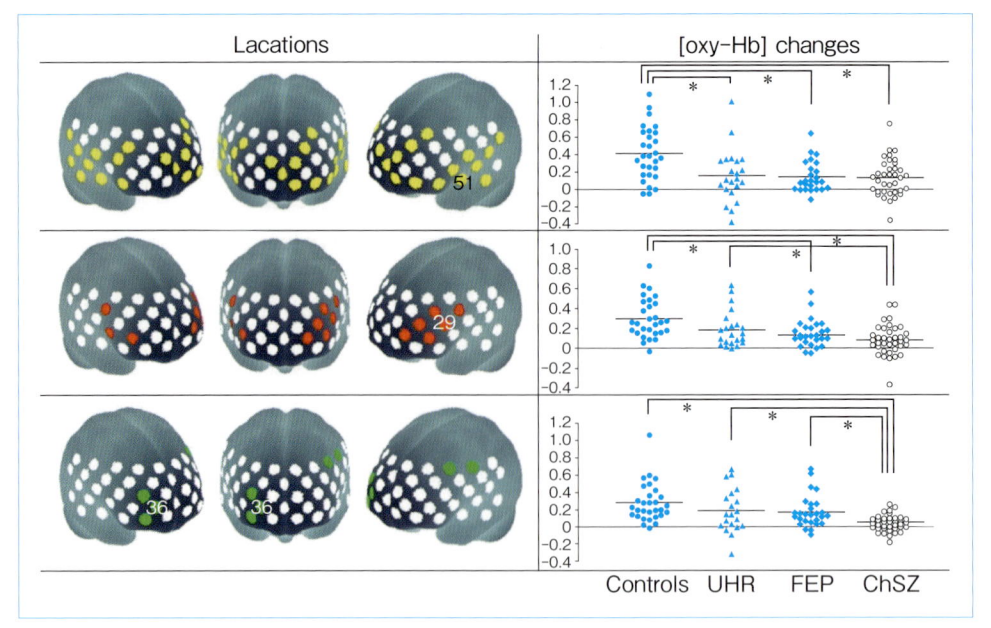

図9 統合失調症における臨床病期と NIRS データの関連
健常者（Controls）・リスク期（UHR）・初発期（FEP）・慢性期（ChSZ）の NIRS データと測定部位の関係.
（Koike S, et al.：Schizophr Res 132：54-61, 2011[49]より引用）

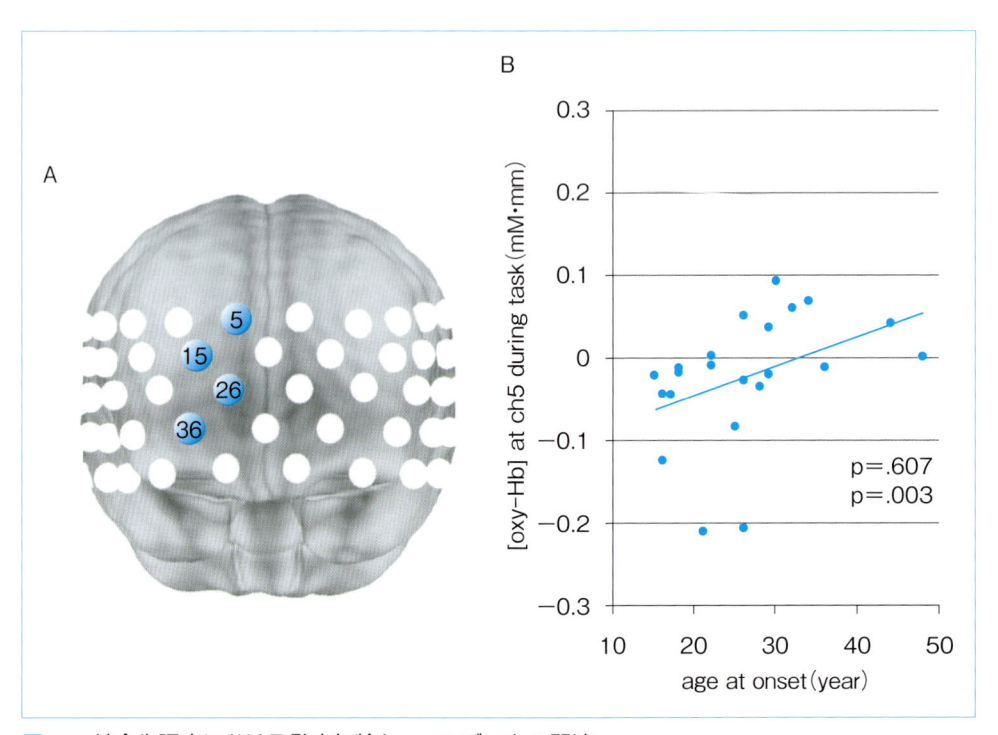

図10 統合失調症における発症年齢と NIRS データの関連
（Koike S, et al.：Clin Neurophysiol 122：1533-1540, 2011[50]より引用）

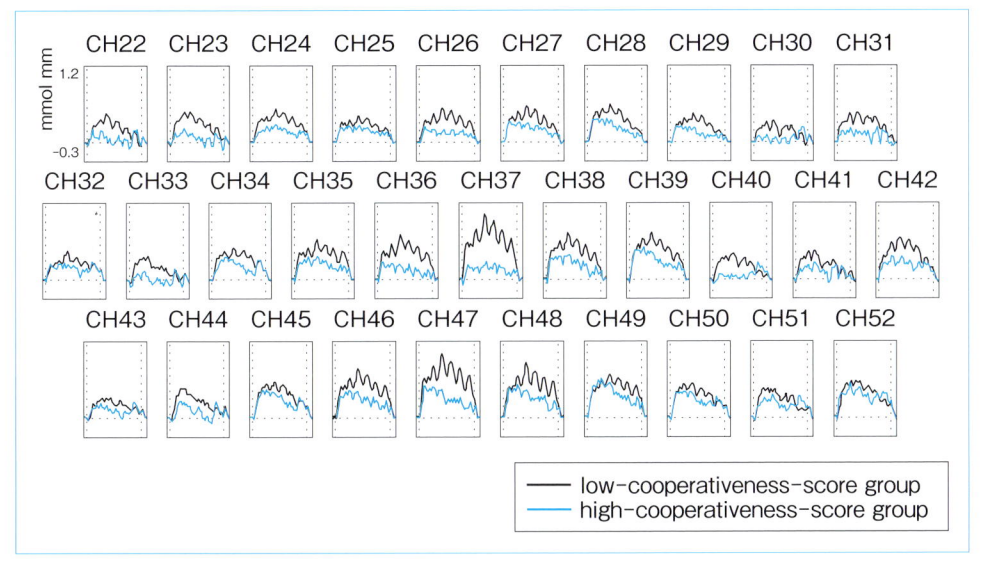

図11　会話課題での健常者のNIRS所見
会話の最中の脳賦活は前頭極を中心に認められ，90秒間の会話全体に対応する賦活に，15秒間の発話相に対応する賦活が重畳していた．この賦活は，the Temperament and Character Inventory（TCI）で評価した協調性（cooperativeness）が低い被検者で大きかった．
（Suda M, et al.：Neuropsychologia 48：441-447, 2010[55]より引用）

における賦活と負の相関を示した[56]．自閉症傾向として認められる対人関係の困難の背景に，上側頭溝周辺で担われるとされる対人機能の低下が想定されていることと合致する所見であった．

まとめ—精神疾患におけるNIRSの意義

NIRSは，測定の対象が大脳皮質のみで深部脳構造のデータが得られない，空間分解能が低い，光路長の影響があるという短所の一方で，時間分解能が高く自然な状態で検査ができるという長所を持つ方法論である．こうした特徴は得られるデータの質を規定しており，NIRSは脳機能を自然な状態で測定し，その全体的な状態をおおまかに表す指標である．こうしたデータの厳密性や定量性についての限界を踏まえたうえで，「自然な状態の脳機能の測定」という特徴を生かした精神疾患の診断と治療についての利用とデータ解釈が望まれる．

文　献

1) 福田正人　編：精神疾患とNIRS—光トポグラフィー検査による脳機能イメージング．中山書店，東京，2009
2) 酒谷　薫　監修，岡田英史，星　詳子，宮井一郎，他　編：NIRS—基礎と臨床．新興医学出版社，東京，2012
3) Ferrari M, Quaresima V：A brief review on the history of human functional near-infrared spectroscopy (fNIRS) development and fields of application. Neuroimage 63：921-935, 2012
4) 長濱康弘：脳賦活試験におけるPETとfunctional MRIの利点と欠点．臨床神経生理学28：289-296, 2000
5) Bandettini P, Wong EC, Hinks RS, et al.：Time course EPI of human brain function during task activation. Magnetic Resonance Med 25：390-397, 1992
6) Taoka T, Iwasaki S, Uchida H, et al.：Age correlation of the time lag in signal change on

EPI-fMRI. J Computer Assisted Tomography 22：514-517, 1998

7) Mackert B-M, Leistner S, Sander T, et al.: Dynamics of cortical neurovascular coupling analyzed by simultaneous DC-magnetoencephalography and time-resolved near-infrared spectroscopy. Neuroimage 39：979-986, 2008

8) Schroeter ML, Cutine S, Wahl MM, et al.: Neurovascular coupling is impaired in cerebral microangiopathy：an event-related Stroop study. Neuroimage 34：26-34, 2007

9) Rasmussen P, Dawson EA, Nybo L, et al.: Capillary-oxygenation-level-dependent near-infrared spectroscopy in frontal lobe of humans. J Cereb Blood Flow Metab 27：1082-1093, 2006

10) Yamamoto T, Kato T：Paradoxical correlation between signal in functional magnetic resonance imaging and deoxygenated haemoglobin content in capillaries：a new theoretical explanation. Phys Med Biol 47：1121-1141, 2002

11) 田村　守：光を用いた脳機能イメージング（1）. 臨床脳波 44：389-397, 2002

12) Sato T, Ito M, Suto T, et al.：Time courses of brain activation and their implications for function：a multichannel near-infrared spectroscopy study during finger tapping. Neurosci Res 58：297-304, 2007

13) Murata Y, Sakatani K, Hoshino T, et al.：Effects of cerebral ischemia on evoked cerebral blood oxygenation responses and BOLD contrast functional MRI in stroke patients. Stroke 37：2514-2520, 2006

14) Sakatani K, Murata Y, Fujiwara N, et al.：Comparison of blood-oxygen-level-dependent functional magnetic resonance imaging and near-infrared spectroscopy recording during functional brain activation in patients with stroke and brain tumors. J Biomed Opt 12：062110, 2007

15) Kohri S, Hoshi Y, Tamura M, et al.：Quantitative evaluation of the relative contribution ratio of cerebral tissue to near-infrared signals in the adult human head：a preliminary study. Physiol Meas 23：301-312, 2002

16) Delpy DT, Cope M, van der Zee P, et al.：Estimation of optical pathlength through tissue from direct time of flight measurement. Phys Med Biol 33：1433-1442, 1988

17) Duncan A, Meek JH, Clemence M, et al.：Optical pathlenghth measurements on adult head, calf, and forearm and the head of the newborn infant using phase resolved optical spectroscopy. Phy Med Biol 40：295-304, 1995

18) Duncan A, Meek JH, Clemence M, et al.：Measurement of cranial optical path length as a function of age using phase resolved near infrared spectroscopy. Pediatr Res 39：889-894, 1996

19) Zhao H, Tanikawa Y, Gao F, et al.：Maps of optical differential pathlength factor of human adult forehead, somatosensory motor and occipital regions at multi-wavelengths in NIR. Phys Med Biol 47：2075-2093, 2002

20) 田村　守，郡　俊志：光を用いた脳機能イメージング（2）. 臨床脳波 44：463-469, 2002

21) Tomita M, Ohtomo M, Suzuki N：Contribution of the flow effect caused by shear-dependent RBC aggregation to NIR spectroscopic signals. Neuroimage 33：1-10, 2006

22) Tomita M：Flow effect impacts NIRS, jeopardizing quantification of tissue hemoglobin. Neuroimage 33：13-16, 2006

23) 富田　稔：近赤外線スペクトロスコピー（NIRS）による脳の酸素代謝の測定は可能か. 認知神経科学 9：301-311, 2007

24) 岡田英史：NIRSにおける多重散乱とシミュレーション. 第10回日本脳機能イメージング研究会抄録集. pp1-4, 2008

25) Takahashi T, Takikawa Y, Kawagoe R, et al.：Influence of skin blood flow on near-infrared spectroscopy signals measured on the forehead during a verbal fluency task. Neuroimage 57：991-1002, 2011

26) Cui X, Bray S, Bryant DM, et al.：A quantitative comparison of NIRS and fMRI across multiple cognitive tasks. Neuroimage 54：2808-2821, 2011

27) Schecklmann M, Ehlis AC, Plichta MM, et al.：Influence of muscle activity on brain oxygenation during verbal fluency assessed with functional near-infrared spectroscopy. Neuroscience 171：434-442, 2010

28) Tupak SV, Badewien M, Drelser T, et al.：Differential prefrontal and frontotemporal oxy-

genation patterns during phonemic and semantic verbal fluency. Neuropsychologia 50：1565-1569, 2012

29) Gagnon L, Yünchel MA, Dehaes M, et al.：Quantification of the cortical contribution to the NIRS signal over the motor cortex using concurrent NIRS-fMRI measurments. Neuroimage 59：3933-3940, 2012

30) Kirilina E, Jelzow A, Heine A, et al.：The physiological origin of task-evoked systemic artefacts in functional near infrared spectroscopy. Neuroimage 61：70-81, 2012

31) Haeussinger FB, Heinzel S, Hahn T, et al.：Simulation of near-infrared light absorption considering individual head and prefrontal cortex anatomy：implications for optical neuroimaging. PLoS One 6：e26377, 2011

32) Gagnon L, Cooper RJ, Yünchel MA, et al.：Short separation channel location impacts the performance of short channel regression in NIRS. Neuroimage 59：2518-2528, 2012

33) Ito M, Fukuda M, Suto T, et al.：Increased and decreased cortical reactivities in novelty seeking and persistence：a multichannel near-infrared spectroscopy study in healthy subjects. Neuropsychobiology 52：45-54, 2005

34) Suda M, Sato T, Kameyama M, et al.：Decreased cortical reactivity underlies subjective daytime light sleepiness in healthy subjects：a multichannel near-infrared spectroscopy study. Neurosci Res 60：319-326, 2008

35) Suda M, Fukuda M, Sato T, et al.：Subjective feeling of psychological fatigue is related to decreased reactivity in ventrolateral prefrontal cortex. Brain Res 1252：152-160, 2009

36) Sato T, Fukuda M, Kameyama M, et al.：Differential relationships between personality and brain function in monetary and goal-oriented subjective motivation：multichannel near-infrared spectroscopy study of healthy subjects. Psychiat Clin Neurosci 66：276-284, 2012

37) Kawakubo Y, Kuwabara H, Watanabe K, et al.：Impaired prefrontal hemodynamic maturation in autism and unaffected siblings. PLoS One 4：e6881, 2009

38) Lloyd-Fox S, Blasi A, Elwell CE：Illuminating the developing brain：the past, present and future of functional near infrared spectroscopy. Neurosci Biobehav Rev 34：269-284, 2010

39) 福田正人：NIRS 波形の臨床判読―先進医療「うつ症状の光トポグラフィー検査」ガイドブック．中山書店，東京，2011

40) 三國雅彦，福田正人，功刀 浩 編：精神疾患診断のための脳形態・機能検査法．新興医学出版社，東京，2012

41) 福田正人，吉田寿美子，杉村有司，他：光トポグラフィー検査（NIRS）による脳機能測定．検査と技術 40：182-188，2012

42) Suga M, Uetsuki M, Takizawa R, et al.：Phonological fluency is uniquely impaired in Japanese-speaking schizophrenia patients：confirmation study. Psychiatry Clin Neurosci 65：672-675, 2011

43) 山下 光：大学生における清音仮名 44 文字の文字流暢性．神経心理学 22：112-118，2006

44) 伊藤恵美，八田武志，伊藤保弘，他：健常成人の言語流暢性検査の結果について―生成語数と年齢・教育歴・性別の影響．神経心理学 20：254-263，2004

45) 伊藤恵美，八田武志：言語流暢性課題の信頼性と妥当性の検討．神経心理学 22：146-152，2006

46) Dieler AC, Tupak SV, Fallgatater：Functional near-infrared spectroscopy for the assessment of speech related tasks. Brain Lang 121：90-109, 2012

47) Noda T, Yoshida S, Matuda T, et al.：Frontal and right temporal activations correlate negatively with depression severity during verbal fluency task：a multi-channel near-infrared spectroscopy study. J Psychiatr Res 46：905-912, 2012

48) Takizawa R, Kasai K, Kawakubo Y, et al.：Reduced frontopolar activation during verbal fluency task in schizophrenia：a multi-channel near-infrared spectroscopy study. Schizophr Res 99：250-262, 2008

49) Koike S, Takizawa R, Nishimura Y, et al.：Different hemodynamic response patterns in the prefrontal cortical sub-regions according to the clinical stages of psychosis. Schizophr Res 132：54-61, 2011

50) Koike S, Takizawa R, Nishimura Y, et al.：Association between severe dorsolateral prefrontal dysfunction during random number

generation and earlier onset in schizophrenia. Clin Neurophysiol 122 : 1533-1540, 2011
51) Hamazaki-Fujita N, Hamazaki K, Tohno H, et al. : Polysaturated fatty acids and blood circulation in the forebrain during a mental arithmetic task. Brain Res 1397 : 38-45, 2011
52) Jackson PA, Reay JL, Scholey AB, et al. : Docosahexaenoic acid-rich fish oil modulates the cerebral hemodynamic response to cognitive tasks in healthy young adults. Biol Psychol 89 : 183-190, 2012
53) Cui X, Bryant DM, Reiss AL : NIRS-based hyperscanning reveals increased interpersonal coherence in superior frontal cortex during cooperation. Neuroimage 59 : 2430-2437, 2012
54) Ito H, Yamauchi H, Kaneko H, et al. : Prefrontal overactivation, autonomic arousal, and task performance under evaluative pressure : a near-infrared spectroscopy. Psychophysiology 48 : 1562-1570, 2011
55) Suda M, Takei Y, Aoyama Y, et al. : Frontopolar activation during face-to-face conversation : an in situ study using near-infrared spectroscopy. Neuropsyochologia 48 : 441-447, 2010
56) Suda M, Takei Y, Aoyama Y, et al. : Autistic traits and brain activation during face-to-face conversations in typically developed adults. PLoS ONE 6 : e20021, 2011

II それぞれの画像検査法と臨床応用

8 EEG（誘発電位，脳電図を含む）

九州大学大学院医学研究院 臨床神経生理学　前川敏彦
九州大学大学院医学研究院 精神病態医学　鬼塚俊明

1929年ドイツの精神科医Bergerによって初めて人間の脳波記録が報告されて以来80年以上が経過した．当時，脳波はヒトの脳機能を客観的に計測できる初めての機器として注目されたが，1970年代以降，computed tomography（CT），magnetic resonance imaging（MRI），positron emission tomography（PET），single photon emission computed tomography（SPECT），near-infrared spectroscopy（NIRS）など多様な利点を持つ脳機能画像検査法が開発され臨床で利用できるようになった．しかし脳波には他の検査にはない安価・簡便・非侵襲・高時間分解能という特徴があるため，現在でも精神科臨床でもっとも利用されている脳機能検査である．てんかんの確定診断には脳波が欠かせないし，解離性障害などの心因性発作やナルコレプシーに代表される睡眠障害，肝性脳症に代表される代謝性脳障害，薬物中毒やせん妄などの補助診断にも有用である．それ以外の精神疾患，たとえば心的外傷後ストレス障害（posttraumatic stress disorder：PTSD），うつ病性昏迷，統合失調症の緊張病状態などでも脳波判読に熟練している精神科医ならば臨床に役立つ情報を脳波から読み取れるかもしれない．ここでは特に精神科臨床医が読者であることを念頭に置いて臨床に役立つ実践的な脳波について解説する．

原理

現在では測定機器の性能が向上しているので，簡単な手順を教えられれば，初心者でもすぐに脳波を測定することができる．しかし，基本的な原理を知っておかないと，ノイズを脳波と思いこんだり，重要な脳波活動を見落としたりする．実際に記録される脳波は部位，周波数（1秒間に振動する回数），振幅（電位）などに多少の差があるにせよおおよそサイン波様である（図1）[1]．その特徴的なサイン波様の電位変化は，神経細胞が集団をなしているところから出てくる．しかし，ヒトの脳には140〜150億もの神経細胞が含まれているが，それらすべてが一体となってサイン波を一様に出しているわけではない．脳波で検知されるのは，大脳皮質内の空間的にある程度まとまった神経細胞が時間的に同期して発火した場合である．一般には，$6\,cm^2$以上の領域の大脳皮質の神経細胞がそろって活動しなければ，その電位変化は頭皮上からうまく記録できないといわれている．また，単一の神経細胞が興奮するとスパイク様の活動電位がみられるが，脳波は多数の神経細胞集団の活動電位が積分されたものではなく興奮性・抑制性シナプス後電位を反映する．大脳皮質で発生した電気活動は，頭皮上で記録さ

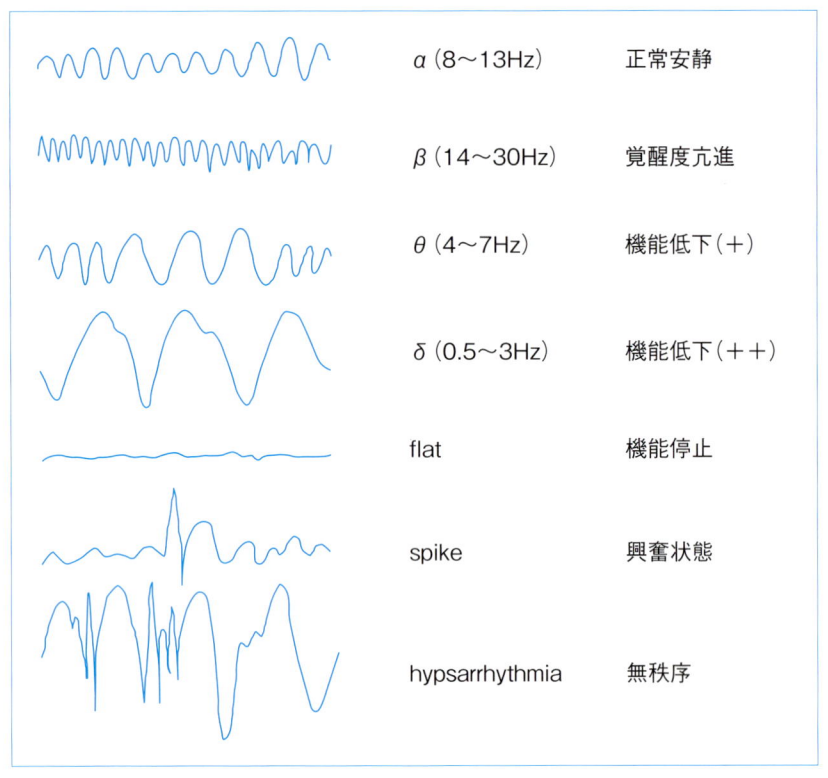

波形	周波数	状態
α	(8〜13Hz)	正常安静
β	(14〜30Hz)	覚醒度亢進
θ	(4〜7Hz)	機能低下（＋）
δ	(0.5〜3Hz)	機能低下（＋＋）
flat		機能停止
spike		興奮状態
hypsarrhythmia		無秩序

図1　脳波パターンと脳機能
正常機能でかつ安静時には律動的なα波がみられ，活動しているときには低振幅の速波（β波）が現れる．機能が低下すると，高振幅徐波となり，その徐波化の度合いはだいたい機能の低下度と一致している．そして極限，すなわち機能がまったく止まってしまえば，平坦（flat）となる．一方，てんかんのように生理範囲を超えて異常に興奮すると，律動的な波形はがらりと変わって，筋電図のような棘（spike）型の放電が突発的に現れる．また，神経細胞の繊維連絡がいっこうに秩序だっていない場合，そのような例は乳幼児の脳疾患にみられることがあるのだが，hypsarrhythmia（hyps：高い，arrhythmia：リズムがないこと）とよばれる特殊なパターンを呈する．
（堀　浩，他：脳波の臨床教室──一般臨床家のために──．大日本製薬，1990[1]より改変して引用）

れるまでに脳脊髄液，頭蓋骨，筋肉，皮膚など生体組織を媒介とするが，それらを通過する間に電位は約100分の1に減衰し，空間的にも不均一に拡散してしまい頭皮上で観察されるころには，必ずしも電極直下の脳活動を反映したものとはならない．とはいえ，脳波が神経細胞集団の同期的活動に由来していることは確かなので，脳波からある程度の脳機能を推測することができる．視床とその周辺の網様体神経核群は大脳皮質内の神経細胞の出力電位のリズム調整を担っていると考えられている（図2）[2]．

頭皮上に電極を2つ置いて，それらを脳波計につなげば2つの電極の電位差として波形が描かれる．基準となる電極（基準電極）を絶対ゼロ電位になる場所に設置できれば，もう一方の電極（記録電極）から正確な電位の脳波が記録できる．しかし脳波は非常に低い生体電位を増幅して記録しているので，被検者の体外に基準を置くと環境ノイズに脳波は

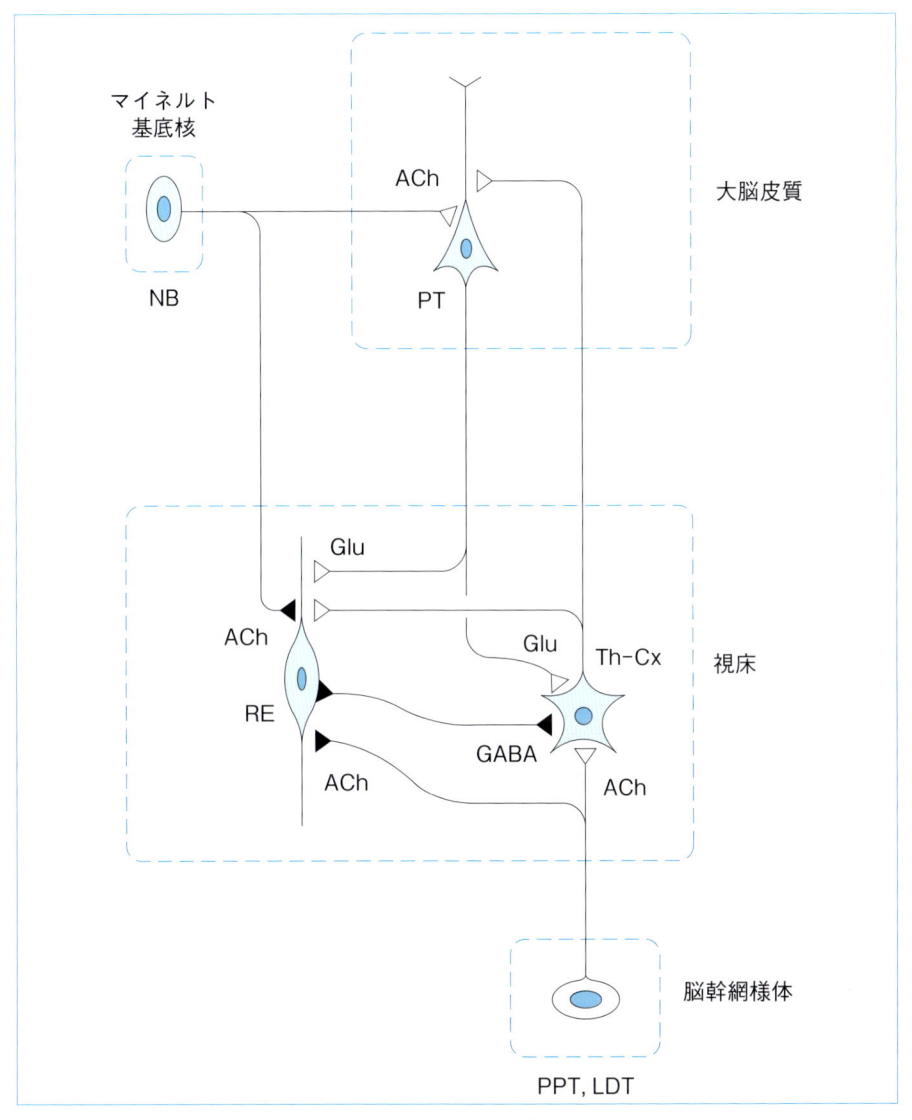

図2 脳波リズムに関与する脳構造とニューロン回路網
視床・大脳皮質間には相互連絡により閉回路が構成されている．この回路網を脳幹網様体とマイネルト基底核ニューロンが制御している．神経終末部のうち白色は興奮性，黒色は抑制性を示す．Th-Cx：皮質投射視床ニューロン，RE：視床網様核ニューロン，PT：大脳皮質大錐体細胞，PPT：脚橋被蓋核ニューロン，LDT：外背側被蓋核ニューロン，NB：前脳基底核（マイネルト）ニューロン，Ach：アセチルコリン，Glu：グルタミン酸，GABA：γ-アミノ酪酸．
（加藤元博：脳波の発生機序：解剖と生理．日本臨床神経生理学会認定委員会 編：モノグラフ 臨床脳波を基礎から学ぶ人のために．日本臨床神経生理学会，p3，2008[2]より引用）

埋もれてしまう．一方，生体は電流を伝導するので（容積導体），生体に絶対ゼロ電位となる部位は存在しないが，なかでも首より下は心電図（電位は脳波の約20倍）の影響が大きく基準電極を設置する部位には向かない．結局，日常検査で用いられるのは耳朶が多い．それでも心電図あるいは脳波が耳朶電極に多少伝わってしまい，ゼロ電位とまではいかな

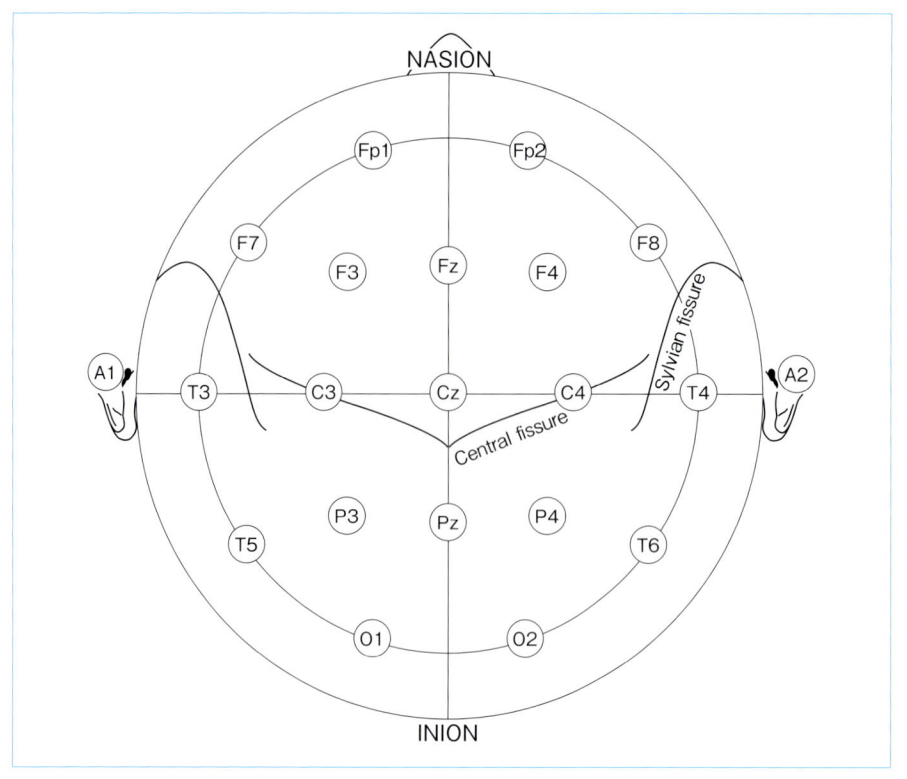

図3　10-20 国際法による記録電極の配置
nasion（鼻根部）と inion（外後頭隆起点），および左右の外耳孔をそれぞれ 10 等分し，さらに頭位の半周を 10 等分して 10%，20% の点に 19 個の電極を頭皮上に配置する．C3，C4 電極は中心溝上に位置している．

い．脳波を判読する際，基準電極がどの部位にあって，生体由来の電位の影響がどの程度あるのかに注意する必要がある．頭皮上の記録部位をふやして脳全体の活動を同時に記録しても基本的な原理は同じである．臨床検査では 14〜19 ヵ所が一般的だが，研究用には 256 ヵ所を同時に記録できる脳波計が市販されている．基準電極と記録電極の組み合わせは，アイデア次第で任意に決められるが，国際臨床神経生理学会連合（International Federation of Clinical Neurophysiology：IFCN）推奨の頭皮上での配置法（10-20 国際法）（図3）と基準電極と記録電極のつなぎ方（導出法）があり，世界中それにしたがって脳波を記録している．導出法には，基準電極導出法，双極導出法，平均電位基準法などが

ある．それぞれの導出法には有利な点と弱点があるので，それらの導出法を相補的に用いて脳波判読することで精度の高い判読を行うことができる．

電極導出法の種類

1．基準電極導出法（referential recording）

頭皮上の記録電極と耳朶においた電極との間で脳波を記録する方法である（図4A）．耳朶に脳波はなく，頭皮上の記録電極のみが活性しているという意味で単極（monopolar）導出ともよばれる．しかし，必ずしも耳朶電極の電位はゼロではないので，単極導出という言葉はできる限り避け，基準電極導出とよぶほうがよい．左右差，半球性の異常を見つ

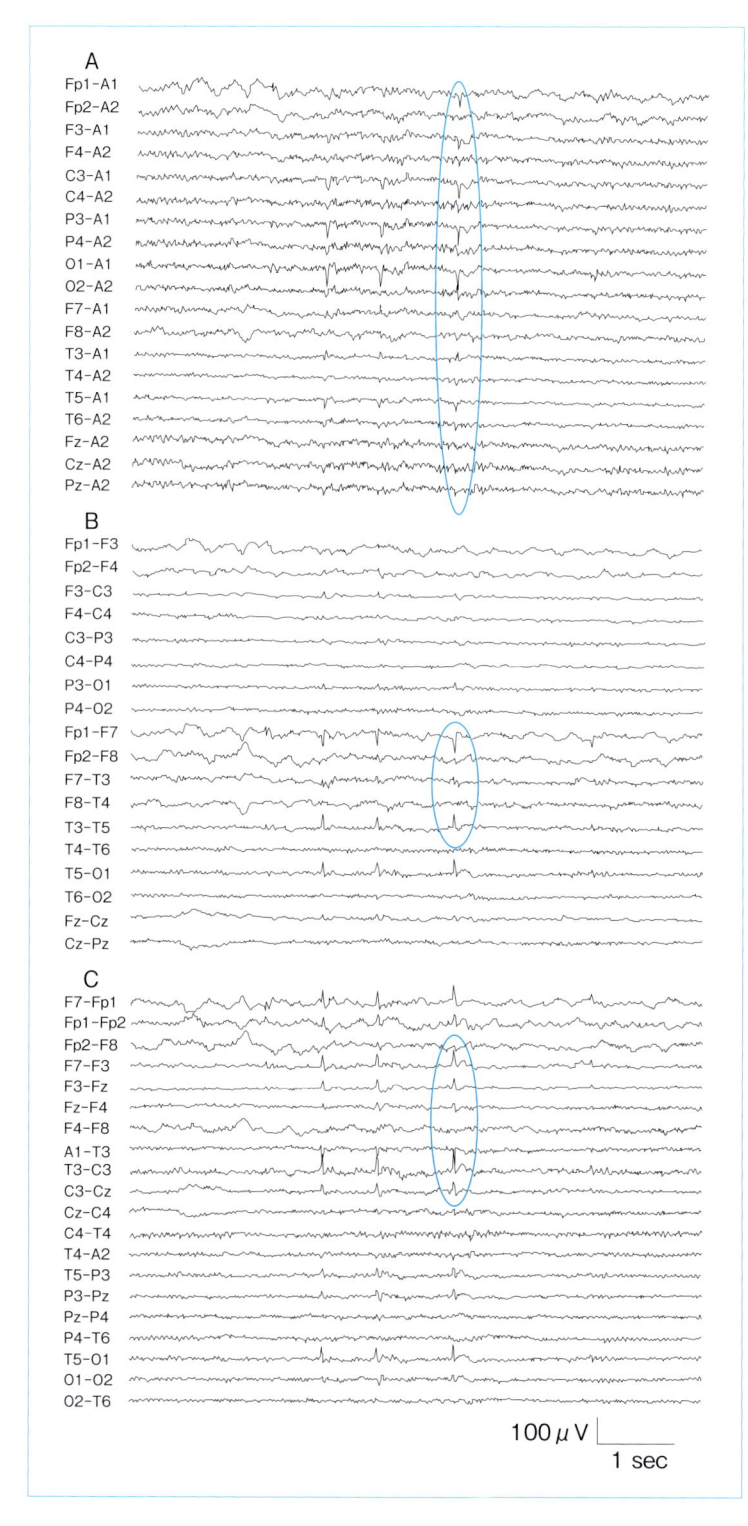

図4 リモンタージュによる棘波の局在決定法

A：耳朶基準電極導出記録．一見すると，O1を最大として左半球の電極に下向き（陽性）の棘波が出現しているが，F7-A1，T3-A1では小さな陰性棘波を認める．実際にO1に最大の陽性棘波が局在しているのか，あるいは耳朶電極の活性化のためか，にわかには判別しがたい場合がある．

B：縦方向の双極導出．Fp1-F7とF7-T3の間で位相が逆転しているので，F7付近に最大の陰性電位があることがわかる．

C：横方向の双極導出．F7-F3とF3-Fzの間では位相の逆転がないのでF7に最大の陰性電位があることがわかる．

結局Aでみられた O1の最大の下向きの波形は左耳朶の活性化（電位の大きさ F7≧T3≧A1＞T5）のためであったと結論できる．

けやすい特徴がある．仮に徐波や棘波がみられた場合には，最高電位の場所に局在しているとみなしてよいので，脳波を見慣れない臨床医に提示するときもわかりやすい．しかし，アルファ波や側頭葉てんかんの棘波が耳朶に波及することが多い（耳朶電極の活性化）ので，基準電極導出のみで局在を推定するのは危険であり，必ず双極導出と対比しなければならない．

2. 双極導出法（bipolar recording）

頭皮上においた2個の記録電極を，それぞれ基準電極，記録電極として記録する方法である（図 4B, C）．たとえば，側頭方向では，Fp1-F7→F7-T3→T3-T5→T5-O1 というように近接する電極を順次連結して記録することが一般的である．2つの電極間の電位差（相対振幅）をみるので，位相逆転（phase reversal）により局在性の異常を見出しやすい利点がある．注意しなければならないのは，2つの電極の電位差が小さいと振幅が低下し，平坦に見えることである．平坦であるとは2つの電極が等電位であることを示唆するのみで，ともにゼロ電位であることを意味するわけではない．

3. 平均電位基準法（average potential reference：AV）

AV 法は全電極から導出した脳波電位の平均値を基準とする．通常，開閉眼によって大きな電位が混入する Fp1 と Fp2 と耳朶を結合から除外することで，活性化しやすい耳朶電極を使用しなくてすむ．このように AV 法には脳波異常の局在を比較的明確に示しうる利点がある．しかし，どれか1つの電極に大きな入力（アーチファクト）が混入したりある程度広がりを持った高振幅の電位があったりすると全導出に影響するので注意を要する．

その他，平均型頭部外基準法（balanced non-cephalic reference：BN）や発生源導出法（source derivation：SD）などがあるが，紙面の都合上割愛する．

検査によってわかること

脳波活動は，外界の刺激や内的状態によって時々刻々と変化する．すべての脳機能検査は相補的に利用されることが望ましいが，他の脳機能検査よりも脳波が特に有利な点は，脳機能変化を簡便にリアルタイムかつ高時間分解能で視覚化できることである．CT，MRI，SPECT，PET，NIRS などは，血流や代謝を観察して間接的に脳機能を推測しているので，必然的に脳波より時間精度が劣ってしまう．たとえば，脳波ではせん妄時の微細な意識ないし注意水準の変化を徐波出現様式の程度で推測できることがあるが，他の検査では意識ないし注意水準の追跡は難しい．しかし，そのような脳波の特性を生かすためには記録者が適当な刺激を加えて意識水準を変化させたり，てんかんであればてんかん異常波が出現しやすい入眠時期に被検者を誘導したりする必要があるので，脳波検査依頼書には，被検者の状態と検査目的を記載しておくべきである．

脳波で覚醒水準をモニターする場合，背景活動の変化が役立つ．睡眠中には特徴的な脳波を指標に睡眠段階を判定する（表 1）．ところで，われわれは脳波判読の手順と報告書の書き方についてある程度の形式を推奨している（図 5）．そうすることで判読の際の見落としを減らし，依頼者に判読結果がわかりやすい報告書を作成でき，経時的に検査結果を評価しやすい．

判読手順（図 5）

1. 校正波形

校正波形を見て，すべての電極の設定で異常のないことを確認する．

表1 覚醒水準と脳波所見

覚醒水準	背景活動	特殊脳波波形・眼球運動
過覚醒・緊張状態・不穏状態	β波が主体，開閉眼の反応が乏しい	
覚醒安静状態	α波が主体，開眼でα波が抑制される	
傾眠・入眠期	低電位（さざなみパターン），奇異性α波	POSTs，緩徐な眼球運動
睡眠段階Ⅰ		頭蓋頂鋭波
睡眠段階Ⅱ		睡眠紡錘波，K複合
睡眠段階Ⅲ	広汎性高振幅δ波（<2 Hz）の群発が50%未満	
睡眠段階Ⅳ	広汎性高振幅δ波の群発が50%以上	
REM睡眠	低電位（さざなみパターン）	急速眼球運動

POSTs：Positive Occipital Sharp Transients of sleep

2．背景活動

背景活動では，特に後頭部アルファ波に注目する．アルファ波とは通常後頭部から側頭頭頂部にかけて認められる50 μV前後の8〜13 Hzの律動波で漸増減衰（waxing and waning）を繰り返す．アルファ波の出現条件は，安静・閉眼・覚醒の3つなので，出現しない場合，どの条件が満たされていないのか早い時期に確認しておく．条件が保たれているのにアルファ波が出現しない場合は高度な脳機能低下の可能性がある．背景にはアルファ波のほかにさまざまな周波数の活動がさまざまな部位で認められることが多いが，極端な左右差がない限り50 μV未満の活動は病的意義が乏しい．

3．非突発性異常波の確認

突発波でない異常波はすべて含まれるが，間欠性律動性徐波あるいは持続性不規則徐波が代表例であり，それぞれ機能性異常，器質性異常を示唆する．非突発性か突発性かを判定するのは熟練した判読医でも困難な場合がある．

4．突発性異常波の確認

背景活動から浮き立つ波で，棘波（spike），鋭波（sharp wave），棘徐波複合（spike and wave complexes），徐波バースト（slow burst）などを指す．生理的意義は，易興奮性（irritable）の状態，すなわちてんかん原性である可能性を示唆する．

5．賦活

開閉眼，光刺激，過呼吸，睡眠賦活，音刺激，痛み刺激などさまざまな方法によって脳波の刺激反応性をみることで潜在的な脳波異常を賦活したり，顕在している異常波の性状を調べたりすることができる．過呼吸賦活によるモヤモヤ病のre-build upは有名だが，磁気共鳴血管造影（magnetic resonance angiography）で確定診断できるので脳保護の観点からモヤモヤ病の過呼吸賦活法は推奨されない．

6．総合評価

異常の程度と覚醒レベル，可能なら臨床症状との関連を記載する．

以上，脳波で直接的に知ることのできるものは，全般性あるいは局在性の脳機能低下の程度，てんかん性波形の有無ぐらいである．あとは疾患特異的というより状態像の推測である．このことは，神経内科，脳外科などの器質的な脳神経系を扱う他の領域よりも状態像評価が診断・治療に大きく影響する精神科臨床において特に有用である．脳活動水準の客観的指標として脳波以上に鋭敏なものは今のところない．しかし，脳波は脳の"機能"を示すのみで，解剖学的病変は機能の変化を

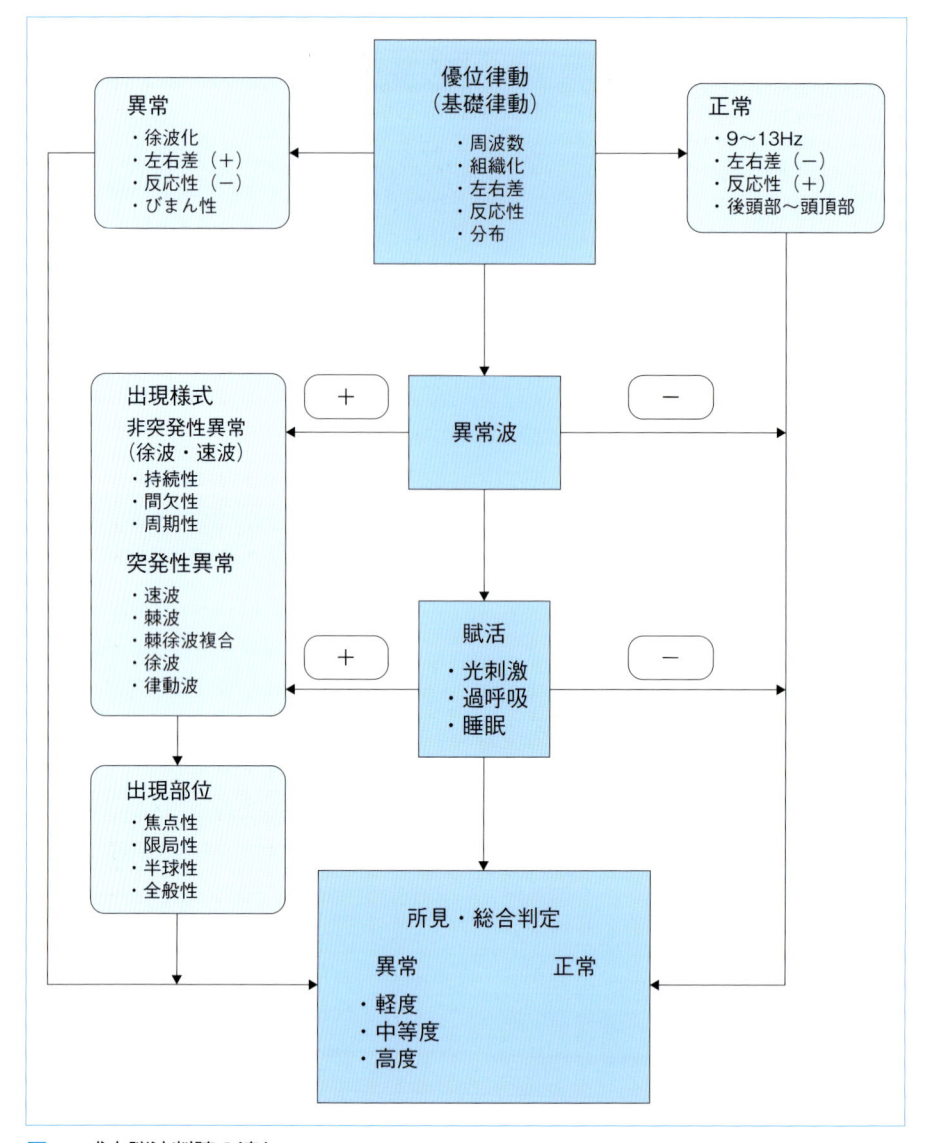

図5 成人脳波判読の流れ
脳波判読は手順通り行うことで，見落としを減らし，依頼者にわかりやすい報告書を作成できる．また，判読者が変わっても検査結果を比較しやすい（本文参照）．

通じて間接的に推定するに止まるという限界も常に気をつけておくべきである．

どのようなときに，何を目的にしてその検査をするか

脳波検査は，簡便・安価・非侵襲なので禁忌はない．必要な場合は躊躇なく検査したほうがよい．記録だけでも残しておけば，後方視的に診断・治療に役立つことがある．1回だけよりも状態変化に沿って複数回脳波検査を行ったほうが診断精度は格段に上がる．特に，薬物中毒や電気痙攣療法（electric convulsive therapy：ECT）などはイベント前の脳波があれば，急性期以後のフォローアップに役立つ．大抵の向精神薬は脳機能を変化させて，時に意識障害をきたすような副作用が出現する場合があるので，投薬前コントロー

表2 てんかんと見誤りやすい疾患（状態）

小児	成人
熱性けいれん，息止め発作	失神
軽症下痢に伴う発作	心因発作
睡眠時（入眠時）びくつき，悪夢	脳卒中（脳梗塞，脳出血），脳虚血発作
かんしゃく	不整脈発作
チック	頭部外傷
失神	急性中毒（薬物，アルコール），薬物離脱
心因発作	急性代謝障害（低血糖，テタニー）
急性代謝障害（低血糖，テタニー）	急性腎不全

ルとして脳波検査は行っておいたほうがよい．高齢者では日常生活には問題がなくても投薬前から脳機能が低下している場合がある．また，意識障害や思考障害が認められる場合，器質性脳障害除外のためにも脳波検査は行っておいたほうがよい．つまり，たいていの精神疾患とその類縁疾患は治療前に脳波検査を行っておいたほうがよいことになる．以下に精神疾患あるいは状態像に典型的な脳波変化について解説する．

● **てんかん**

てんかんとは大脳皮質神経細胞が過剰放電することが原因で意識消失発作やけいれん発作を繰り返す病気の総称で病因はさまざまである．発作時に脳波検査を行って，てんかん性異常波（棘波，鋭波，棘徐波複合，高振幅徐波など）の持続を確認できれば，確定診断を下すことができる．てんかん性異常波の起始部位を同定できない全般てんかんと起始部位が同定できる部分てんかんとでは，選択する抗てんかん薬や外科手術の適応が異なるので発作起始の脳波が特に重要であり，発作時ビデオ脳波同時記録が有用である．多くのてんかん患者では，発作のない時期（発作間欠期）でもてんかん性放電が出現するが，まれにてんかん性放電様の脳波が出現するてんかんでない被検者がいることに注意が必要である．意識消失発作あるいはけいれん発作を起こすてんかん以外の疾患（表2）の除外診断のためにも脳波は有用である．

● **薬物による脳機能変化**

たいていの向精神薬の影響で，背景脳波に非特異的な孤発性シータ波が混入したり，アルファ波が徐波化したりすることがある．特に，benzodiazepine系薬剤，barbital系薬剤の影響で前頭部・中心部付近を中心にベータ波の活性が上昇することがある（薬物速波）．これらの脳波変化は薬物による脳機能変化を示唆していると考えられるが，現時点では臨床症状との相関は乏しい．悪性症候群，serotonin症候群，lithium中毒などでは多焦点性あるいは全般性のデルタ波が出現する場合には意識障害をきたしていることが多い．一部の抗精神病薬や抗うつ薬（zotepine，chlorpromazine，三環系抗うつ薬など）はけいれん閾値を下げる．実際にけいれんが起きるような時期には多焦点性あるいは全般性に突発波が出現していることが多い．

● **意識障害**

意識障害のレベルは，一瞬注意の転導が遅れる程度から昏睡まで幅がある．原理の項で述べたように，脳波の駆動は視床-皮質間の閉回路で行われるので，脳幹機能がある程度保たれている場合は，意識障害の程度と脳波での徐波化の程度はおおむね相関する．昏睡

表3 意識状態と徐波化（自験42例）

意識状態	優位律動の周波数 (Hz)	優位律動の量	びまん性徐波の量	δ, θ 比	律動性徐波群の頻度	刺激反応 徐波抑制	刺激反応 優位律動 抑制	刺激反応 優位律動 周波数増加
清明	8以上	中〜多	少〜多	一定しない	中〜高	＋	＋	＋
清明	7〜8	少〜多	少〜多	一定しない	無〜低	＋	＋	＋
清明	6〜7	多	少	一定しない	無〜低	＋	＋	＋
JCS 1〜3	7〜8	少〜多	少〜多	一定しない	低〜高	＋	＋	－
JCS 1〜3	6〜7	中〜多	中〜多	一定しない	低〜中	＋	＋	＋
JCS 1〜3	5〜6	中	少〜中	一定しない	低〜中	＋	＋	＋
JCS 10〜30	7〜8	中	多	$\delta>\theta$	高	＋	＋	＋
JCS 10〜30	6〜7	中	多	$\delta>\theta$	高	＋	＋	－
JCS 10〜30	5〜6	中	中〜多	$\delta>\theta$	中〜高	±	＋	＋
JCS 10〜30	4〜5	中	中〜多	$\delta>\theta$	低〜高	±	±	＋

JCS：Japan Coma Scale，少：30％以下，中：31〜60％，多：61％以上，低：3回以下/5分，中：4〜15回/5分，高：16回以上/5分．

状態であるのに一見正常脳波を示すことがあり（アルファ昏睡），脳幹障害を示唆する．局在所見を示さず，かつ著明な徐波化を認めた42例（女性17人，年齢22〜66歳，代謝性脳症22例，低酸素脳症10例，膵炎6例，急性アルコール中毒2例，急性薬物中毒2例）の優位律動の周波数と出現量，律動性徐波群の周波数と出現量，刺激反応の程度と意識障害の程度を検討した自験例では，意識障害の程度が重くなるほど徐波化が進む傾向であった（表3）．実際には脳波の出現様式は個人差が大きいので，単回の検査より症状変化に合わせて経時的に脳波を測定するほうが意識障害の客観的指標となりうる．また，意識あるいは注意水準は常に変動しているので，検査中に適宜刺激を与えて（あるいは与えずに）脳波の反応性を確認することも重要である．

睡眠障害

ナルコレプシー（narcolepsy）の入眠早期REM（sleep onset rapid eye movement）は有名であるが，1日に繰り返し入眠までの時間とREM出現を調べる睡眠潜時反復検査（multiple sleep latency test）や睡眠中に脳波とともに，呼吸数，心拍数，筋電図など他の生理学的検査も同時に行う検査（睡眠ポリグラフ検査）によって，ナルコレプシー以外にも睡眠時無呼吸症候群や過眠症など睡眠障害を精査できる．航空機パイロットや列車の運転士の適正検査では脳波は必須項目となっている．

うつ病性昏迷状態と電気痙攣療法

うつ病性昏迷状態では外界刺激に対する応答が減弱しており，問診や理学的検査だけでは十分に情報が得られない場合が多い．鑑別診断には器質性脳障害，非けいれん性てんかん発作（non-convulsive status epilepticus），解離性昏迷状態などが挙げられる．これらの疾患を除外するために脳波検査は有用である．一般にうつ病性昏迷では特異的な異常波は出現しないが，緊張状態が遷延しているため背景脳波はアルファ波の出現率は低く，ベータ

波が主体であることが多い．うつ病性昏迷状態の時期にパルス波治療器（Thymatron®）を用いて ECT を行うことがある．パルス波治療器には3チャンネルの脳波計が組み込まれており，通電前後の前頭部の脳波をモニターできる．てんかん患者の全身強直間代性けいれん発作時と同様，ECT でも強直期，間代性けいれん期，けいれん後と脳波が変化する．けいれん後，平坦であった脳波は徐々に律動波が出現し，アルファ波が出現するころに患者も覚醒する．覚醒後も全般性あるいは限局性に異常波が残る場合があり，通常は2～3ヵ月以内に治療前の状態に戻るが，まれには異常波の出現がそれ以降も続くことがある．ECT 施行前から経時的に脳波検査を施行することで，治療後の脳機能回復の客観的指標として役立つ．

認知症

脳の老化を反映して高齢者ではアルファ波が徐波化・低振幅化したり，刺激反応性が低下したりするが，個体差が大きく直接臨床症状とは相関しない．高齢者のうつ病，せん妄，てんかんなどは認知症と鑑別を要する場合がある．これらの疾患は認知症とは予後が異なるので鑑別は重要であり，他の画像検査とともに症状変化に従って脳波検査を複数回行うことで診断精度を上げることができる．アルツハイマー型認知症（Alzheimer's disease）では初期には脳波異常は目立たないが，脳萎縮が進行するに従って徐波化も進行する．レビー小体型認知症（dementia with Lewy bodies）ではアルツハイマー型よりも早期から徐波化が認められることが多い．前頭側頭型認知症（frontotemporal dementia）では前頭部と側頭部に徐波が多く出現する．脳血管性認知症（vascular dementia）では，多巣性に徐波が出現する．クロイツフェルトヤコブ病（Creutzfeldt-Jakob disease）では発症早期から急速にアルファ波の徐波化が進行し，ミオクローヌスが出現するころには periodic synchronous discharge という特徴的な脳波となる．

誘発電位と事象関連電位

大脳誘発電位（cerebral evoked potentials）は，末梢感覚神経を刺激することにより，感覚経路の少なくとも一次感覚受容野レベルまでの機能をミリ秒単位で検査できる（図6）[3]．誘発電位は脳波の振幅に比べて非常に小さいが，信号加算平均法（signal averaging）を用いると背景の脳波は平均化され平坦となり，刺激に同期した反応だけが強調される．脳波検査は自律的な脳機能を評価しているのに対して，誘発電位は特定の感覚から入力される外部刺激に関連した脳機能を評価している．臨床検査では，末梢神経電気刺激による体性感覚誘発電位（somatosensory evoked potential），クリック音刺激による聴覚脳幹誘発電位（brainstem auditory evoked potential），パターン反転刺激による視覚誘発電位（visual evoked potential）などがある．また，大脳皮質運動野を頭皮上から磁気刺激して，被検筋の筋電図を記録する運動誘発電位（motor evoked potential）も誘発電位に含まれる．

事象関連電位（event-related potentials：ERPs）は一般的に感覚刺激に関連した注意・認知などの心理的な活動により変動する脳電位を指す．2種類以上の刺激を呈示して刺激ごとに別々に加算平均を行い，それらを引算することで，刺激の物理的性状由来の成分を相殺し，刺激弁別，判断，行動といった誘発電位より高次の情報処理過程を調べることができる（図7）．以下に精神疾患では特によく検討されている P300 とミスマッチ陰性電位（mismatch negativity：MMN）につ

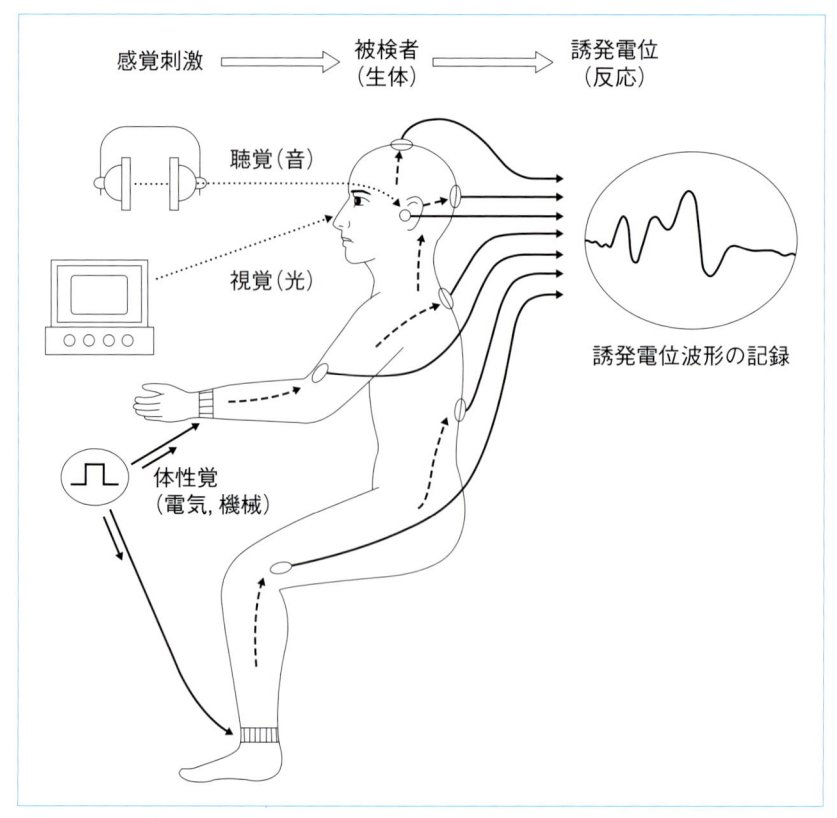

図6 誘発電位の実際
音，パターン，電気刺激を被検者に与えて，生体（被検者）の感覚系から発生する反応（誘発電位）を電気波形として体外に導出して記録する．
(吉江信夫：誘発電位を理解するために．中西孝雄，吉江信夫 編：臨床誘発電位診断学．南江堂，東京，p6，1989[3])より許諾を得て転載)

いて簡単に解説する．

P300（図8）

呈示頻度を変えて（多くの場合は4：1以上），2種類の刺激をランダム呈示し（オッドボール課題，oddball paradigm），低頻度刺激（標的刺激）でボタンを押すと，刺激呈示後300〜400 msにPzを最大としてP300が誘発される．オッドボール課題は被検者の注意をコントロールしやすいので，P300は再現性が高くしかも振幅が大きいので比較的少ない加算回数でも安定した波形が得られるため臨床検査に向いている．問題点は，①用いられた課題によってP300の心理・生理学的解釈をする際，意思決定，刺激評価，判断後処理過程，文脈の更新など多様な状態を考慮すること，②健常群と疾患群の群間比較ではP300の潜時や振幅の異常が多数報告されているが，個体差が大きく正常値が決定されていないこと，③課題遂行のために被検者の協力が必要であることなどである．

MMN（図9）

同じオッドボール課題でも呈示刺激を無視して，たとえば音刺激課題時に無声映画を見るなど課題とは別の感覚に注意を向けさせるとP300は出現せずに，低頻度刺激に対する反応が高頻度刺激に対する反応よりもFz〜Czを最大として刺激呈示後100〜200 msで陰性にシフトする（図9）．この陰性シフト

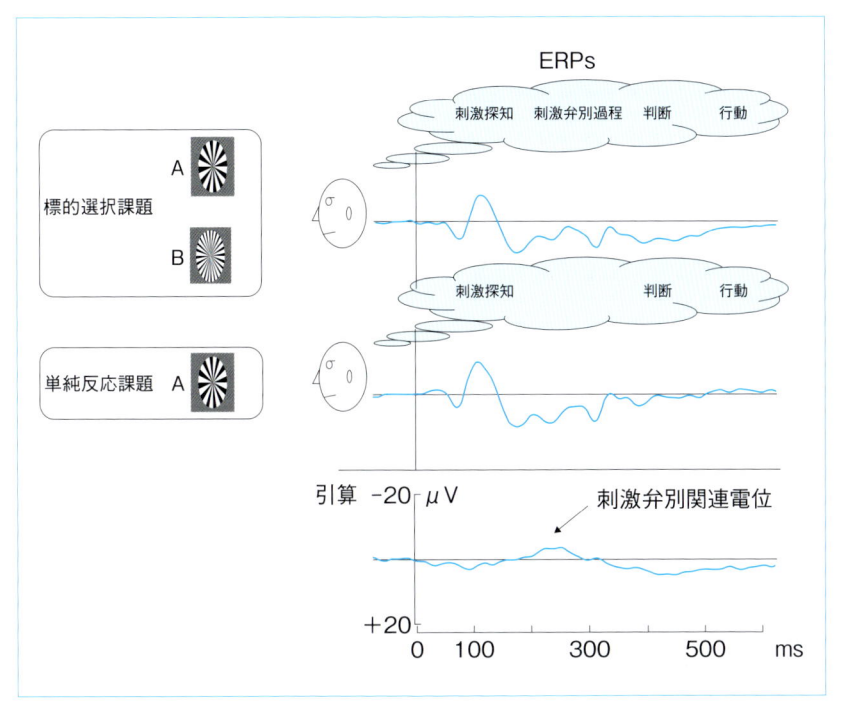

図7 事象関連電位の仮説模式図
たとえば，羽根の枚数の異なる2種類の風車模様（A, B）をモニター画面にランダム呈示してBのときに反応ボタンを押してAでは押さないように指示すると（標的選択課題），被検者は刺激を「探知」した後，AとBを「弁別」しAではボタンを押さないという「判断」をして「行動」する．一方，Aだけを呈示して，刺激が出たら反応ボタンを押すように指示すると（単純反応課題），被検者は刺激を「探知」した後，ボタンを押すという「判断」をして「行動」する．すなわち，単純反応課題ではAとBを弁別する過程がないため，それぞれの課題でのAに対するERPsを引算すると刺激情報処理過程のその他の電位は相殺されて，刺激弁別関連電位だけが残る．このように，ERPsでは脳波の平均加算法と引算を組み合わせて刺激に時間同期した高次の刺激情報処理時の脳活動を調べることができる．

がMMNとよばれているが，非注意条件でも注意条件でも同じように誘発されることから注意に依存しない前注意（pre-attentive）成分とされている．脳内感覚情報処理の一仮説として，入力された感覚情報処理は注意を必要としない自動処理過程と注意処理過程が時間的に並行して行われ，自動的処理過程が先行してその後必要な場合は注意的な処理過程に進むという選択的注意二段階仮説（selective attention two stage theory）がある．この仮説では，自動的な処理過程では入力情報は以前の記憶と比較照合され，変化があればミスマッチと自動判定され，その反応が注意シフトのきっかけ（cue）となれば情報は注意処理過程へ進む．この仮説は膨大な外界情報が感覚器から脳内に入力されてくるなかで，大脳に必要以上に負荷をかけることなく情報を迅速かつ効率よく処理し，行動決定するシステムをうまく説明しており，MMN研究はこの仮説に基づいて展開されている．

MMNの臨床研究

さまざまな精神疾患でP300異常が報告されているが，P300は上記の問題点を未だに

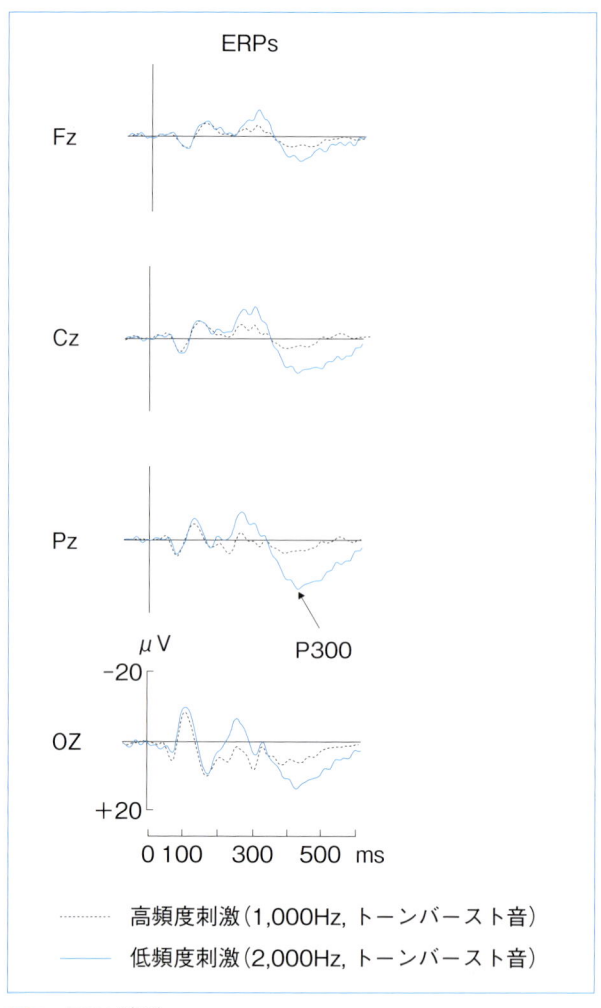

図8 P300波形
標準刺激（1,000 Hz トーンバースト音）と標的刺激（2,000 Hz トーンバースト音）をそれぞれ80％，20％の割合でランダム呈示して，標的刺激が呈示されたときにボタンを押すように指示すると標的刺激に対するERPsでは潜時300～600 msにP300が出現する．

克服できていないために臨床検査にまでは至っていない．一方，MMNはN-methyl-D-aspartate（NMDA）受容体の応答に関連していること，統合失調症の左側頭葉横側頭（Heschl）回の容積減少，罹病期，陰性症状と相関があることが報告されており，現在は前駆期あるいは初発統合失調症を対象に遺伝子，MMN，MRIなどを組み合わせた生物学的指標（biomarker）作成のための前向き研究が進行中である．

まとめ

精神科臨床医が読者であることを念頭に臨床脳波の原理・脳波の意義・検査目的などについて概説した．発達段階の脳波，睡眠の脳波，誘発電位（事象関連電位を含む）の各成分の解説，実験脳波なども非常に重要な事項

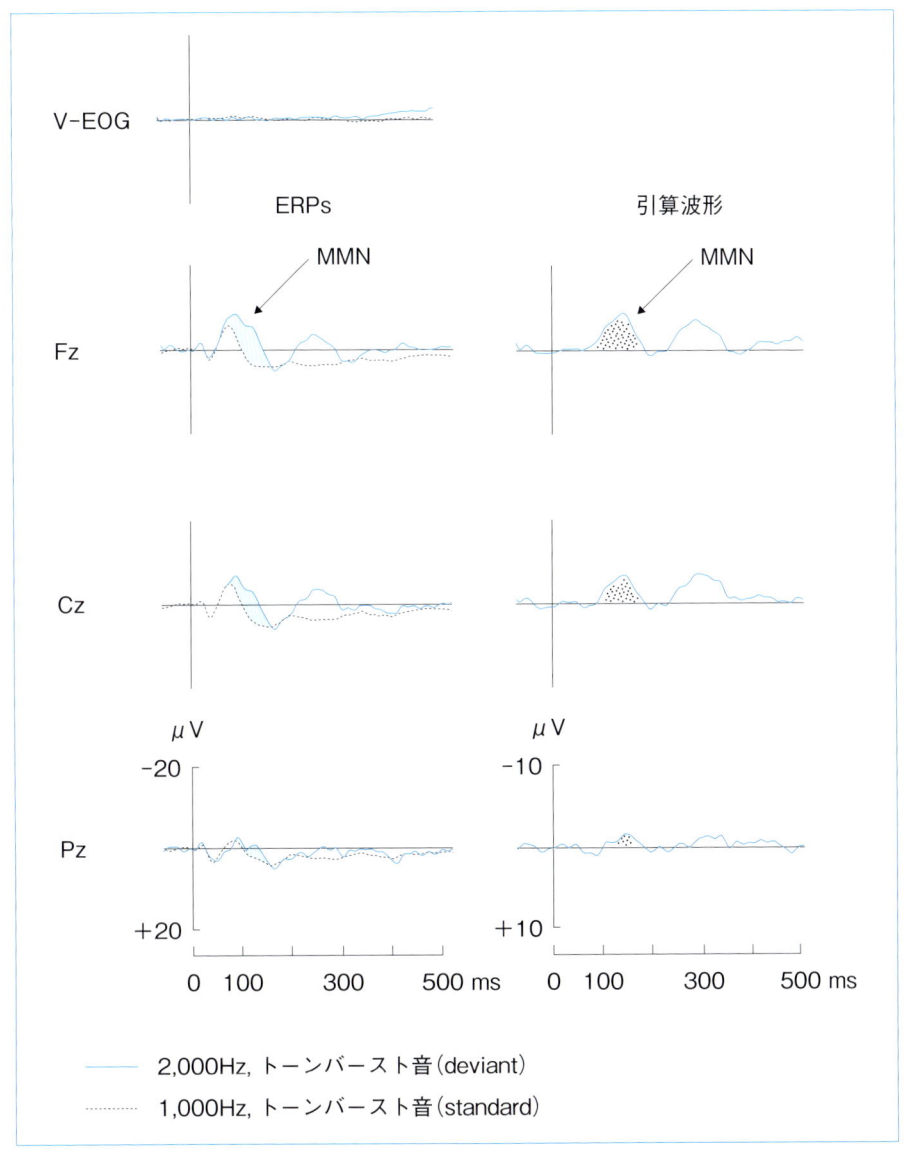

図9 MMN 波形
図8と同じ課題だが，被検者には黙読して聴覚刺激は無視するように指示した．低頻度刺激（2,000 Hz トーンバースト音）に対する反応から高頻度刺激（1,000 Hz トーンバースト音）に対す反応を引算するとFz, Czを最大として潜時100〜200 msに陰性シフトを認める（ドット部）．V-EOG：垂直眼球運動.

であるが，紙幅の都合上割愛せざるを得なかった．近年，脳機能画像機器を用いた生物学的精神医学研究の発展は目覚ましいが，臨床脳波の研修を行える施設は少なくなっているように思われる．臨床脳波は一部自動解析が試みられているが，現在でもヒトの視察による形態学的判読が主流である．多くの精神疾患がそうであるように，臨床脳波も異常と正常の境界があいまいであったり，個々の脳波波形にバリエーションが多かったりで実際には教科書通りにはいかない．しかし上述したように，脳波は他の器質的な脳神経系の領

域よりも精神科領域において有益であり，他の検査では得られない情報を非侵襲かつ簡便に提供するので，今後もさらに多くの精神科医が脳波を臨床に活用されることを期待する．

謝　辞

本項の作成にあたり九州大学大学院医学研究院臨床神経生理学講座の飛松省三教授より貴重な助言を賜りました．ここに感謝の意を表します．

文　献

1) 堀　浩，内海庄三郎：脳波の臨床教室――一般臨床家のために――．大日本製薬，1990
2) 加藤元博：脳波の発生機序：解剖と生理．日本臨床神経生理学会認定委員会 編：モノグラフ臨床脳波を基礎から学ぶ人のために．日本臨床神経生理学会，p3, 2008
3) 吉江信夫：誘発電位を理解するために．中西孝雄，吉江信夫 編：臨床誘発電位診断学．南江堂，東京，p6, 1989

II それぞれの画像検査法と臨床応用

9 MEG（脳磁図）

東京大学大学院医学系研究科 病態診断医学講座　湯本真人

原理

　脳磁図（Magnetoencephalography：MEG）は，脳神経細胞群の電気的活動により頭部周囲に発生する微弱な磁場を記録する検査法である．電流の周囲には磁場が発生するが，その磁場の向きは電流の向きに右ねじを進める際にねじを回す方向と一致する（図1）．我々の頭部の周囲にも，脳の自発的活動によって常に磁場が発生している（図2）．ただし，この磁場は非常に微弱なため，脳磁場計測は外来磁場ノイズを低減するための専用の磁気シールドルーム内で，Superconducting Quantum Interference Device（SQUID：超伝導量子干渉素子）磁束計とよばれる超高感度磁気センサを用いて行われる．SQUID磁束計は超伝導状態で機能するため，脳磁図計測装置（脳磁計）は通常，液体ヘリウムを充填して稼働させる．SQUID磁束計は磁場を計測するためのプローブ（検出コイル）を備えており，この検出コイルにおける磁束密度を計測する[1]．

　現在普及している脳磁計には，空間感度特性の異なるいくつかの検出コイルが採用されている（図3）．これらのうち，マグネトメータは単純にその場の磁束密度を計測するが，一次微分型グラジオメータは近接した2ヵ所（その間隔をベースラインとよぶ）の磁束密度の差を計測する．近接した2ヵ所の磁束密度は，その発生源がベースラインに比べて十分遠方にある場合はほぼ等しくなるため，グラジオメータは発生源が遠くなると急激に検出感度が低下する特性を持つ．したがって，脳深部の発生源に対してはマグネトメータのほうがグラジオメータよりも感度が高い反面，遠方からの環境磁場ノイズの影響もマグネトメータのほうが受けやすい．都市部では磁気シールドルームを用いてもなお，外来ノイズ（特に電車の架線・帰線電流）のためにマグネトメータを実用に供することはこれまで困難であったが，近年，特殊な空間フィルタ（Signal Space Separation：SSS）[2]が開発され，都市部でもマグネトメータを利用することが比較的容易になっている．これにより，内側型側頭葉てんかんにおける焦点など，比較的深部の電源の検出感度および局在推定の精度向上が見込まれる[3]．

　図4に，本邦で普及している脳磁計の一例を示す．現在はこのような，頭部全体を多チャンネルの磁気センサで覆った全頭型脳磁計が主流になっている．被検者の頭部を収納するヘルメット状のセンサ部のデュワ内側面には，頭部全体を覆うように多数の検出コイルが密集配置されている．検出コイルにおける磁束密度はSQUID磁束計で電圧に変換され，

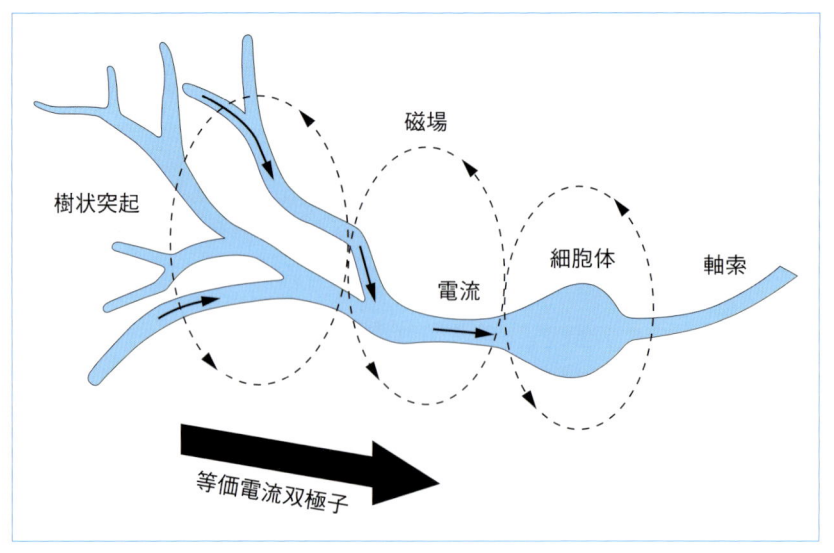

図1 神経活動による電流と磁場
樹状突起を流れるシナプス後電流の方向とその周囲に生じる磁場の向きとは，右ねじを進める方向と回す向きに対応している．神経細胞を起源とする磁場の発生源は，等価電流双極子としてモデル化される．

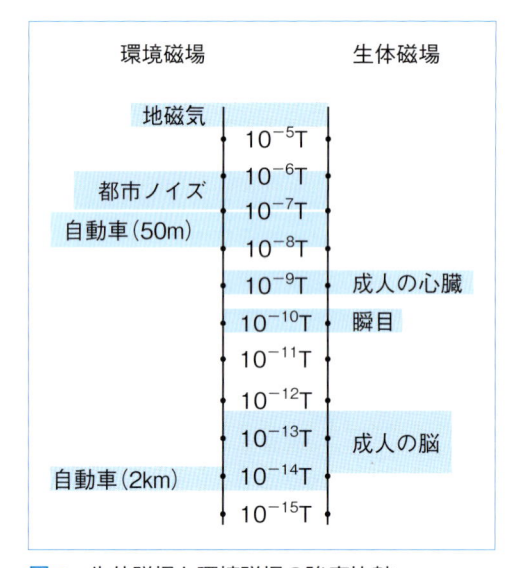

図2 生体磁場と環境磁場の強度比較
ヒトの頭皮上で観測される自発脳磁場の信号強度（磁束密度）は，100 fT〜1 pT のオーダ（femto-Tesla：fT；10^{-15} T，pico-Tesla：pT；10^{-12} T）で，地磁気の約1億分の1．

アンチエイリアスフィルタ（antialias filter）を経て analog-to-digital（AD）変換され，デジタルデータとして記録される．脳磁計は通常，脳磁図以外の脳波や眼電図，筋電図などを同時記録するための外部入力ポートを備えており，脳磁図の信号と同時にAD変換され，デジタルデータとして取り込むことが可能となっている．また，誘発脳磁場を記録するためのトリガ信号入力・出力ポートや加算平均処理をリアルタイムで行うための信号処理ユニットなどを備え，脳磁図を含む数百チャネルの入力の選択加算平均処理が可能となっている．脳磁図の時間分解能は，AD変換の際のサンプリング周波数に依存するため，半導体プロセスの進歩により今後とも向上が見込まれるが，現在0.1ミリ秒のオーダに達している．

脳磁図で得られる脳活動の空間情報は，Magnetic Resonance Imaging（MRI）などの解剖画像と重ねることにより正確な評価が可能となるため，脳磁計には，計測前に被検者の頭部に座標を設定し，計測時のヘルメット内における頭部の位置を把握するためのシステムが備えられている．脳磁図によって記録

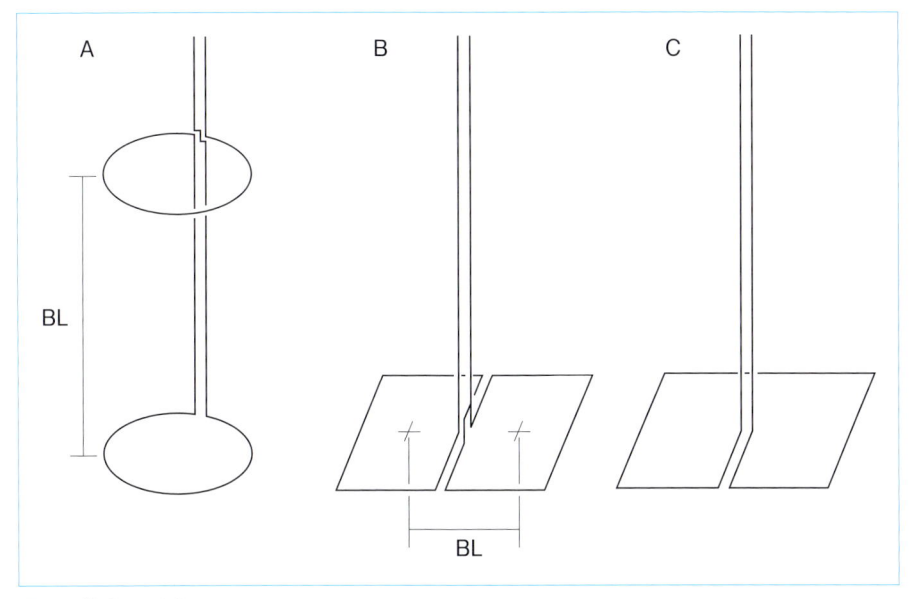

図3　検出コイル
現在，一次微分型グラジオメータ（A：軸型，B：平面型）とマグネトメータ（C）が検出コイルとしてもっとも普及している．一次微分型グラジオメータは，互いに逆向きのコイルをベースライン（BL）を隔てて並置し直列接続したもので，二点の差（BLで除せば勾配：gradientに相当）を計測する．

された突発性異常波や誘発脳磁場成分の局在推定のために，複数の局在推定アルゴリズムが開発され実用化されている．

臨床でもっともよく使われるものは均一導電率球内単一電流双極子モデルである．頭部を導体球と見立てそのなかに電流双極子を仮定すると，各検出コイルに作る磁束密度が計算できるが，これらの計算値と実測値との誤差が最小となる電流双極子の位置とモーメントを収束演算によって求める．このモデルは，てんかんにおける棘波や鋭波など，背景活動から際立った焦点性の局在が想定されるような場合や，誘発脳磁場の第一皮質成分のように，空間的に広がる前の一次感覚野に限局した電源が想定されるような場合に適している．

特性

脳波が記録する頭皮電位の発生源は，主として大脳皮質における神経細胞（とりわけ錐体細胞）のシナプス後電流であると考えられており，脳磁場の発生源も同様と考えられている．ところが発生源は同じでも，脳波と脳磁図がそれぞれ記録する物理量の生体内での振舞いの違いから，この2つの検査法の特性には少なからぬ差異が存在する．

第一に，局在推定精度における脳磁図の優位性が挙げられる．我々の頭部は脳実質・脳脊髄液・頭蓋骨・頭皮などの組織で構成されるが，これらの組織の導電率には約200倍の開きがあるのに対し，透磁率はいずれの組織も空気とほぼ同じ値である．脳波の計測結果から脳内電源（電流双極子）の局在を高精度に求めるには，これらの組織の複雑な3次元形状と正確な導電率を組み入れたコンピュータ演算が必要となるが[4]，脳磁図の場合は，電流双極子と磁気センサが磁気的に均一な媒質中にあるという仮定が成り立つため，脳波

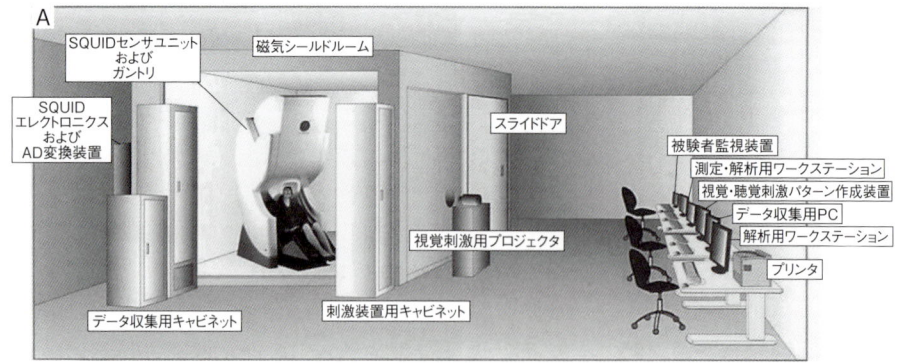

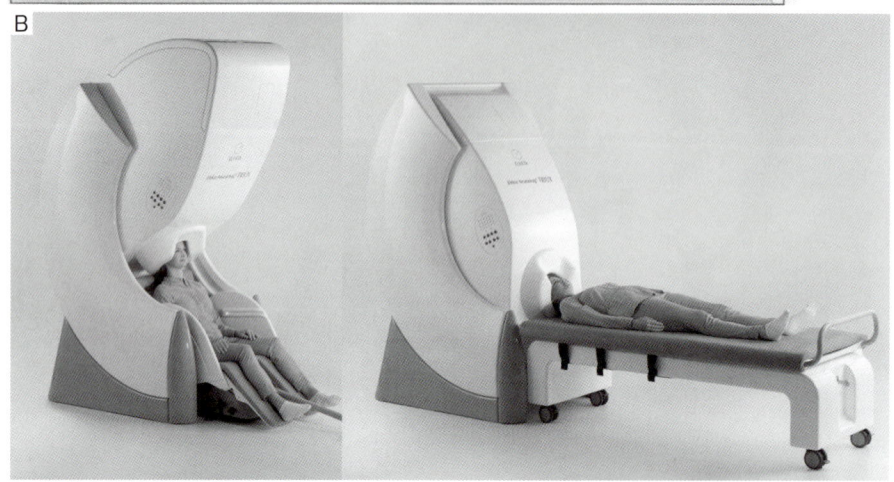

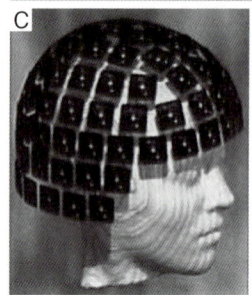

図4 Elekta Neuromag 社製 306 チャネル全頭型脳磁計
A：脳磁計システムのレイアウト例（磁気シールドルームの内部は透視）．B：306 チャネル分の SQUID 磁束計が全頭を覆うように配置され，液体ヘリウムを充塡することで超伝導状態で高感度磁気センサとして動作する．ガントリの傾きが可動式になっており，被検者の姿勢は仰臥位，座位のいずれでも記録できる．C：102 箇所に配置されたディテクタ・アレイが頭部全体を覆う．1 つのディテクタ・アレイには，勾配の方向が 90 度異なる平面型グラジオメータ（図3B）2 つとマグネトメータ（図3C）1 つが収納されている．

に比べ簡便な演算で高精度に電源局在を求めることができる．

　第二に，電流双極子の向きにより，双方の検出感度が乖離することが挙げられる．脳波は電流双極子が法線（頭皮に垂直）方向のときに，脳磁図は接線（頭皮に平行な）方向のときにもっとも検出感度が高くなる．また，頭部を均一導電率（または導電率分布が球対称）の球と仮定した場合，脳磁図は法線方向の電流双極子を理論的に検出できない（図5）．これらのことは，電流双極子の向きにより，脳波でよく見えて脳磁図で見えなかったり，逆に脳磁図でよく見えて脳波で見えなかったりすることがあり得ることを示唆している．電流双極子の本態は，主に脳表に垂直に向いた錐体細胞の尖樹状突起内のシナプス後電流であると考えられるため，概して脳波は脳回，脳磁図は脳溝に対して相対的に感度

が高いといえる．

第三に，深さによる感度低下の特性の違いが挙げられる．脳磁図の場合，感度の高い接線方向の電流双極子も深さが深くなり中心部にまで達すると，法線方向の電流双極子が見えないのと同じ理由で脳磁図では検出できなくなる．また，軸索における活動電流のように，モーメントの大きさがほぼ等しい逆向きの電流双極子のペア（四重極子）は，細胞外電流が作る頭皮電位を計測する脳波では検出できても，主に細胞内電流が作る磁場を計測する脳磁図では，逆向きの電流双極子が作る磁場同士が互いにキャンセルしてしまい，ほとんど検出できない．脳磁図は皮質の活動には高感度である一方，皮質下の活動に対する感度は脳波に比べて低い．脳波と脳磁図の比較のまとめを表1に示す．

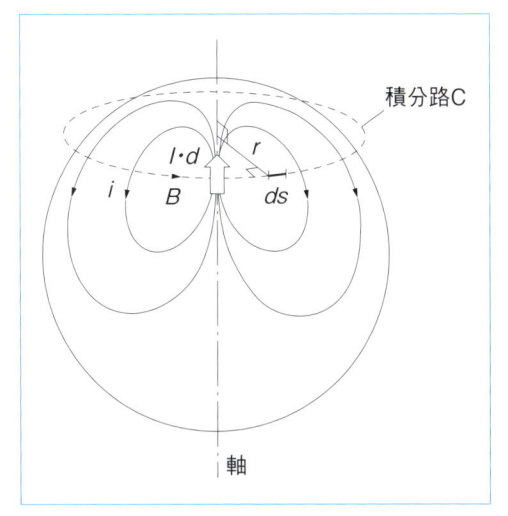

図5 法線方向の電流双極子は球外に磁場を作らない

導体球内の法線方向の電流双極子 M（モーメント：$I \cdot d$）が，球外に磁場 B を作るとすると，B は球内の電流分布の軸対称性から，やはり軸に対し対称となる．そこでこのような磁場 B を任意に図のようにとり，B に沿った積分路 C で B を積分すると，軸対称性から $\oint_c B ds = B \oint_c ds = 2\pi rB$，また Ampére の周回積分の法則より $\oint_c B ds = \mu \sum i$ となる．ここで $\sum i$ は積分路 C が張る閉曲面を貫通する電流の代数和を意味するが，球内の電流は連続しており，下→上と上→下の貫通の向きによって符号を考慮した和であるため $\sum i = 0$ となり，上2式より $\oint_c B ds = 2\pi rB = 0$，すなわち $B = 0$ となる．
積分路 C の半径 r が小さくなり C が球内に含まれると，$\sum i = 0$ が成立しなくなり $B \neq 0$．すなわち球内には磁場は発生している．

どのようなときに，何を目的にしてその検査をするか

脳磁図検査は，自発性の脳活動を計測する自発脳磁場と，刺激関連および事象関連脳応答を加算平均する誘発脳磁場に大別され，それぞれ電位計測における脳波検査，誘発電位検査に対応するが，その適応は，脳磁図が脳波と相補的な関係にあるなかで，脳磁図の特性や脳波に対する優位点に着目すると，表2のようにまとめられる[5,6]．本邦における脳磁図検査依頼疾患の全検査数における割合は，2009年5月の調査時点で，てんかん37％，脳腫瘍17％，認知症12％，脳血管疾患10％，神経変性疾患8％，その他15％となった[7]．

表1 脳波と脳磁図

比較項目	脳波	脳磁図
測定物理量	電圧（V）	磁束密度（T）
導出法	あり（←電圧は相対量）	なし（←磁束密度は絶対量）
局在推定精度	低	高
検出感度の高い電源の方向	法線方向（→脳回）	接線方向（→脳溝）
検出できる深さ	皮質＋皮質下	ほぼ皮質のみ

表2 どのようなときに検査し，何がわかるか

脳磁図検査の種類	どのようなときに検査するか	検査により何がわかるか
自発脳磁場	・てんかんを疑う症例において脳波異常が得られない場合 ・てんかん症例において脳波による病型診断が困難な場合 ・薬剤抵抗性てんかん症例において外科治療が考慮される場合 ・器質的病変の近傍脳組織に機能異常が考えられる場合 ・精神疾患や認知症などの機能的疾患において脳の局所異常が考えられる場合	・脳波では目立たない異常波を検出できる場合がある ・複数部位から発生する異常波を脳波より容易に分離できる場合がある ・異常波の局在診断が脳波よりも簡便でかつ局在精度が高い
体性感覚誘発脳磁場 (somatosensory evoked magnetic fields：SEF)	・脳の器質的または機能的疾患において，開頭手術・血管内治療・放射線治療が考慮される場合，中心溝の同定，身体部位別の体性感覚機能局在の同定，身体部位別の体性感覚機能障害の評価などが必要とされる症例 ・末梢から中枢にいたる体性感覚系の一部に異常が疑われる症例において，大脳皮質レベルでの機能異常を客観的に評価する必要がある場合	・皮質下由来の成分が観察されにくいため，大脳皮質レベルの活動を選択的に観察しやすい ・病変やそれに伴う浮腫のために画像上同定しにくい中心溝の位置を同定することができる ・身体部位別の体性感覚機能局在を高い精度で同定できる ・一次体性感覚野の脳溝の機能を評価できる
聴覚誘発脳磁場 (auditory evoked magnetic fields：AEF)	・脳の器質的または機能的疾患において，開頭手術・血管内治療・放射線治療が考慮される場合や，聴覚野の同定や大脳皮質聴覚野の機能障害評価が必要とされる場合 ・末梢から中枢にいたる聴覚系の一部に異常が疑われる症例において，大脳皮質レベルでの機能異常を客観的に評価する必要がある場合	・左右の聴覚野の反応を明確に分離して評価することが可能 ・大脳皮質聴覚野の一側性の異常や軽微な左右差の存在を検出可能 ・初期成分の信号源局在は側頭葉疾患の外科治療において機能的なランドマークとして有用
視覚誘発脳磁場 (visual evoked magnetic fields：VEF)	・脳の器質的または機能的疾患において，開頭手術・血管内治療・放射線治療が考慮される場合や，視覚野の同定や大脳皮質視覚野の機能障害評価が必要とされる場合 ・末梢から中枢にいたる視覚系の一部に異常が疑われる症例において，視覚機能の異常を客観的に評価する必要がある場合	・左右後頭葉の視覚野の反応を分離して評価することが可能 ・大脳皮質視覚野の一側性の異常や軽微な左右差の存在を検出可能 ・初期成分の信号源局在は後頭葉疾患の外科治療において機能的なランドマークとして有用
運動関連脳磁場 (movement-related magnetic fields：MRF)	・脳の器質的または機能的疾患において，開頭手術・血管内治療・放射線治療が考慮される場合に，中心溝の同定，身体部位別の運動機能局在の同定，身体部位別の運動機能障害の評価などが必要とされる症例 ・中枢から末梢にいたる運動系の一部に異常が疑われる症例において，大脳皮質レベルでの機能異常を客観的に評価する必要がある場合	・自発的な運動に先行して運動関連領野から出現する反応のうち，運動対側の成分は脳波よりも明瞭に記録できる
言語関連脳磁場 (language-related magnetic fields：LRF)	・脳の器質的または機能的疾患において，開頭手術・血管内治療・放射線治療が考慮される場合 ・脳の器質的または機能的疾患において，言語野の他覚的な機能障害評価が必要とされる場合	・言語優位半球の同定に資する情報が得られる

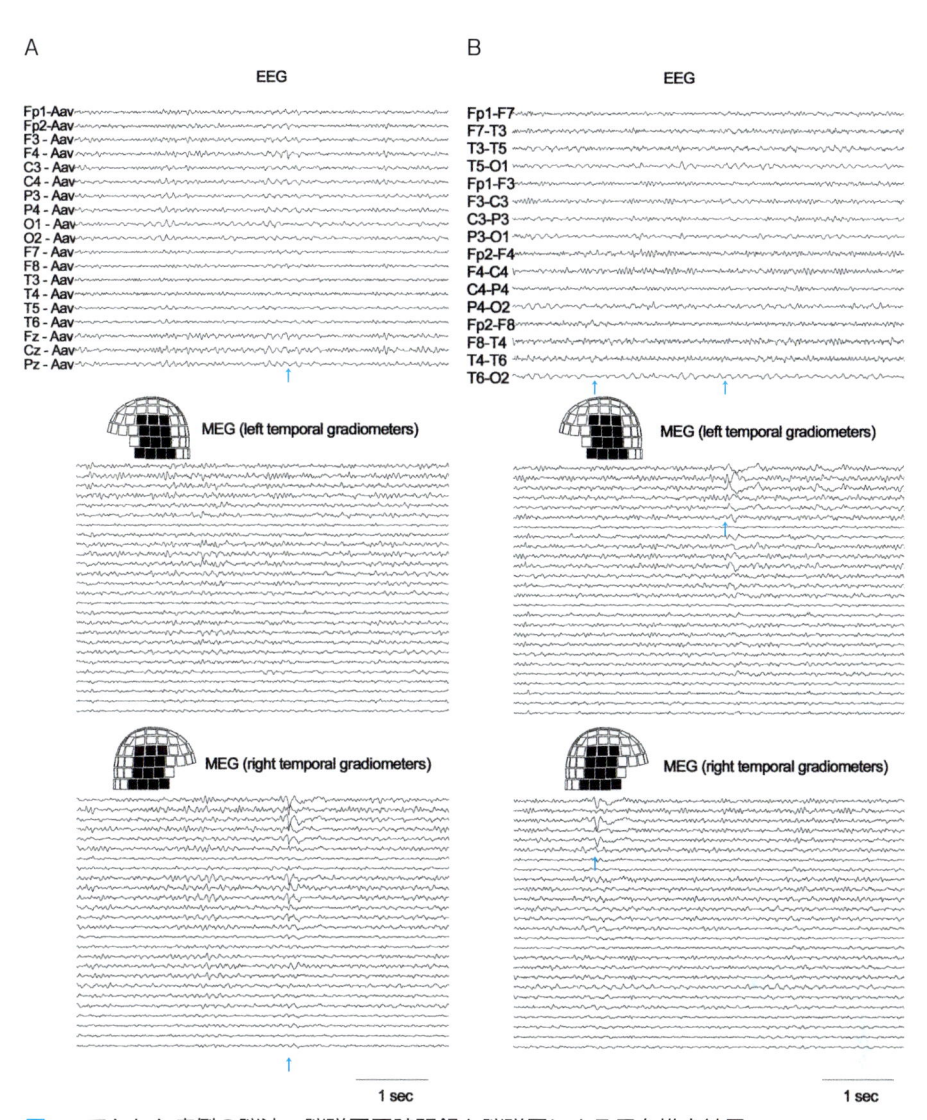

図 6　てんかん症例の脳波・脳磁図同時記録と脳磁図による局在推定結果
A：脳磁図の右側頭部チャネル群に明瞭な鋭波が記録されているが，同時記録脳波（耳朶平均基準）上には何ら突発性異常が視察されない．B：脳磁図上，左右側頭部チャネル群に独立に記録されている突発波に対し，同時記録脳波（縦列双極）上にはやはり突発波は視察できない．C：脳磁図による局在推定結果の MR 画像への投影．右優位に前頭頭頂弁蓋部および島葉に電源のクラスターを認める．

てんかん症例において，自発脳磁場の記録以外に施行された誘発脳磁場検査項目は，体性感覚 65％，聴覚 33％，言語関連 29％，視覚 10％，運動関連 5％となっている．また，脳磁図検査施行時の同時脳波記録の割合を聞いたところ，全例脳波を記録する 44％，症例により記録する 33％，脳波を施行しない割合は 22％となり，脳磁図の多くの施行例で脳波を同時記録している一方，約 2 割の施設では脳磁図を単独で施行していることがわかった．

当院におけるてんかん症例の記録例を図 6 に示す．このように，脳磁図で明瞭に記録される突発性異常波が同時記録脳波では視察で

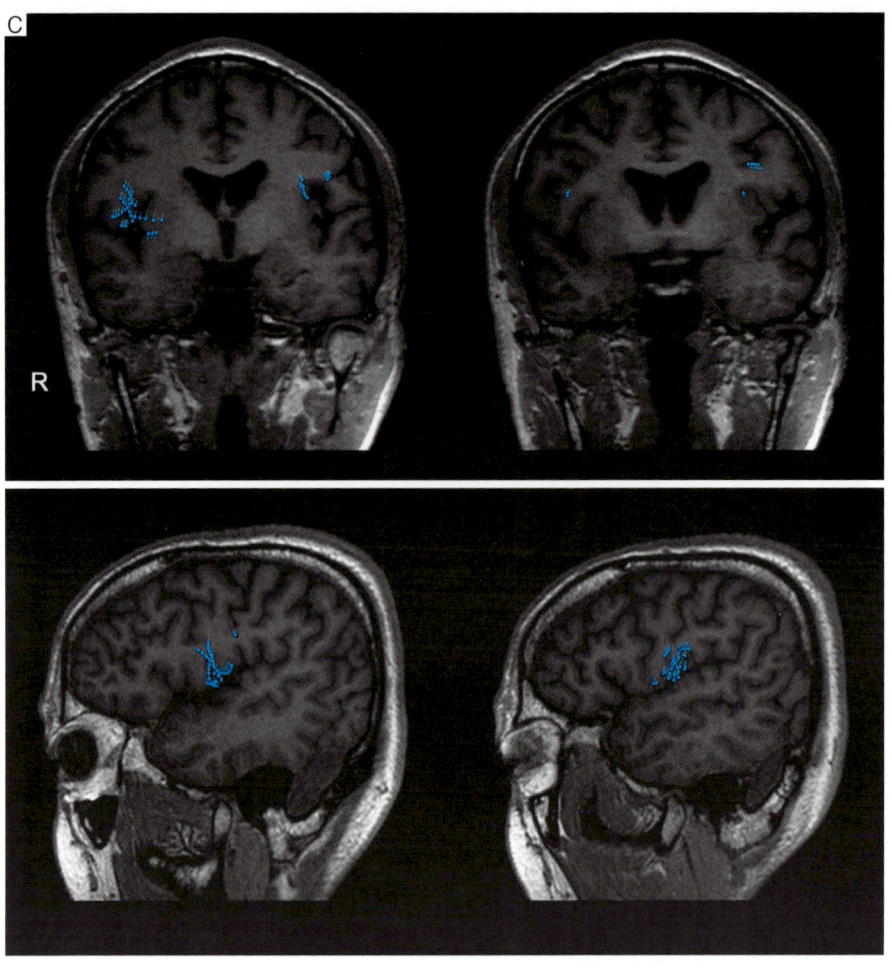

図6 てんかん症例の脳波・脳磁図同時記録と脳磁図による局在推定結果（つづき）

きないケースが，最近の100症例中9例で認められている．てんかんにはこのような例が少なからず存在することが知られており[8]，頭皮脳波のみではてんかんの診断は万全とはいえない．脳波の読みをより確かなものにし，てんかんの本態に迫るためにも，脳磁図と脳波の同時計測はきわめて重要かつ有益な手法であるといえる．脳外科領域では，難治性てんかん患者の外科治療に脳磁図が有用であることが示され[9~11]，術前機能評価においてWadaテストに代わる，より非侵襲的な言語優位半球の同定法の一つの候補として，脳磁図検査が試行されている[12]．精神神経科領域では，脳磁図による事象関連脳磁場の記録により，統合失調症の病態解明に迫る研究報告が蓄積され[13,14]，最近では認知症の早期診断への応用の研究も進んでいる[15,16]．今後とも脳磁図の臨床応用の範囲は拡大していくものと期待される．

文 献

1) Hämäläinen M, Hari R, Ilmoniemi RJ：Magnetoencephalography：theory, instrumentation, and application to noninvasive studies of the working human brain. Rev Mod Phys 65：413-497, 1993
2) Taulu S, Kajola M, Simola J：Suppression of

interference and artifacts by the Signal Space Separation Method. Brain topography 16 (4) : 269-275, 2004
3) Enatsu R, Mikuni N, Usui K, et al. : Usefulness of MEG magnetometer for spike detection in patients with mesial temporal epileptic focus. Neuroimage 41 (4) : 1206-1219, 2008
4) Fuchs M, Wagner M, Kastner J : Development of volume conductor and source models to localize epileptic foci. J Clin Neurophysiol 24 (2) : 101-119, 2007
5) 橋本 勲, 柿木隆介, 白石秀明, 他 : 臨床脳磁図検査解析指針. 臨床神経生理学 33 (2) : 69-86, 2005
6) Bagic A, Funke ME, Ebersole J, Committee APS : American Clinical MEG Society (ACMEGS) position statement : the value of magnetoencephalography (MEG)/magnetic source imaging (MSI) in noninvasive presurgical evaluation of patients with medically intractable localization-related epilepsy. J Clin Neurophysiol 26 (4) : 290-293, 2009
7) 白石秀明, 尾﨑 勇, 井口義信, 他 : 本邦における脳磁図検査施行の実態とその問題点. 臨床神経生理学 40 (3) : 119-130, 2012
8) Kakisaka Y, Iwasaki M, Alexopoulos AV, et al. : Magnetoencephalography in fronto-parietal opercular epilepsy. Epilepsy Res 102 (1-2) : 71-77, 2012
9) Sutherling WW, Mamelak AN, Thyerlei D, et al. : Influence of magnetic source imaging for planning intracranial EEG in epilepsy. Neurology 71 (13) : 990-996, 2008

10) Knowlton RC, Razdan SN, Limdi N, et al. : Effect of epilepsy magnetic source imaging on intracranial electrode placement. Ann Neurol 65 (6) : 716-723, 2009
11) Kaiboriboon K, Nagarajan S, Mantle M, et al. : Interictal MEG/MSI in intractable mesial temporal lobe epilepsy : spike yield and characterization. Clin Neurophysiol 121 (3) : 325-331, 2010
12) Ota T, Kamada K, Kawai K, et al. : Refined analysis of complex language representations by non-invasive neuroimaging techniques. Br J Neurosurg 25 (2) : 197-202, 2011
13) Yamasue H, Yamada H, Yumoto M, et al. : Abnormal association between reduced magnetic mismatch field to speech sounds and smaller left planum temporale volume in schizophrenia. Neuroimage 22 (2) : 720-727, 2004
14) Thönnessen H, Zvyagintsev M, Harke KC, et al. : Optimized mismatch negativity paradigm reflects deficits in schizophrenia patients. A combined EEG and MEG study. Biol Psychol 77 (2) : 205-216, 2008
15) Fernández A, Turrero A, Zuluaga P, et al. : Magnetoencephalographic parietal delta dipole density in mild cognitive impairment : preliminary results of a method to estimate the risk of developing Alzheimer disease. Arch Neurol 63 (3) : 427-430, 2006
16) Kurimoto R, Ishii R, Canuet L, et al. : Induced oscillatory responses during the Sternberg's visual memory task in patients with Alzheimer's disease and mild cognitive impairment. Neuroimage 59 (4) : 4132-4140, 2012

II それぞれの画像検査法と臨床応用

10 神経伝達物質受容体と画像

放射線医学総合研究所 分子イメージング研究センター　伊藤　浩

原理

神経細胞間の情報伝達はシナプスにおいて神経伝達物質を介して行われるが，positron emission tomography（PET）や single photon emission tomography（SPECT）とさまざまなトレーサー（放射性薬剤）を用いることにより，脳内の神経シナプスにおける各種の神経伝達機能を測定することが可能である．神経シナプスでは，前シナプスからシナプス間隙に放出された神経伝達物質が後シナプスのレセプターに結合して神経伝達作用をもたらし，この神経伝達物質は前シナプスのトランスポーターにより回収される（図1）．PET や SPECT により，神経伝達物質生成

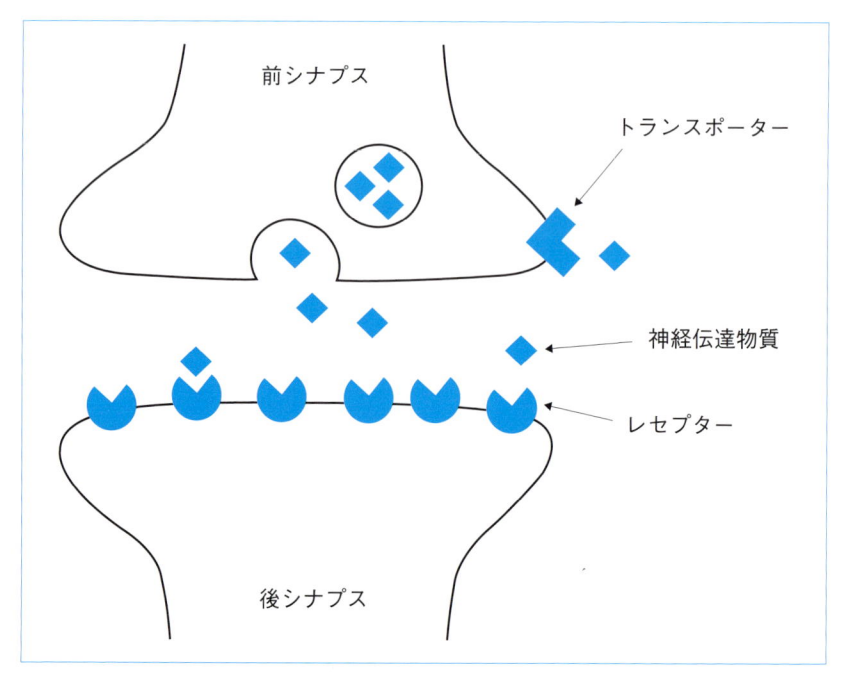

図1　PET で測定できる神経伝達機能
神経伝達物質生成やトランスポーターなどの前シナプス機能，レセプターに代表される後シナプス機能がある．

表　神経伝達機能測定用トレーサー

神経伝達機能	トレーサー
ドーパミン作動性神経系	
ドーパミン生成	[^{18}F]L-FDOPA, [^{11}C]L-DOPA
ドーパミントランスポーター	[^{11}C]βCIT, [^{11}C]PE2I, [^{18}F]FEPE2I, [^{123}I]βCIT, [^{123}I]FP-CIT, [^{99m}Tc]TRODAT
ドーパミン D$_1$ レセプター	[^{11}C]SCH23390, [^{11}C]NNC112
ドーパミン D$_2$ レセプター	
アンタゴニストトレーサー	[^{11}C]raclopride, [^{11}C]FLB457, [^{18}F]fallypride, [^{123}I]epidepride, [^{123}I]IBZM
アゴニストトレーサー	[^{11}C]PHNO, [^{11}C]MNPA
セロトニン作動性神経系	
セロトニントランスポーター	[^{11}C]McN5652, [^{11}C]DASB
セロトニン 5-HT$_{1A}$ レセプター	[^{11}C]WAY-100635, [^{18}F]MPPF
セロトニン 5-HT$_{2A}$ レセプター	[^{11}C]NMSP, [^{18}F]altanserin
ノルエピネフリン作動性神経系	
ノルエピネフリントランスポーター	[^{18}F]FMeNER-D$_2$
アセチルコリン作動性神経系	
ムスカリン性アセチルコリンレセプター	[^{11}C]NMPB
アセチルコリンエステラーゼ活性	[^{11}C]MP4A, [^{11}C]MP4P
GABA/ベンゾジアゼピン系	
中枢性ベンゾジアゼピンレセプター	[^{11}C]flumazenil, [^{123}I]iomazenil

やトランスポーターなどの前シナプス機能やレセプターに代表される後シナプス機能を測定することができ，ドーパミン作動性神経系やセロトニン作動性神経系，ノルエピネフリン作動性神経系などのモノアミン作動性神経系をはじめとするさまざまな神経伝達系について，神経伝達機能が測定されている．

レセプターやトランスポーターは細胞膜に発現している蛋白質であり，その分布密度とトレーサー解離定数（レセプターやトランスポーターとトレーサーの結合親和性を表す）が測定されうるパラメータである．通常はこの2つを独立に求めることは困難なため，両者の比である結合能（binding potential：BP）を測定し，レセプターやトランスポーターの分布密度の指標として用いる．また，

神経伝達物質生成についてはその生成速度定数を測定し，神経伝達物質生成能の指標として用いる．表に代表的な神経伝達機能測定用トレーサーを挙げる．ここでは，PETおよびSPECTによるこれらの神経伝達機能の定量測定法について述べる．

レセプター・トランスポーターの結合能の測定

レセプター・トランスポーターの結合能の測定では，レセプターやトランスポーターに対して特異的かつ選択的に結合する阻害薬（アンタゴニスト）を陽電子放出核種や単一光子放出核種で標識したものがPET用あるいはSPECT用トレーサーとして用いられている．また，レセプターの場合はその作動薬

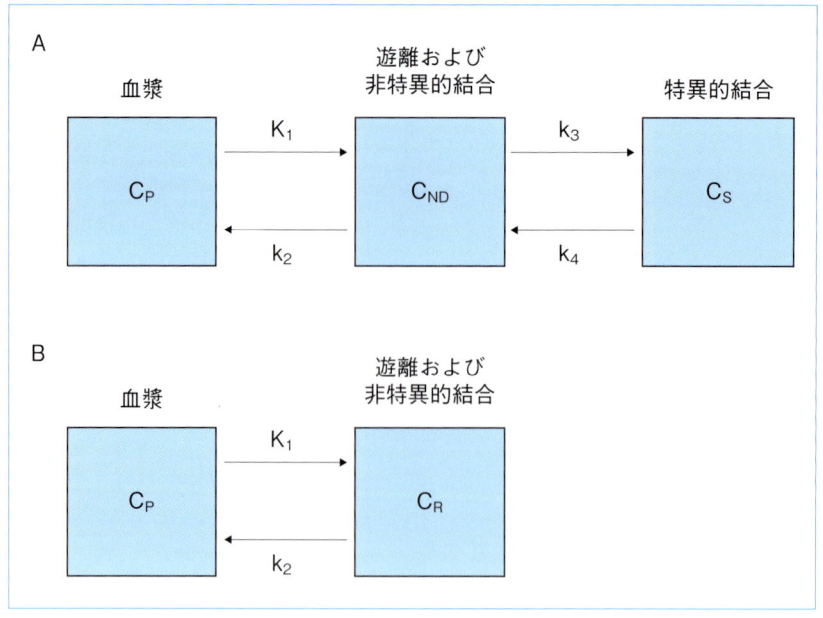

図2 トレーサー脳内動態のコンパートメントモデル
Aはレセプターおよびトランスポーターに可逆的に結合するトレーサーの脳内動態を示すコンパートメントモデル．Bは特異的結合のない参照領域におけるコンパートメントモデル．

（アゴニスト）を陽電子放出核種で標識したものもトレーサーとして用いられている．

PET検査は，トレーサーの脳内動態にもよるが，通常はトレーサーの静脈注射直後より60～90分間のダイナミック撮像を行う．また，必要に応じてトレーサーの脳への入力関数を得るために，経時的な頻回動脈採血を行う．動脈採血試料は血漿分離後に血漿中のトレーサー未変化体濃度をhigh performance liquid chromatography（HPLC）を用いて測定し，入力関数として定量解析に用いる．SPECT検査は，トレーサーの脳内動態によるが，通常はトレーサーの静脈注射後3～6時間後に撮像を行う．

レセプターおよびトランスポーターに可逆的に結合するトレーサーの脳内動態は図2に示すような2つの組織成分を持つコンパートメントモデルで表され，各コンパートメントは，血漿，脳内遊離トレーサーおよび非特異的結合，レセプターへの特異的結合を示す．

C_P, C_{ND}, C_Sは各コンパートメントの放射能濃度である．各コンパートメント間の速度定数はK_1からk_4まで定義され，K_1, k_2が血漿中と脳内との間のトレーサーの移行速度定数，k_3とk_4が脳内遊離トレーサーおよび非特異的結合のコンパートメントと特異的結合のコンパートメントとの間のトレーサーの移行速度定数である．これらの各コンパートメントの放射能濃度および各コンパートメント間の速度定数の関係は以下のような式で表すことができる．

$$\frac{dC_{ND}(t)}{dt} = K_1 C_P(t) - (k_2+k_3)C_{ND}(t) + k_4 C_S(t) \quad \text{Eq. 1}$$

$$\frac{dC_S(t)}{dt} = k_3 C_{ND}(t) - k_4 C_s(t) \quad \text{Eq. 2}$$

$$C_T(t) = C_{ND}(t) + C_S(t) \quad \text{Eq. 3}$$

ここで，C_TはPETで測定される脳内総放射

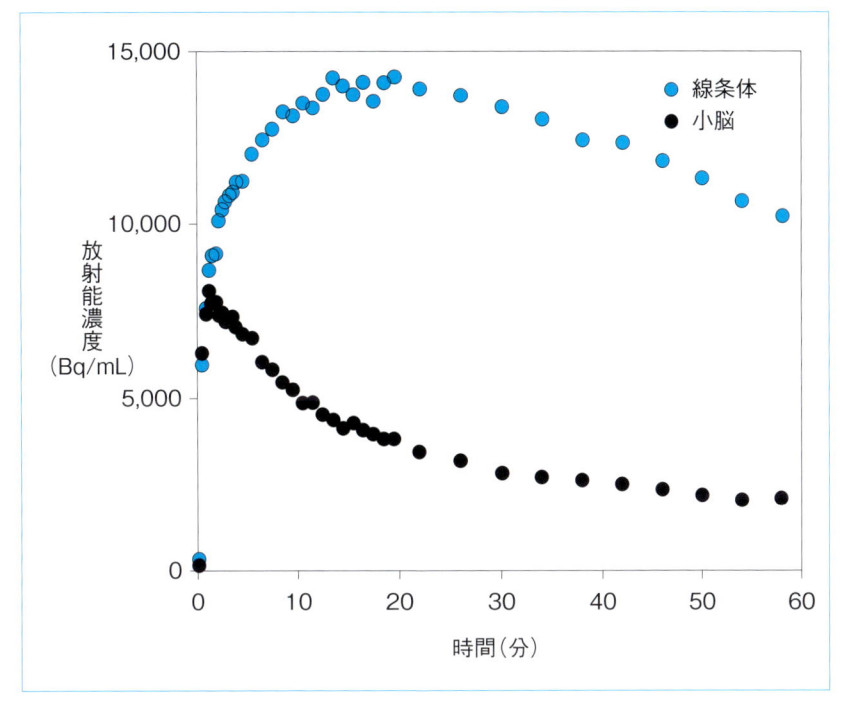

図3 ドーパミン D_2 レセプター測定用トレーサーである ［^{11}C］racropride の脳内時間放射能濃度曲線の例
線条体にはドーパミン D_2 レセプターが豊富に存在するが、小脳にはほとんど存在しないため参照領域として用いられる．

能濃度である．また，C_{ND} を基準とするレセプター結合能 BP_{ND} は，

$$BP_{ND} = \frac{k_3}{k_4} \qquad \text{Eq. 4}$$

となる．

BP_{ND} は，PET によるダイナミック撮像から得られた脳内時間放射能濃度曲線および動脈血漿中トレーサー濃度時間曲線（入力関数）から，非線形最小二乗法の手続きで各速度定数を求め計算することができる．一方，動脈採血を省略して簡便に BP_{ND} を求める方法として reference tissue model 法が広く用いられている．この方法では，レセプターあるいはトランスポーターの分布密度がきわめて小さく無視できる領域を参照領域として用いており，その放射能濃度 C_R を用いて次のように C_T を表す[1]．

$$C_T(t) = R_I \cdot C_R(t) + \left(k_2 - \frac{R_I \cdot k_2}{1 + BP_{ND}}\right) \cdot C_R(t)$$
$$\otimes e^{\left(\frac{-k_2 \cdot t}{1 + BP_{ND}}\right)} \qquad \text{Eq. 5}$$

この式により，PET によるダイナミック撮像データのみから非線形最小二乗法の手続きで BP_{ND} を計算することができる．図3にドーパミン D_2 レセプター測定用トレーサーである ［^{11}C］racropride の脳内時間放射能濃度曲線の例を示す．

SPECT によるレセプターおよびトランスポーターの結合能の測定では，トレーサーの静脈注射後3〜6時間後に撮像を行うことが多いが，この時間帯には脳内でのトレーサー動態が平衡状態に到達しているものと仮定して定量解析を行う．平衡状態では，Eq. 2 において $dC_S(t) = 0$ となるため，

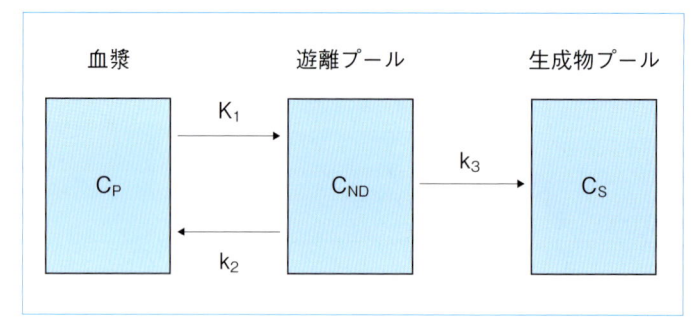

図4 神経伝達物質の前駆物質であるトレーサーの脳内動態を示すコンパートメントモデル

$$BP_{ND} = \frac{k_3}{k_4} = \frac{C_S(t)}{C_{ND}(t)} \quad \text{Eq. 6}$$

となる．ここで，参照領域の放射能濃度 C_R を C_{ND} の代わりに用いると，Eq. 3 より，

$$BP_{ND} = \frac{C_T(t) - C_R(t)}{C_R(t)} \quad \text{Eq. 7}$$

となり，SPECT 撮像データのみから BP_{ND} を計算することができる．

神経伝達物質生成能の測定

神経伝達物質生成については，神経伝達物質の前駆物質を陽電子放出核種で標識したものをトレーサーとして体内に投与し，これが脳内の酵素によって神経伝達物質に変化する際の速度定数を神経伝達物質の生成能として測定する．ドーパミン作動性神経系を例に挙げると，ドーパミンの前駆物質である L-DOPA を陽電子放出核種である ^{11}C や ^{18}F で標識したトレーサーを投与し，芳香族 L-アミノ酸脱炭酸酵素により L-DOPA がドーパミンに変化する速度定数をドーパミン生成能として測定することができる．神経伝達物質の前駆物質であるトレーサーの脳内動態は図4 に示すようなコンパートメントモデルで表され，各コンパートメントは，血漿，脳内遊離トレーサー，脳内生成物プールを示す．k_3 が脳内の酵素によってトレーサーが神経伝達物質に変化する際の速度定数となる．このコンパートメントモデルについて次のような式が成り立つ．

$$\frac{dC_{ND}(t)}{dt} = K_1 C_P(t) - (k_2 + k_3) C_{ND}(t) \quad \text{Eq. 8}$$

$$\frac{dC_S(t)}{dt} = k_3 C_{ND}(t) \quad \text{Eq. 9}$$

$$C_T(t) = C_{ND}(t) + C_S(t) \quad \text{Eq. 10}$$

神経伝達物質の生成量の指標 K_i は

$$K_i = \frac{K_1 k_3}{k_2 + k_3} \quad \text{Eq. 11}$$

となる．

K_i は，PET によるダイナミック撮像から得られた脳内時間放射能濃度曲線および動脈血漿中トレーサー濃度時間曲線（入力関数）から各速度定数を求め計算することができる．一方，動脈採血を省略して簡便にトレーサーが神経伝達物質へ変化する速度定数である k_3 を求める方法として以下に示すようなグラフプロット法がある．この方法では，トレーサーを神経伝達物質に変化させる酵素の存在量がきわめて低く無視できる領域を参照領域として用いており，その放射能濃度 C_R を用いて次のような直線式を定義している[2]．

$$\frac{C_T(t)}{C_R(t)} = k_3 \cdot \frac{\int_0^t C_R(\tau) d\tau}{C_R(t)} + F \quad t > t^* \quad \text{Eq. 12}$$

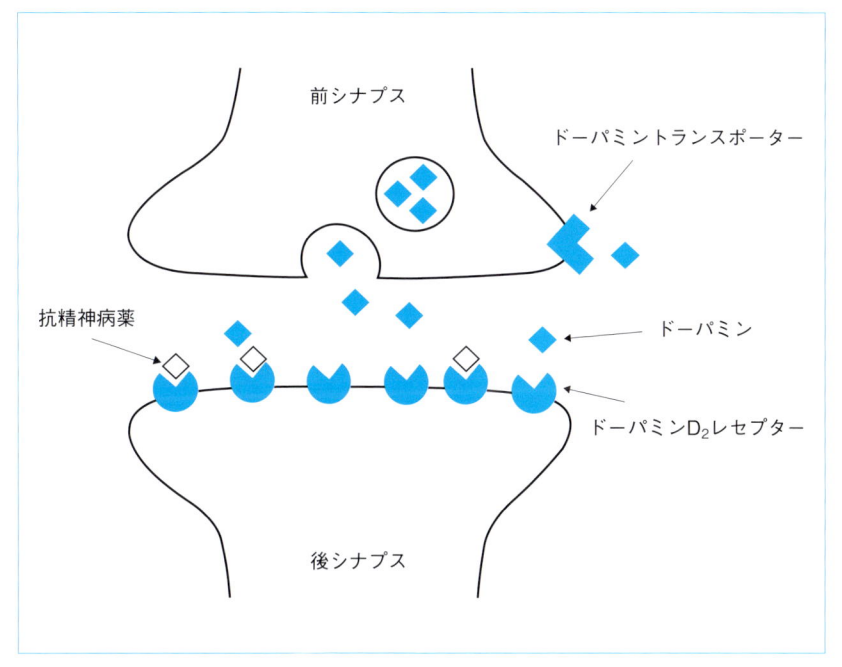

図5　抗精神病薬によるドーパミンD₂レセプターの遮断作用
抗精神病薬によりレセプターが占有され，前シナプスから放出されたドーパミンのレセプターへの結合が阻害される．

ここで，t*は血漿と脳内遊離トレーサーのコンパートメント間が平衡に達する時間を示す．$C_T(t)/C_R(t)$ を Y 軸に，$\int_0^t C_R(\tau)d\tau/C_R(t)$ を X 軸にプロットすると，t*以降はプロットが直線になり，回帰直線の傾きが k_3 となる．

● 向精神薬によるレセプター・トランスポーター占有率の測定

レセプター・トランスポーターの結合能の測定は，向精神薬の薬効評価にも応用可能である．統合失調症の治療に用いられる抗精神病薬の主な作用はドーパミンD₂レセプターの遮断作用であるが，抗精神病薬の服薬前後でのドーパミンD₂レセプター結合能の測定から，抗精神病薬によるドーパミンD₂レセプターの占有率を計算することができる（図5）．また，抗うつ薬の主な作用はセロトニントランスポーターやノルエピネフリントランスポーターの遮断作用であるが，同様に抗うつ薬の服薬前後でのこれらのトランスポーター結合能の測定より，トランスポーターの占有率を計算することができる．レセプターやトランスポーターの占有率は，向精神薬の薬効評価の指標となり，向精神薬の至適用量の決定などに用いられている．

向精神薬服薬時のレセプターあるいはトランスポーターの占有率（occupancy（％））は次の式で計算される[3]．

$$\text{Occupancy}(\%) = 100 \times \frac{BP_{(Baseline)} - BP_{(Drug)}}{BP_{(Baseline)}}$$

Eq. 13

ここで，$BP_{(Baseline)}$は向精神薬未服薬状態におけるレセプターあるいはトランスポーターの結合能（ベースライン），$BP_{(Drug)}$は向精神薬服薬後の結合能である．

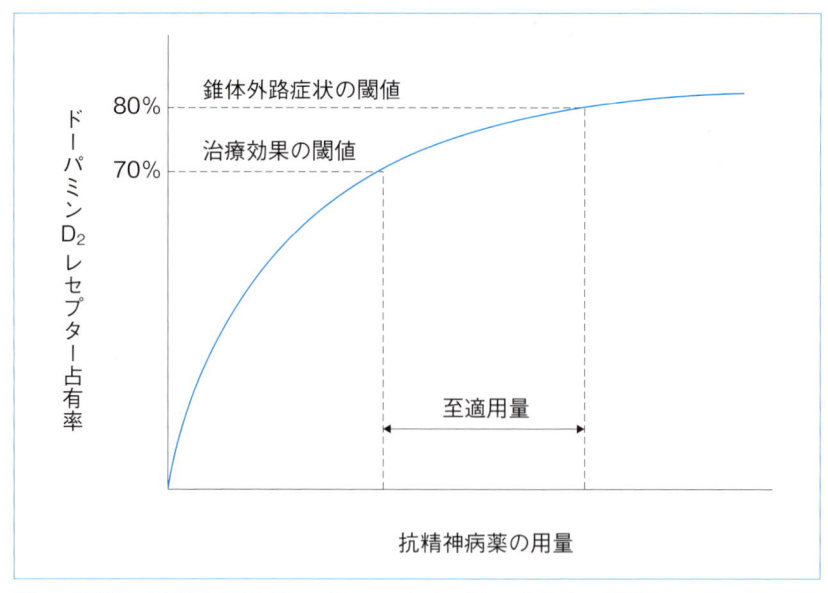

図6 抗精神病薬の用量とドーパミン D_2 レセプター占有率の関係
70％以上80％以下の占有率が得られる用量がその抗精神病薬の至適用量とされる．

検査によってわかること

ドーパミン作動性神経系

　ドーパミン作動性神経系は，統合失調症やパーキンソン病などの病態に深く関与している．統合失調症は生涯発病率が約1％であり，精神科疾患の主要なものの一つである．統合失調症の原因の一つとして「ドーパミン仮説」すなわちドーパミン作動性神経系の機能障害が考えられており，これは，統合失調症の治療薬である抗精神病薬がドーパミン D_2 レセプターの遮断作用を有することや，アンフェタミンなどのシナプス間隙のドーパミン濃度を上昇させる薬物が，統合失調症の陽性症状に類似した精神症状を引き起こすことから支持されている仮説である．近年のPETを用いた研究でも統合失調症におけるドーパミン作動性神経系前シナプス機能の亢進状態すなわちドーパミン生成能の上昇やドーパミントランスポーター結合能の上昇がPETを用いた研究で示されており，ドーパミン神経伝達の過剰状態の存在が示唆されている．

　統合失調症の薬物治療に用いられる抗精神病薬にはハロペリドールなどの第1世代抗精神病薬と，リスペリドンやオランザピンなどの第2世代抗精神病薬があり，その主な作用はドーパミン D_2 レセプターの遮断作用である．この遮断作用は，PETを用いてレセプターの占有率を測定することにより定量的に評価することが可能であり，統合失調症の急性期においてはおおよそ70％以上の占有率で治療効果が得られ，80％以上の占有率で主な副作用である錐体外路症状が出現することがわかっている（図6)[3]．したがって，70％以上かつ80％以下の占有率が得られる臨床用量がその抗精神病薬の至適用量となり，近年では，各種の抗精神病薬においてPETによるドーパミン D_2 レセプター占有率の測定により抗精神病薬の至適用量を決める試みがなされている．図7に抗精神病薬であるリス

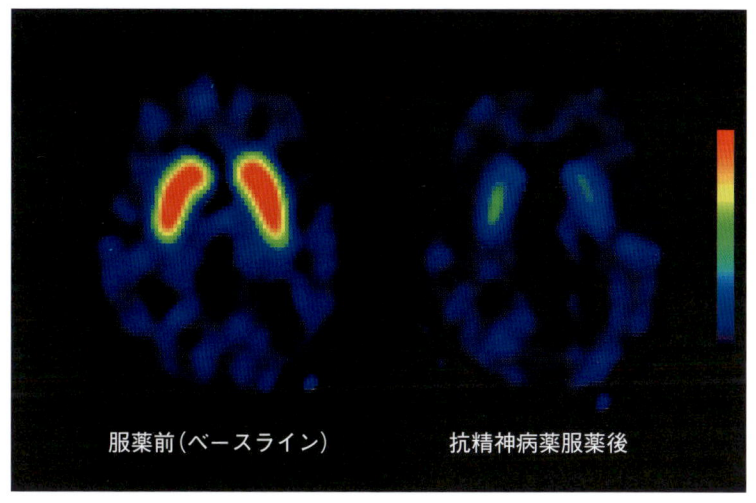

図7 抗精神病薬（リスペリドン）の服薬前および後でのドーパミン D_2 レセプター結合能の画像
トレーサーは[^{11}C]raclopride を使用．抗精神病薬によるレセプター占有のため，線条体における結合能が低下している．

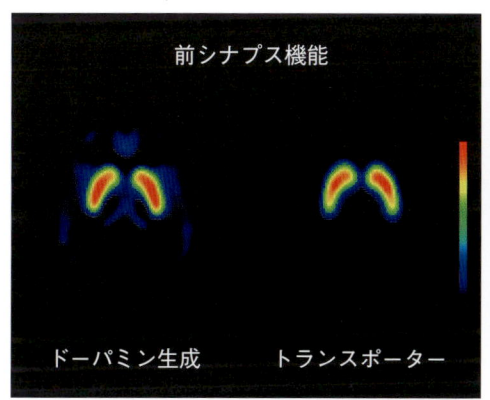

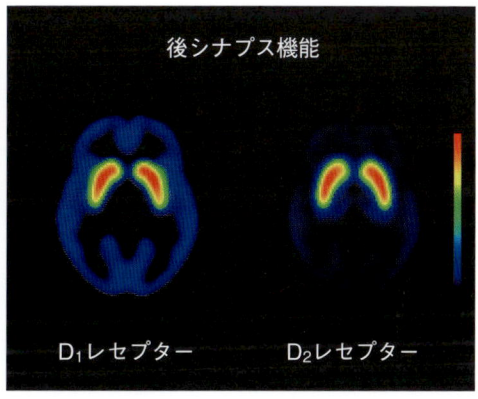

図8 健常者におけるドーパミン作動性神経系の前シナプス機能（ドーパミン生成能およびドーパミントランスポーター結合能）と後シナプス機能（ドーパミン D_1 および D_2 レセプター結合能）の画像
画像を解剖学的に標準化した後に健常者群内で加算平均している．トレーサーはそれぞれ，[^{11}C]L-DOPA，[^{11}C]PE2I，[^{11}C]SCH23390，[^{11}C]raclopride を使用．

ペリドンの服薬前および後でのドーパミン D_2 レセプター結合能の画像を示す．PET による抗精神病薬の用量設定は，今後の医薬品開発における PET の新しい活用法の一つとして発展が期待されている．

パーキンソン病では，線条体においてドーパミン作動性神経系前シナプス機能であるドーパミン生成能やドーパミントランスポーター結合能が病期の進行とともに低下するが，後シナプス機能であるドーパミン D_2 レセプターの結合能には低下はみられないとされている[4]．図8 に健常者におけるドーパミン作動性神経系の前シナプス機能と後シナプス機能の画像を示す．

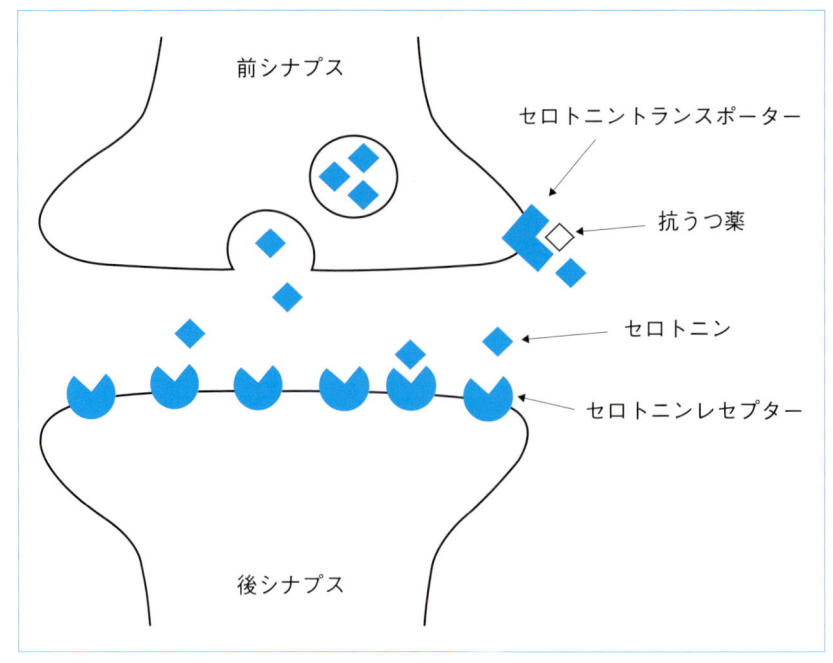

図9 抗うつ薬によるセロトニントランスポーターの遮断作用
抗うつ薬によりセロトニントランスポーターが占有され，前シナプスから放出されたセロトニンの再取り込みが阻害される．

● セロトニン作動性神経系

　セロトニン作動性神経系はうつ病の病態に深く関与しており，シナプスにおけるセロトニン濃度の低下がその原因の一つと考えられている．近年のPETを用いた研究では，うつ病においてセロトニントランスポーター結合能が増加していることが示されており，シナプスにおける神経伝達の異常が示唆されている．抗うつ薬の主な作用はセロトニン作動性神経系やノルエピネフリン作動性神経系などのモノアミントランスポーター遮断作用であるが，セロトニントランスポーターの遮断によりシナプスにおけるセロトニン濃度が上昇し，治療効果を発現すると考えられている（図9）．抗うつ薬によるセロトニントランスポーターの遮断作用は，PETを用いてセロトニントランスポーターの占有率を測定することにより評価可能である．図10に健常者におけるセロトニン作動性神経系の前シナプス機能と後シナプス機能の画像を示す．

　代表的な抗うつ薬である選択的セロトニントランスポーター阻害薬（SSRI）はセロトニントランスポーターを選択的に阻害するが，臨床的な効果が得られる用量のSSRIでは80％程度のセロトニントランスポーター占有率がみられることがPETを用いた研究により明らかとなっている[5]．今後，抗うつ薬の臨床的な効果とセロトニントランスポーター占有率との関係がより詳細に検討され，至適用量の設定への応用が進められていくものと思われる．

● ノルエピネフリン作動性神経系

　うつ病の病態にはセロトニン作動性神経系のほかにノルエピネフリン作動性神経系の機能障害も深く関連しており，抗うつ薬のもう一つの作用点としてノルエピネフリントラン

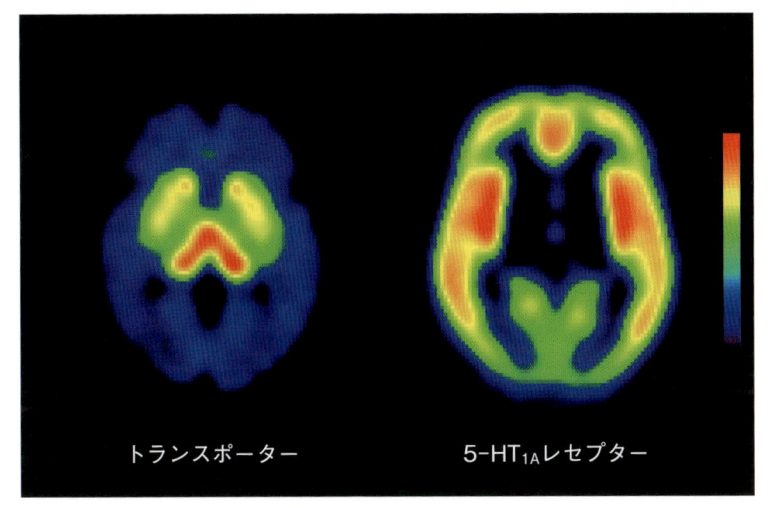

図10 健常者におけるセロトニン作動性神経系の前シナプス機能（セロトニントランスポーター）と後シナプス機能（セロトニン 5-HT$_{1A}$ レセプター）の画像
トレーサーはそれぞれ，[^{11}C]DASB，[^{11}C]WAY-100635 を使用．

スポーターがある．抗うつ薬によるノルエピネフリントランスポーター遮断作用も PET を用いてノルエピネフリントランスポーターの占有率を測定することにより評価可能であり，最近我々は，ノルエピネフリントランスポーター阻害作用を持つ抗うつ薬のノルトリプチリンの服薬によるノルエピネフリントランスポーター占有率の測定に成功した．

新しい世代の抗うつ薬として選択的セロトニン-ノルエピネフリントランスポーター阻害薬（SNRI）があるが，PET を用いることにより SNRI によるセロトニントランスポーター占有率とノルエピネフリントランスポーター占有率を同時に評価することも可能であり，今後の薬理効果の解明や至適用量の設定への応用が期待される．

GABA 作動性神経系（GABA/ベンゾジアゼピン系）

GABA 作動性神経系は抑制性の神経系であり，GABA$_A$ レセプターにベンゾジアゼピン結合部位がある．このベンゾジアゼピン結合部位に特異的に結合する PET 用または SPECT 用トレーサーを用いてレセプターの結合能を測定する．GABA 作動性神経系はてんかんの病態に深く関連しており，てんかんの焦点では GABA$_A$ レセプター（ベンゾジアゼピンレセプター）の結合能が低下していることが報告されている．

また，GABA$_A$ レセプター（ベンゾジアゼピンレセプター）は大脳皮質に広く分布することから，このレセプターを神経細胞のマーカーとみなすことができ，PET または SPECT による GABA$_A$ レセプター（ベンゾジアゼピンレセプター）の結合能の測定により脳虚血における残存神経細胞を評価する試みもなされている．

どのようなときに，何を目的にしてその検査をするか

ドーパミン作動性神経系

PET で測定される各種の脳神経伝達機能

は健常者のなかでもばらつきがあり，ドーパミン D_2 レセプターについてはその結合能あるいは分布密度と遺伝多型や性格傾向，高次脳機能との間に相関がみられることが知られている．また，健常者においてドーパミン生成能にも性格傾向との間に相関がみられることが報告されており，ドーパミン D_2 レセプターの結合能とドーパミン生成能の間には逆相関がみられることが報告されている．このような個人間のばらつきがあるため，統合失調症においては，ドーパミン生成能やドーパミントランスポーター結合能の上昇が報告されているものの，個々の患者における診断のための指標としては使えないことが多い．一方，抗精神病薬服薬時のドーパミン D_2 レセプター占有率の測定は，至適用量を決定するうえで客観的な指標となるものであり，新規抗精神病薬の治験段階での至適用量を決定はもとより，患者ごとの抗精神病薬の至適用量を決定するといういわばテーラーメード医療への応用も可能である．

ドーパミン D_2 レセプターの分布密度は，線条体と，大脳皮質や視床などの線条体外で大きく異なるため，対象とする測定部位に応じてトレーサーが使いわけられている．PET 用トレーサーでは，線条体の測定には [^{11}C]raclopride が広く使われており，線条体外の測定では [^{11}C]FLB457 や [^{18}F]fallypride が使われている．また，[^{18}F]fallypride は線条体の測定にも使用されているが，測定誤差の点で議論がある．SPECT 用トレーサーでは，線条体の測定には [^{123}I]IBZM などが使われており，線条体外の測定では [^{123}I]epidepride が使われている．[^{123}I]epidepride は線条体の測定にも使用されているが，同様に測定誤差の点で議論がある．

パーキンソン病については，ドーパミン作動性神経系前シナプス機能であるドーパミン生成能やドーパミントランスポーター結合能が病期の進行とともに低下するが，ドーパミントランスポーターを測定する SPECT 用トレーサーである [^{123}I]FP-CIT が海外ではすでに臨床に用いられており，国内でも治験が進められている．治験中の SPECT 用トレーサーが承認されれば，国内でもドーパミントランスポーター結合能の測定による診断および病態の評価が広く行われるものと期待される．

● **セロトニン作動性神経系**

PET を用いた研究で，うつ病においてセロトニントランスポーター結合能が増加していることが示されているが，セロトニン作動性神経系についてもセロトニントランスポーターの結合能と性格傾向との間に相関がみられることが報告されている．セロトニントランスポーターについてもこのような個人間のばらつきがあるため，個々の患者における診断のための指標としてはやはり使いがたい．一方，SSRI などの抗うつ薬服薬時のセロトニントランスポーター占有率の測定は，抗うつ薬の薬効の客観的な指標となる可能性があり，今後，抗うつ薬の臨床的な効果とセロトニントランスポーター占有率との関係がより詳細に検討されていくことが期待される．セロトニントランスポーター測定用の PET 用トレーサーはいくつか報告されているが，代表的なものとして [^{11}C]DASB がある．

● **ノルエピネフリン作動性神経系**

ノルエピネフリン作動性神経系については，近年ようやく [^{18}F]FMeNER-D_2 などの PET 用トレーサーを用いてノルエピネフリントランスポーターの結合能が測定できるようになったが，結合能は必ずしも高くはなく，うつ病におけるノルエピネフリントランスポーター結合能を測定し健常群と比較する研究には使いにくいのが現状である．一方，ノルエ

ピネフリントランスポーターについても，SNRIなど，その阻害作用を持つ抗うつ薬の薬効評価にPETを応用する研究が行われており，抗うつ薬服薬時のノルエピネフリントランスポーター占有率の測定が報告されている．今後，抗うつ薬の臨床的な効果とセロトニントランスポーター占有率との関係が検討されていくとともに，測定精度を高めるためにより結合能の高いノルエピネフリントランスポーター測定用トレーサーが開発されることが望まれる．

GABA作動性神経系（GABA/ベンゾジアゼピン系）

GABA$_A$レセプター（ベンゾジアゼピンレセプター）を測定するトレーサーとしては，SPECT用トレーサーの[^{123}I]iomazenilがてんかんを対象にすでに保険適用となっており，臨床で広く用いられている．てんかんの焦点ではGABA$_A$レセプター（ベンゾジアゼピンレセプター）の結合能が低下していることが報告されており，外科的治療が考慮される部分てんかん患者におけるてんかん焦点の診断に用いられている．また，このレセプターを神経細胞のマーカーとみなして脳虚血における残存神経細胞を評価する研究もなされており，脳虚血における病態評価の有用な指標となることが期待される．

文献

1) Lammertsma AA, Hume SP：Simplified reference tissue model for PET receptor studies. Neuroimage 4：153-158, 1996
2) Ito H, Ota M, Ikoma Y, et al.：Quantitative analysis of dopamine synthesis in human brain using positron emission tomography with L-[β-^{11}C]DOPA. Nucl Med Commun 27：723-731, 2006
3) Farde L, Wiesel FA, Halldin C, et al.：Central D$_2$-dopamine receptor occupancy in schizophrenic patients treated with antipsychotic drugs. Arch Gen Psychiatry 45：71-76, 1988
4) Antonini A, Leenders KL, Vontobel P, et al.：Complementary PET studies of striatal neuronal function in the differential diagnosis between multiple system atrophy and Parkinson's disease. Brain 120：2187-2195, 1997
5) Meyer JH, Wilson AA, Sagrati S, et al.：Serotonin transporter occupancy of five selective serotonin reuptake inhibitors at different doses：an [^{11}C]DASB positron emission tomography study. Am J Psychiatry 161：826-835, 2004

III 精神神経疾患における脳画像解析

筑波大学医学医療系 精神医学　根本清貴

　精神科臨床において，精神疾患患者のMRI・CT画像などの脳形態画像，SPECT・PET画像などの脳機能画像を見るとき，「この患者の海馬は健常者と比べて小さいのだろうか？」「この患者の頭頂葉の血流は健常者と比べて少ないのだろうか？」と疑問に思うことがある．精神疾患における脳容積の低下は微細なものであり，視察法でははっきりしないことはしばしばである．また，視察法による読影では読影者間により読影結果が異なることがあり，信頼性はそれほど高くないことが知られている．このため，精神科領域では，視察法だけでは脳画像から多くの情報が得られなかった．

　近年発展してきている脳画像解析手法は，これらの疑問に対して答えを出す手法の一つである．脳画像解析手法を手短に言えば，以下のように言えるのではないだろうか．「個々人の異なる脳をある標準に変換（正規化）し，そして，統計的手法を用いて客観的に容積・血流の変化部位を検出する方法」（図1）．

　脳画像解析は以下のような臨床疑問に答えることのできる手法である．
・ある疾患では，脳のどの領域で容積が低下／増加したり，血流が低下／上昇したりするのだろうか．
・神経心理の下位得点や疾患の重症度と相関する領域はどこだろうか．
・ある遺伝子の一塩基多型の効果は脳のどの領域に出るのだろうか．
・ある課題をかけたときに，脳のどの領域が賦活されるのだろうか．

　脳神経画像を用いた研究が普及するにつれ，世界各国でさまざまな脳画像解析ソフトが開発され，発表されている．これらのなかには商用ソフトウェアもあるが，大半は無償で利用できるソフトウェアであり，研究の裾野が広がる一因になっている．その一方で，種々のソフトウェアが乱立している感もぬぐえず，かつ，ほとんどのソフトウェアはインターネットで配布されていることから，画像解析をはじめようとする研究者はどのソフトをどこから入手すればよいのかわからないことも多い．ここでは現在広く普及して用いられている画像解析ソフト，SPMを用いて画像解析がどのように行われているかを紹介する．なお，画像解析は脳形態画像，脳機能画像ともに解析することができるが，筆者は脳形態画像の解析，特にvoxel based morphometry（VBM）を主として行っているため，VBMの解析の流れを主として紹介する．

画像解析の一連の流れ

　画像解析を行うにあたっては，一つのソフ

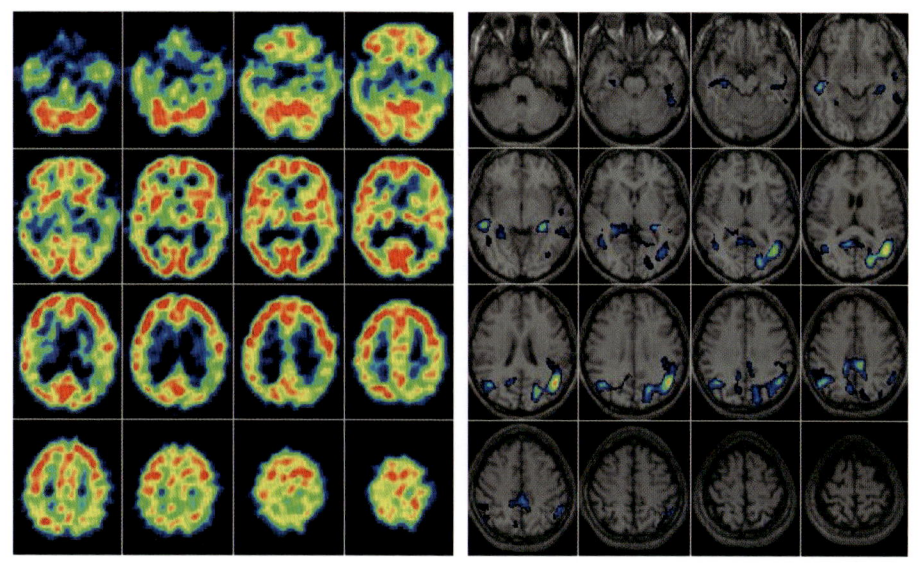

図1 脳画像解析手法の目的
脳画像解析手法では，個々人の異なる脳をある標準に変換し，そして，統計的手法を用いて客観的に容積・血流の変化部位を検出する．図左はある個人のSPECT画像で，右では健常者に比べて2標準偏差以上血流が低下している部位を表示している．

トウェアパッケージを利用するよりは，むしろ，複数のソフトウェアを利用することが多い．ざっと以下の4つの流れで解析は進んでいくと考えてよい．

① DICOM画像を閲覧し，画像が適切に撮影されているかを確認する

このステップは重要であるが，しばしば見過ごされているものである．MRIやPETスキャナーで撮影された画像は，たいていDICOM形式で保存されることが多い．このため，DICOMビューワがあると，撮影された状態での画像を確認することができる．MRI撮像時の撮影視野（field of view：FOV）が小さい場合，折り返しとよばれるアーチファクトが発生し，FOV外の領域が画像内に折り返されることがある（例：矢状断画像で鼻の部分だけが頭部の後ろに移ってしまう）．また，大きな脳梗塞は形態画像の分割化（segmentation）の際のエラーに直結する．これらは一例一例視察で確認するしかなく，面倒な作業であるが，頑健な結果を得るためには重要である．筆者は解析にかかる前にまずDICOMの状態で画像を確認している．フリーで使えるDICOMビューワで，筆者が実際に使ってみて使い勝手がよいと感じるものとしては，WindowsではMicroDICOM (http://www.microdicom.com/)，DICOM Works (http://www.dicomworks.com/)，MacOSXではOsiriX (http://www.osirix-viewer.com/)，マルチプラットフォーム（Windows, MacOSX, Linuxどれでも動作する）としてはGinkgo CADx (http://ginkgo-cadx.com/en/) などが挙げられる．

② 画像形式を使いたい解析ソフトの入力形式に変更する

DICOM形式は1スライス1ファイルであるため，画像解析にそのまま使うには面倒が多い．このため，DICOM形式から他の形式に変更するという作業が必要となる．これまで，画像解析ではAnalyze形式が広く普及していたが，左右の情報が保持できないなどいくつかの短所があった．最近，それらの短

所を改善した NIfTI 形式が画像解析の新たな標準になりつつある．DICOM 画像を NIfTI 形式に変換するソフトウェアとしては，MRIcron に付属している dcm2nii（http://www.cabiatl.com/mricro/mricron/dcm2nii.html），MRIConvert（http://lcni.uoregon.edu/~jolinda/MRIConvert/）があり，ともに Windows，MacOSX，Linux に対応している．なお，SPM も DICOM の変換を行うことができる．

③ 前処理（pre-processing）を行う

脳画像を用いて統計解析を行うためには，形態・大きさが異なる個々人の脳を何らかの指標を用いて標準化することが必要となる．このことを「解剖学的標準化（spatial normalization）」という．また，灰白質の容積変化を知りたいときには，灰白質だけを抽出する必要がある．これを「分割化（segmentation）」という．そのほかに，解剖学的標準化では吸収しきれない個人差を減らすこと，画像をより統計解析にフィットするように信号値を正規分布に近く分布させることを目的として「平滑化（smoothing）」が行われることもある．

関心領域がある場合，その関心領域の数値だけを取り出すこともあるかもしれない．

④ 統計解析を行う

前処理が終わったデータをもとに統計解析を行う．探索的に全脳を対象とした解析を行いたい場合は，標準化（および平滑化）が終わった画像を用いて統計解析を行う．前処理において，ある関心領域の数値だけを取り出した場合は，SPSS や SAS，R といった統計解析ソフトウェアで統計を行うこともできる．SPM をはじめとした画像統計解析ソフトでは全脳を対象に統計解析を行うことができる．

SPM とは

SPM は Functional Imaging Laboratory, University College London のメンバーによって開発されている統計画像解析パッケージである．SPM のスクリーンショットを図 2 に示す．PET，fMRI といった脳機能画像の解析や脳形態画像の解析を行うことができる．SPM は MathWorks 社が開発している数値解析ソフトウェア Matlab 上で動くソフトウェアであり，オープンソースとしてインターネットで公開されている（http://www.fil.ion.ucl.ac.uk/spm/）．

メーリングリストも開設されており，開発者たちがさまざまな疑問に答えているため，情報も得やすく，広く普及している．具体的な SPM のセットアップ方法は，筆者がインターネット上で公開しているので，興味のある方はそちらを参照されたい（http://www.nemotos.net/?p=44）．

SPM での画像解析の実際

SPM では前述の画像処理の流れにおいて，「前処理」と「統計解析」を行うことができる．画像解析の流れを図 3 に示す．

前処理

SPM における前処理は，基本的に「解剖学的標準化」と「平滑化」の 2 つの要素から構成される．そのほかに，形態画像解析では，「分割化」と体積情報保存のための「モジュレーション」が加わる．また，機能画像解析では，同一被験者を何度も撮像した画像を解析するために，「位置合わせ」が加わる．ここでは，分割化，解剖学的標準化，平滑化，モジュレーションについて解説する．

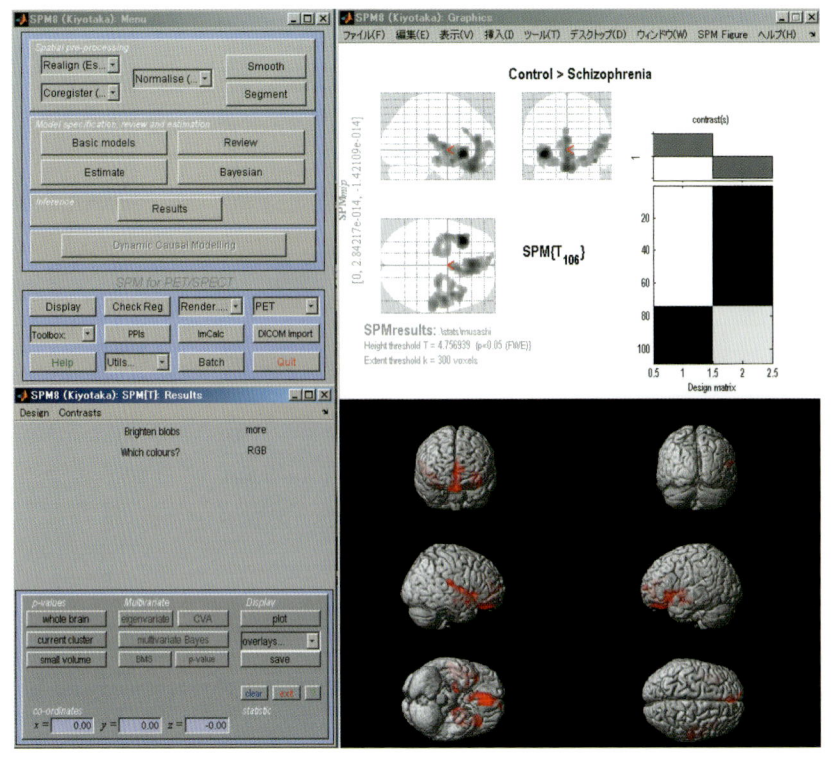

図2　SPMのスクリーンショット

1．分割化（segmentation）

　頭部 MRI T1 強調画像における信号値の強度は，白質＞灰白質＞脳脊髄液となり，画像のヒストグラムをとると，各々の信号値の分布が重なった形となる．SPMでは，クラスター分析をもとにしたアルゴリズムにより，信号値を用いて脳を灰白質，白質，脳脊髄液に分割する．しかし，このクラスター分析を用いた信号値による分割では2つの問題が生じる．一つは各組織の信号値が均一な分布を示す必要があるにもかかわらず，実際のMR画像では信号分布が不均一であること，そしてもう一つは脳実質以外の組織もしばしば灰白質や白質の信号値に類似した信号値を有することから，脳以外の組織が間違って灰白質や白質に分割化されてしまう可能性があることである．前者に対しては，SPMでは分割化を行う前に信号不均一性の補正を行っている．また，後者に対してはSPMでは各組織の事前確率画像（a priori probability map）を備えている．この事前確率画像と信号値による分割化画像があることにより，ベイズの法則を用いて事後確率画像（a posteriori probability map）を得ることができ，分割化の精度を向上させている．

2．解剖学的標準化（spatial normalization, spatial warping）

　形態・大きさが異なる個々人の脳を統計処理にかけるためには同一の大きさの脳であることが求められることから，解剖学的標準化は脳画像統計解析に不可欠なプロセスである．SPMではモントリオール神経学研究所のテンプレートを用い，対象脳に対して線形・非線形変換を行うことにより解剖学的標準化を行っている．

3．平滑化（smoothing）

　分割化，解剖学的標準化された灰白質・白質画像は同一の大きさのガウスフィルターを

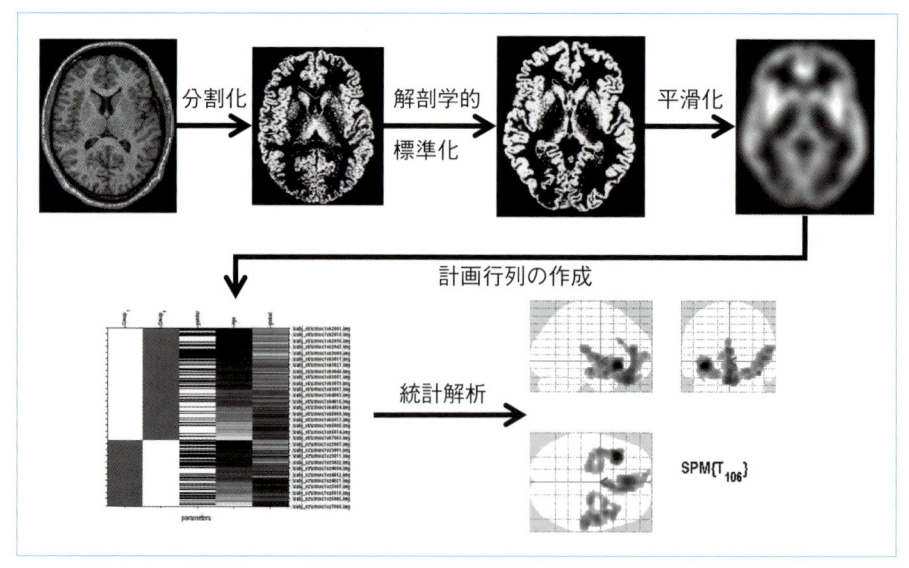

図3 画像解析の流れ

かけることにより平滑化される．平滑化の目的は主に次の3つである．①平滑化により灰白質・白質画像の各ボクセルがボクセル周辺の領域の平均した値を呈するようになること．②平滑化をすることにより，信号値が中心極限定理に基づき，より正規分布に近く分布することとなり，結果としてパラメトリック検定によりフィットすること．③解剖学的標準化で吸収しきれない個人差を減らすこと．

4．モジュレーション（modulation）

標準化画像を処理するために考慮しなければいけないことがある．それは標準化の際に個々人の脳領域の体積が変化してしまうことである．極端な例でいえば，側頭葉が半分しかない人の画像を標準化すると，標準脳に近づいた際にその人の側頭葉の体積は2倍に引き延ばされることとなり，体積の情報は失われることとなる．この場合，分割後画像は相対的な灰白質・白質の密度（細胞密度ではなく，あるボクセルに含まれる灰白質・白質の割合である）を表す．一方で，絶対的な容積の差を比較したい場合もある．このようなときにモジュレーションが必要となる．このモジュレーションでは，標準化の際に行われる非線形変換で得られる deformation field からヤコビアン行列式（Jacobian determinant）を算出し，それを分割後標準化画像に掛ける．これにより，標準化後での側頭葉領域での各ボクセルの信号値の合計は体積となり，体積が計測可能となる（図4）．

SPM での統計的推測（statistical inference）

分割化，標準化，平滑化の前処理が終わった後，最後にボクセルごとの統計解析を行う．SPM は前処理に関する情報が非常に多く，ともすると前処理にばかり関心が向きがちであるが，前処理は文字どおり「事前の処理」であり，SPM の核心部分は統計的推測にある．この統計的推測のために，信号値の正規化（global normalization）を行い，その後一般線形モデル（General Linear Model：GLM）を用いて計画行列（design matrix）を作成し，ボクセルごとの統計的検定を行う．

1．全脳の正規化

ここでは，計画行列を作るうえでよく見落とされがちな正規化について述べる．前処理

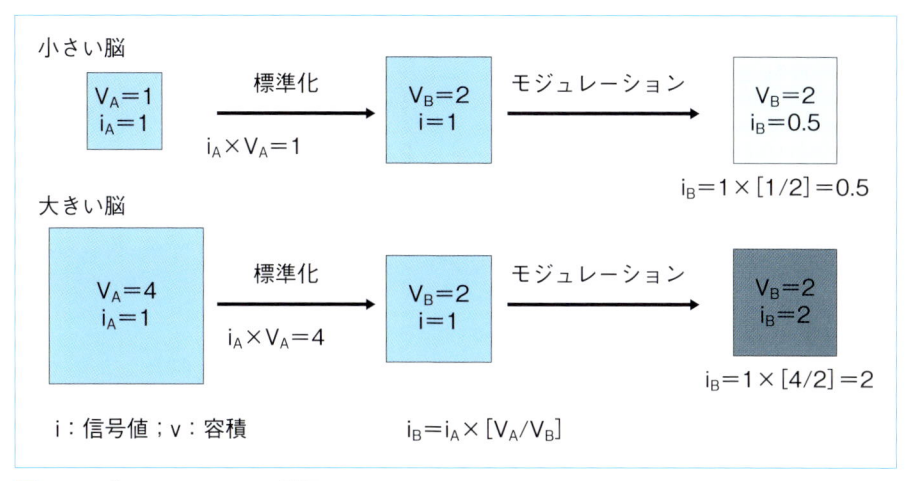

図4 モジュレーションの理解
脳のある部位の体積を求めたいとする．標準化前では，これは$V_A \times i_A$で求められる．しかし，標準化によってVの値が変わってしまうと，V×iでは本来より大きな値となってしまう．このため，信号値iを変化させることにより，$V_B \times i_B$の値が当初の値と同じになるようにする．

により，ある2人の海馬容積が得られたとする．Aの海馬が4 mL，Bの海馬が3.5 mLだとすると，Aの海馬はBより大きいと言えるだろうか．もし，そこでAの全脳容積が1,600 mL，Bが1,400 mLだと報告を受けるとどう判断するだろうか．従来の関心領域法では，局所容積を全脳容積で除し，補正値を出していた．この場合，全脳容積を1,500 mLと仮定したときのA，Bの補正値はともに3.75 mLとなり，差はないということになる．このように局所脳容積を考える際には，全脳容積を考慮する必要があり，それを行うのが正規化である．正規化には比例スケーリング（proportional scaling）を用いる方法，もしくは共分散分析（analysis of covariance：ANCOVA）による方法の2種類がある．比例スケーリング法では，全脳の値をG，ボクセルの値をX，補正したい全脳の値をgとしたとき，$X' = \frac{g}{G}X$にて補正値X'を求め，この値を用いて検定を行う（図5）．共分散分析法では，全脳の値を共変量（Y）としてx軸に，各ボクセルの値を変量（Y'）としてy軸にとり，一次回帰式$Y' = Y\beta + \varepsilon$にて全脳容積を一定にするように変換する．各ボクセル値の違いは，y切片の値εの差を検定することによって評価される．この2つのどちらを選択するかは，自らの仮説による．もし，局所容積を全脳容積で除して補正したいと考える場合にはproportional scalingを選択する．また，全脳容積を交絡変数（confounding variable）として統計モデルに入れることを考える場合にはANCOVAを選択する．

2．計画行列の作成

SPMでは統計モデルを作成する際に，「計画行列（design matrix）」を用いる．SPMでは前述のように統計にGLMを用いるが，計画行列はGLMを視覚化するものである．計画行列の例を図6に示す．この計画行列は，健常者と統合失調症の群間比較をする際にできるものである．計画行列というだけあり，これは行列を示しており，行は被験者を示している．列であるが，第1列は健常者（白が健常者），第2列は統合失調症（同様に白が統合失調症）となっている．健常者と統合失

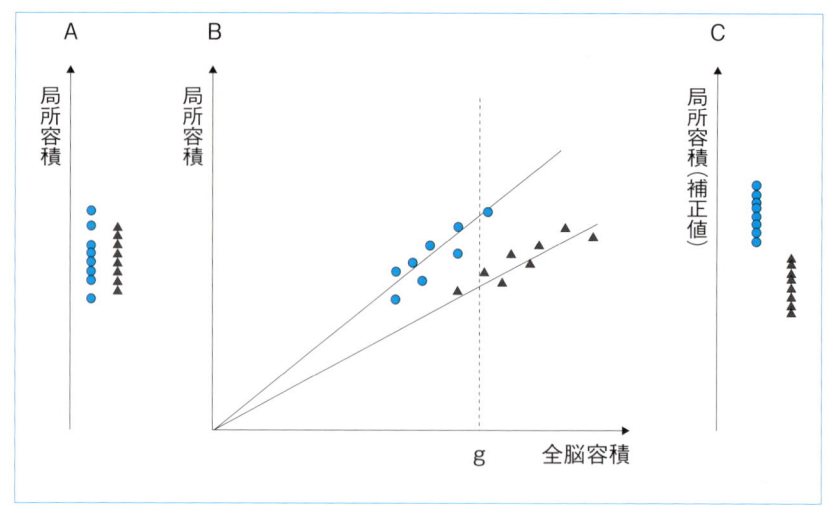

図5 比例スケーリング法による全脳の正規化
局所容積だけでは，●群と▲群は区別できない（A）．しかし，全脳容積を考慮すると，●群と▲群は分布が異なることがわかる（B）．ここで，全脳容積を比例スケーリングで補正することによって，補正された局所容積値では●群と▲群は違いがあることがわかる（C）．

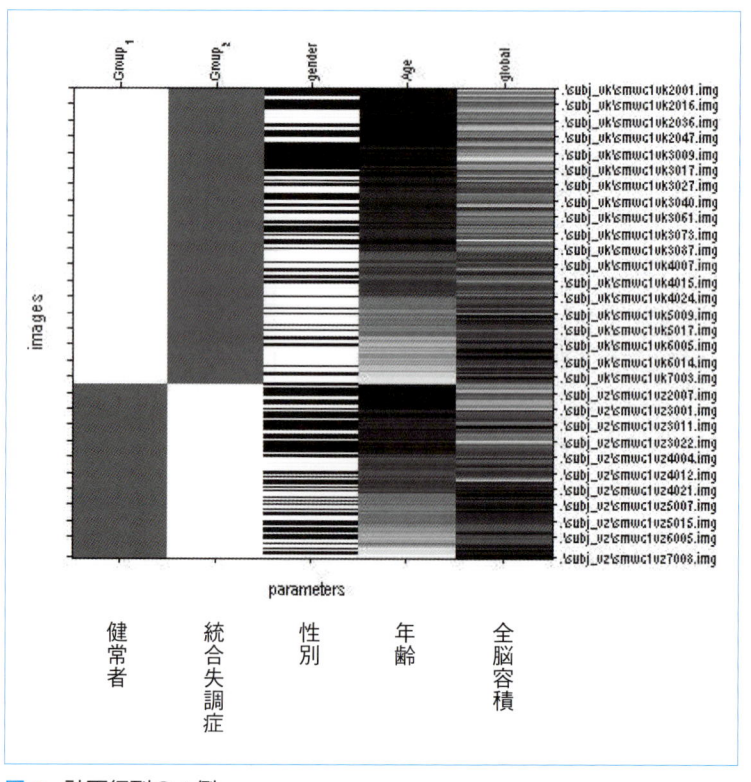

図6 計画行列の1例

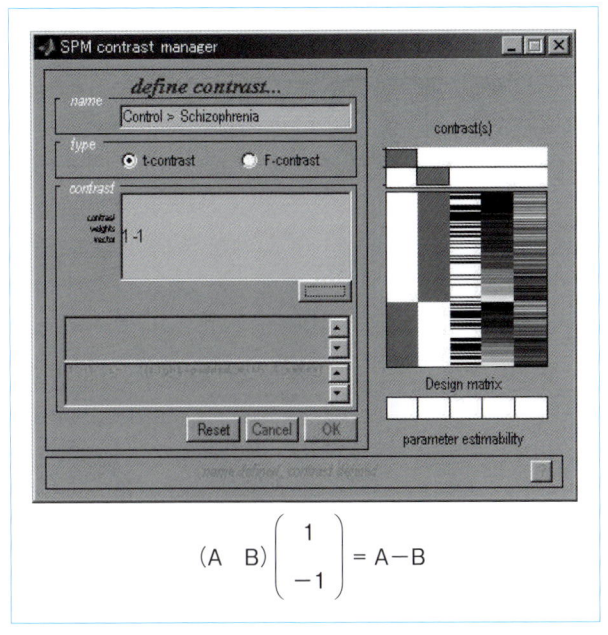

図7 Contrast Manager

調症患者の脳容積を比較したい場合，性差，年齢，全脳容積を考慮したいため，さらに次の3列にそれらの要素を入れている．このとき，被験者のデータYは，以下のように表すことができる．

$Y = \beta_1$（健常者）$+ \beta_2$（統合失調症）$+ \beta_3$（性別）$+ \beta_4$（年齢）$+ \beta_5$（全脳容積）$+ \mu + \varepsilon$

ここでμは定数，εは残差誤差である．計画行列を作った後，上記の式にあうように各々の被験者のデータを説明し得るβを求める．SPMではこのプロセスを"Estimate"という．

3．統計処理および結果表示

計画行列を作り，GLMでデータを表現できるようにEstimateが終わった後，統計処理を行う．通常の統計と同じように，帰無仮説と対立仮説を設定する．今，統合失調症が健常者に比べて有意に容積が低下している部位を求めたいとする．この際の帰無仮説は「健常者と統合失調症には脳容積に差はない」となる．これを検定するために，健常者および統合失調症患者の各群の平均値および標準偏差を求め，その後平均値の差を求める．

SPMでは"Contrast Manager"でここを設定する．図7にContrast Managerを示す．今，計画行列の第1列に健常者，第2列に統合失調症患者があるとすると，平均値の差は「健常者−統合失調症」を計算すればよいことになる．SPMではこの際に行列計算を考える．健常者群を行列A，統合失調症患者を行列Bとすると，A−Bとするためには，

$(A \ B)\begin{pmatrix}1\\-1\end{pmatrix} = A - B$ とすればよい．この

$(1\ -1)$が設定するコントラストとなる．

4．結果表示

コントラストを決めた後，有意差を示す部位がガラス脳（glass brain）上に表示される．その他にもさまざまな方法で検定結果を表示させることができる（図8）．

まとめ

脳画像解析ソフトはユーザーインターフェースが独特なものが多い．SPMも例外にもれず，慣れるまでは辛抱が必要である．

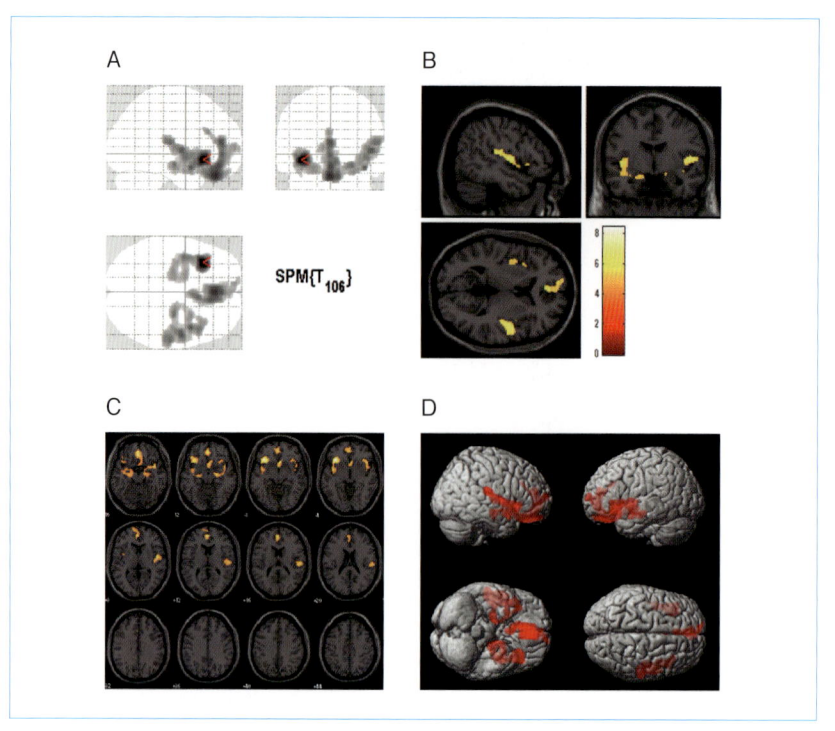

図8 SPMのさまざまな結果表示
SPMはまず，ガラス脳上に統計結果を表示する（A）．そのほかにも，ある座標を矢状断，冠状断，水平断から見る方法（B），連続する水平断上に検定結果を表示する方法（C），脳表上に投影する方法（D）などがある．

しかし，リソースは多くあり，丁寧な検索によって多くの情報を得ることができる．まだまだ日本語での情報量は非常に少ないものの，少しずつ日本語のリソースも利用できるようになってきている．今後，さまざまな情報が日本語で利用できるようになることで，本邦でも脳画像解析に携わる精神科研究者のコミュニティがより充実していくことを願ってやまない．

参考文献

1) Friston KJ, Ashburner JT, Kiebel SJ, et al. (ed)：Statistical Parametric Mapping：The Analysis of Functional Brain Images. Academic Press, London, 2007

インターネット上のリソース

1) Human Brain Function 2nd edition. 第2部
 (http://www.fil.ion.ucl.ac.uk/spm/doc/books/hbf2/)
 Human Brain Function 2nd edition の第2部はPDFでダウンロードできる．
2) Method for Dummies
 (http://www.fil.ion.ucl.ac.uk/spm/doc/)
 FILで行われているSPM初心者～中級者向けのセミナーのスライドを入手することができる．
3) VBM-Tools
 (http://dbm.neuro.uni-jena.de/vbm/)
 VBMについて包括的な理解を深めることができる．
4) K-Lab（http://www.nemotos.net/）
 筆者が開設しているウェブサイトである．ブログ形式で情報が散逸している感は否めないが，SPMに関する日本語リソースを提供している．

IV 精神神経疾患と脳画像

1 統合失調症

放射線医学総合研究所 分子イメージング研究センター　藤原広臨,高野晴成

統合失調症のMRI研究

統合失調症の脳画像研究において,特に,高い空間分解能を有する magnetic resonance imaging (MRI) を用いた脳形態画像研究が盛んに行われたことで,統合失調症患者の脳に形態学的異常が存在するものと考えられるようになった.関心領域を設定し,用手的にその脳領域の体積を測定する方法 (manual tracing) や,個々の脳画像を標準脳座標に合わせたうえで全脳を対象として解析する,voxel-based morphometry (VBM) といった方法により,統合失調症における脳構造異常は,主に前頭葉から側頭辺縁系構造における脳灰白質体積の減少であることが示唆されている.

当初,これらの研究は慢性期の患者を対象とするものや,さまざまな病期の患者が混在する群によるものが多かったこともあり,脳構造変化が,生得的なものであるか,あるいは進行性の変化なのか否か,といった点については不明な点が多かった.しかし,次第に初発エピソード患者のみ,さらには精神病前駆期状態 (at risk mental state : ARMS) を対象とする研究や,これらの対象者を経時的に,かつ,脳構造に影響を与えうる要因としての抗精神病薬の内服,という点でコントロールしたデザインでフォローアップしていくような,いわゆる縦断研究が行われるようになり,発症の前後から初回エピソードにかけて特に顕著な進行性変化がみられるという知見が示唆されるにいたり,発症予測や補助診断としての意義は高まっているといえよう.また,従来から行われていた統合失調症の認知機能障害に関する研究成果と,脳画像所見との関連をみる研究もみられるようになり,リハビリテーション等の治療論の発展に寄与するような所見も示唆されるようになってきている.

まずは以下,これらのMRIによる成果を概説するが,慢性期統合失調症患者を対象にした研究についてはさまざまな報告,それらの総説がすでに多数見受けられるため,ここでは特に,MRIを用いた,いわゆる精神病ハイリスク者に関する研究と,統合失調症における認知機能障害の一つである社会的認知の障害に関する研究に焦点を当て述べていくこととしたい.

精神病ハイリスク研究と縦断的変化

メルボルン大学におけるARMSを対象としたVBM研究では,2年以内に精神病を発症した例は,発症しなかった例と比較して,ベースライン時点で,すなわち,発症前の時点で海馬・海馬傍回,上側頭回,下前頭回お

よび帯状回の灰白質の体積が減少していた[1]．同様に，前部帯状回や島回，下垂体を関心領域とした manual tracing により，これらの脳領域のベースライン時点での構造学的変化が示され，総じて，これらの脳領域は後の精神病発症の予測因子である可能性が示唆されたといえる．特に，前部帯状回に関しては，この脳部位における主要な脳溝のバリエーションという点において，統合失調症患者やARMSで，左半球において分岐が減少しているという報告があり[2]，この領域における発達早期の神経発達障害が示唆される．

　他の研究グループからの報告も総じて，これらの脳領域においては，前駆状態においてすでに脳灰白質領域の構造変化が存在すること，体積減少をはじめとするこれらの構造変化は，後に精神病を発症するケースにおいて，発症しないケースよりも顕著であるということが考えられ，この意味において，ベースラインにおけるデータを用いた判別分析から，健常者，ARMS 発症者，ARMS 非発症者の予測が可能であるとする報告もみられる．一方，ベースラインでの脳構造変化が，経過中に精神病を発症した場合，そうでない場合にどのような経時的変化をたどるかをフォローアップした縦断研究は少ないが，メルボルン大学の VBM 研究では，ARMS 発症者群のみにおいて，海馬傍回，紡錘状回，前頭葉眼窩面，帯状回では進行性の体積減少を認めている．初発エピソード患者の縦断研究においても，進行性の脳構造変化は示唆されているが，ARMS における manual tracing による上側頭回における検討[3]等も併せて考慮すると，これらの ARMS を対象とした縦断研究は発症前後の比較的短期間でのフォローアップであることから，これらの脳構造変化は，発症前後に比較的短期間に急激に起こっている，という可能性が考えられる．

　ARMS における対象者は，精神病を発症するにせよ，そのすべての例が統合失調症ではないため，統合失調症と精神病症状を伴う気分障害等との相違点等につき明らかにしていくべきことはあるが，以上より，MRI による精神病ハイリスク研究からは，発症前のベースライン時点での脳構造変化の有無が精神病発症の予測因子になりうることが示唆されたといえる．また，進行性変化は顕在発症から初回エピソードの間の，経過における初期に比較的急激に起こることが示唆され，いわゆる治療論における早期介入の重要性，という点とも符合するといえよう．

● 統合失調症の社会的認知障害と脳画像

1．統合失調症における社会認知障害

　統合失調症においては，記憶，遂行機能などの認知機能に障害があるとの報告がこれまでも多数なされてきた．しかし近年，これら狭義の認知機能の障害に加えて，情動的表情認知，共感などの，いわゆる社会的認知に障害がみられるとの報告が相次ぐようになり，これら社会的認知の障害こそが，古典的症状以上に統合失調症患者の実生活を困難にする主要因であるとの意見もある．社会的認知とは，複数の個体が存在する社会状況で，より有利な条件で自己が生存・生殖を行っていくうえで不可欠な認知能力であり，ヒトを含めた霊長類で顕著にみられると考えられているこの能力についての神経基盤についての理解が進むなか，当初は広汎性発達障害，さらには統合失調症の病態を説明するうえでのこの認知能力の障害が注目されるに至っている．

　統合失調症患者のなかには，対人交流や社会的場面を避ける傾向を示したり，実生活場面での状況や文脈にふさわしい振る舞いをすることに困難を示すものが少なくない．統合失調症の治療・リハビリテーションの現場でも，対人交流の場面をシミュレーションするなど，対人的機能の向上を図るという要素が

多く取り入れられていることからも，統合失調症における実生活上の困難の基盤に社会的認知障害があることがうかがわれる．

以下，社会的認知の神経基盤，および統合失調症におけるこの認知能力の障害の脳画像研究について紹介する．

2．社会的認知の神経基盤

社会的認知にかかわる脳領域として，Brothersは，眼窩前頭皮質（orbitofrontal cortex：OFC），扁桃体（amygdala：Amy），側頭葉皮質を主要な部位として挙げた．この後，内側前頭前皮質（medial prefrontal cortex：MPFC），前部帯状皮質（anterior cingulate cortex：ACC），島皮質，頭頂葉下部，側頭—頭頂移行部などの領域も社会的認知にかかわると報告され，前頭葉・側頭葉・頭頂葉，および辺縁系に広がるこれらの広範な脳構造が形成する神経回路がヒトの多様な社会的認知能力の基盤であると考えられるようになってきている．

社会のなかでうまくやっていく能力は，単一の情報処理過程ではなく，複数の側面から構成されていると考えられる．他者の表情からその人物の感情を読み取る能力，すなわち情動的表情認知能力は，社会的認知能力の一つの典型であるが，この能力にかかわる脳領域としては，紡錘状回，Amy，上側頭溝領域（STS），OFC，ACC，などが報告されている．また，他者の気持ちに「共感」する能力についてはAmy，OFC，ACC，島皮質，体性感覚野が関与することが知られている．さらには，他者を意図や信念を持つ実体とみなす能力，つまり他者に心を想定する能力（「心の理論」：Theory of Mind，ToM）の神経基盤としては，側頭極，側頭—頭頂接合部，傍帯状回・ACCも含むMPFCの関与が示されてきた．このように，社会的認知のさまざまな側面は，部分的には重なり合いながら，それぞれ異なる複数の脳構造の働きによって実現されているものと考えられる．

3．統合失調症における社会的認知障害と脳画像：脳構造・脳機能異常

損傷研究や健常者を対象とした機能的脳画像研究から示されてきた上述のような社会的認知にかかわる脳構造の分布が，統合失調症の神経画像研究においてその構造異常が指摘されている前頭葉・側頭葉・辺縁系での構造異常部位の分布と大きく重なり合っていることは大変興味深い．

Yamadaらは，ToMやempathyの要素を含み，より社会状況に近い場面での他者の感情を推測し，各場面にふさわしい表情を問うような課題であるPerception of Affect Tasks（PAT：Rau, 1993），たとえば墓の前にたたずみ肩を抱き合っている人々の写真から，その人物の感情を推測してふさわしい表情を問うような課題を用い（図1A），統合失調症患者の社会的認知を調べた．さらに，脳構像画像としては，VBMにて，全脳を対象とした解析を行い，これによる脳構造学的所見とPAT成績の関連を調べた．結果，患者群での内側MPFCの体積減少が確認され，タスクの成績低下と同部位の体積減少が関連することが示された．

さらに，Fujiwaraらは[2]，Yamadaらと同じPATを用い，実生活に近い場面での社会認知機能を評価し，社会的認知の神経基盤として一定の見解の一致をみている脳領域の一つである，前部帯状回の画像所見との関連を検討した．具体的には，灰白質領域としてのACCを用手的に体積計測し，またこの直下を走行する白質領域である前部帯状束について拡散テンソル画像（diffusion tensor imaging：DTI）により，異方性比率（fractional anisotropy：FA）の変化を定量化の指標として，この線維束のintegrityを評価した．さらに，前部帯状回にみられる脳溝である帯状溝，傍帯状溝は，左半球優位に連続的に認

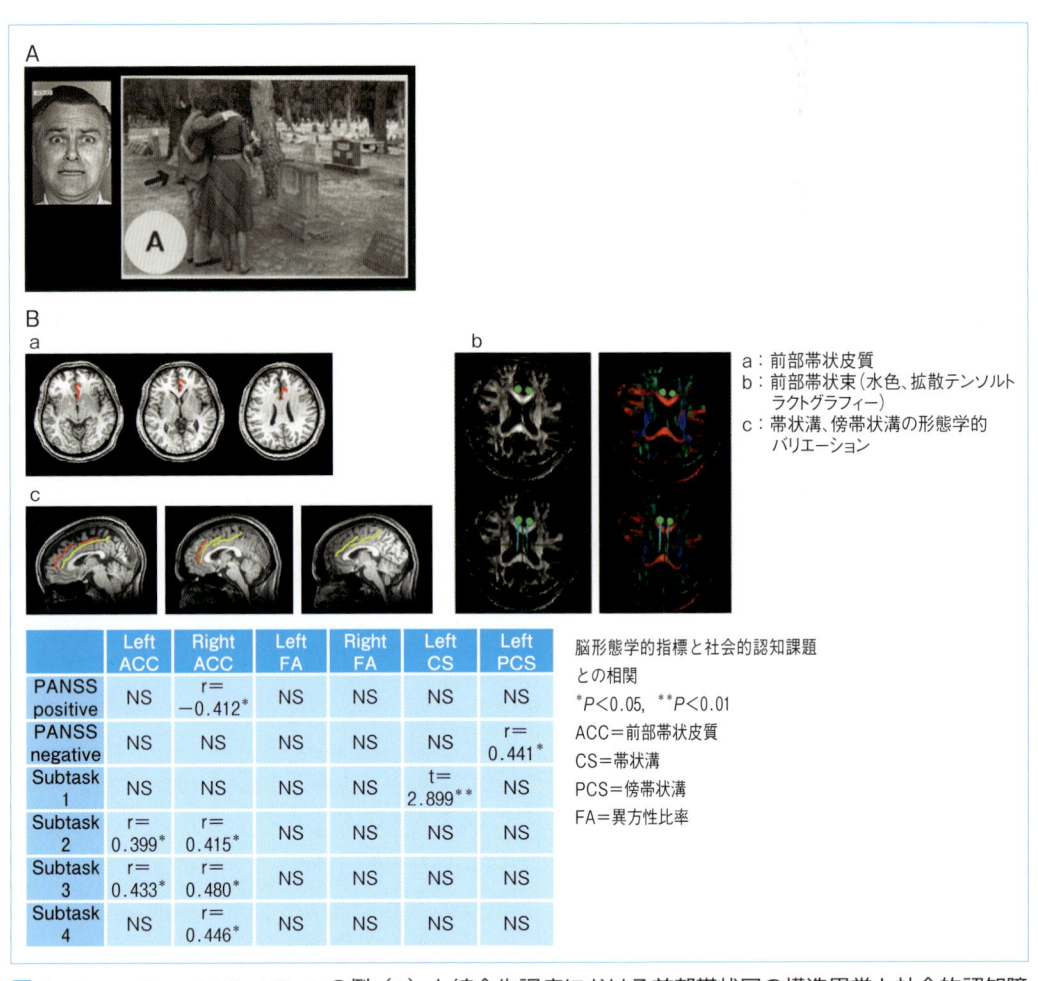

	Left ACC	Right ACC	Left FA	Right FA	Left CS	Left PCS
PANSS positive	NS	r=−0.412*	NS	NS	NS	NS
PANSS negative	NS	NS	NS	NS	NS	r=0.441*
Subtask 1	NS	NS	NS	NS	t=2.899**	NS
Subtask 2	r=0.399*	r=0.415*	NS	NS	NS	NS
Subtask 3	r=0.433*	r=0.480*	NS	NS	NS	NS
Subtask 4	NS	r=0.446*	NS	NS	NS	NS

脳形態学的指標と社会的認知課題との相関
*P<0.05，**P<0.01
ACC＝前部帯状皮質
CS＝帯状溝
PCS＝傍帯状溝
FA＝異方性比率

図1 Perception of Affect Task の例（A）と統合失調症における前部帯状回の構造異常と社会的認知障害（B）

められるという非対称性が健常者において報告されているという事実，および統合失調症患者やそのハイリスク者においてこのような非対称性が消失していることが示されている先行研究が存在することから，同部位の脳溝の形態学的バリエーションも評価した．すなわち，これら，灰白質，白質，脳溝のバリエーションという，多次元的な形態学的指標とPATの成績との関連を検討した．結果，患者群における灰白質領域の体積・白質領域のFAの低下を認め，脳溝のバリエーションの非対称性が損なわれていたことが確認され，これらの指標のうち，灰白質領域の体積と，脳溝のバリエーションは，多様な形でPATのスコアと相関することが示された．すなわち，統合失調症における前部帯状回領域のさまざまな形態学的異常は，社会的認知の障害に対して均質に影響を与えているのではなく，それぞれが異なるかたちで社会的認知障害との関連を有していることが示された（図1B）．

統合失調症の社会的認知に関する機能的MRI（fMRI）を用いた検討もみられるようになっている．Marjoramらは，Edinburgh High Risk Studyへの参加者を対象とし，統合失調症近親ハイリスク者（HR）での，ToM関連の課題施行中の神経活動を評価し

た．彼らはジョークの内容を含む風刺漫画を課題として提示したが，この課題は，①他者の誤信念が理解できないとわからないジョークと，②そのような能力を要さずとも理解可能なものとを含んでいる．対象はHRおよび健常対象者（HC）であるが，HRはさらに，これまで陽性症状を認めたことのある者（HR+），認めたことのない者（HR−）という2群にわけて解析した．①-②のコントラストでは，先行研究からもToMとの関連が繰り返し指摘されている楔前部・頭頂葉下部・側頭葉の両側での活動が，HC，HR+，HR−の3群を通じて認められた．HR+，HR−の間の直接比較では，HR−では，右下頭頂小葉と両側中前頭回の活動がHR+より増大していた．この結果はHR群におけるToM処理についての状態効果を示唆しているといえる．

また，社会的認知関連のfMRI研究においても，縦断研究のデザインによる報告がなされている．Leeらは，共感性やforgiveness（罪に対する寛大さ）に関する内容を含む文脈を提示，この直後に二者択一で回答を選ぶという課題を用いて，急性期エピソード患者の治療前後で課題と関連する神経活動を評価した．結果として，急性症状からの回復の後には，左MPFCの活動に改善がみられることが示され，さらに，この活動の変化は，患者の病識や社会機能の改善の程度と関連することも示した．

以上，統合失調症の病態の中核に社会的認知の障害が位置づけられるという仮説は，今後も精力的に検討していくべき課題であるといえよう．

統合失調症のPET研究

検査の原理・概念

PET（positron emission tomography）は，ポジトロン（陽電子）を放出する放射性同位元素で標識した各種の化合物（トレーサー）を生体内に投与し，その経時的動態や分布をPETカメラよって断層画像として描出するという，非侵襲的かつ定量的な核医学的検査方法である．放射性同位元素として生体分子を構成する炭素や酸素などの元素が使用できるので，ブドウ糖，神経伝達物質など，生体内で重要な役割を担っている物質を構造を変えることなく標識することができる．また，標識する物質の選択によって，局所脳血流，糖代謝，神経伝達物質受容体，トランスポーターなど，多様な生体機能を画像化し定量化することが可能であり，他の方法では測定不能な生体内の分子情報が得られる．

統合失調症をはじめとする精神疾患の病態解明や治療評価，新たな治療薬の開発への応用が進められており，たとえば，統合失調症におけるドーパミン（DA）神経系の高次脳機能へのかかわりという観点から，大脳皮質を中心としたDA神経伝達の計測が行われている[1,2]．以下，これらの成果を中心として，PETによる脳機能イメージングの，統合失調症の病態解明，診断への応用の可能性について述べる．

PETで測定可能な機能・検査

PETで測定可能な脳神経伝達機能には，大別すると前シナプスと後シナプスの機能があり，前者については主に神経伝達物質の生成やトランスポーター，後者については受容体に関するものがある．受容体やトランスポーターについてはその密度（B_{max}）とト

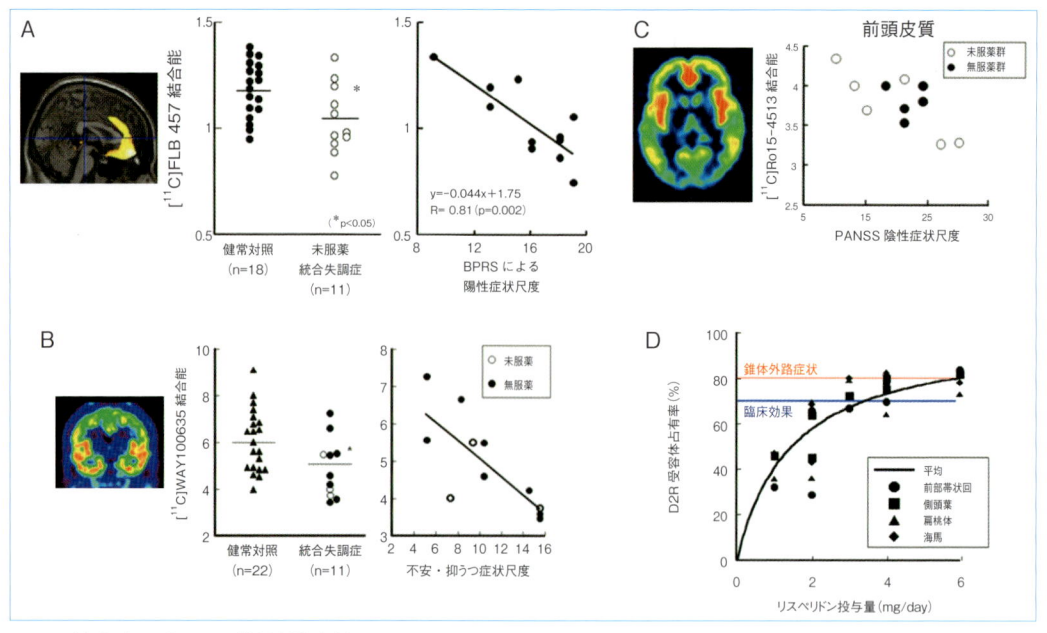

図2 統合失調症および抗精神病薬とPET
A：統合失調症患者の前部帯状回におけるD₂受容体（D2R）結合と陽性症状との相関.
B：扁桃体における5-HT₁ₐ受容体結合能とPANSSの不安抑うつ尺度との相関.
C：中枢性ベンゾジアゼピン受容体の分布とPANSS陰性症状尺度との相関.
D：[¹¹C] FLB457で測定した線条体外領域におけるリスペリドンの投与量とD2受容体占有率の関係.
BPRS：Brief Psychiatric Rating Scale, PANSS：Positive and Negative Syndrome Scale.

レーサーの解離定数（K_D）の比である結合能（Binding potential, $BP = B_{max}/K_D$）を測定する．一方，神経伝達物質生成についてはその生成速度定数を測定する．

In vivo においては，*in vitro* と異なり，シナプス間隙において恒常的に内在性神経伝達物質が存在している状態であるため，それらの伝達物質の増減の影響を受けて，標的となる分子への結合を競合することで結合性が変化するようなトレーサーを使用することにより，間接的に内在性物質の定量を行うこともできる．その主なものは，ヒトの動機づけや報酬，快刺激への反応などとの関連や，統合失調症の病態生理との関連について多数報告がみられるドーパミンD2受容体（D2R）に結合する［¹¹C］raclopride 関する報告であり，PETを用いたDA放出量の研究は，内在性伝達物質によって結合が阻害される競合阻害モデルを基礎に検討されている．

統合失調症における応用例

1．ドーパミン（DA）神経系に関して

統合失調症では，その陰性症状や認知機能障害の背景に前頭前野のDA機能障害がかかわることが指摘されてきた．ヒトの大脳皮質領域においては，D1RがD2Rと比較して密度が高く，大脳皮質におけるDA神経伝達にはD1Rが主要な役割を果たしていると考えられている．Okuboらは，未服薬もしくは服薬中断後無服薬の統合失調症患者でD1R結合が有意に低下していることを見出し，前頭前野のD1Rが主要な陰性症状と負の相関を示していることを見出した．さらに認知機能との関連という観点からも，前頭葉

機能の指標であるWisconsin card sorting testの成績が不良なほどBPが低いことを明らかにし[4]，これにより，統合失調症の認知機能障害の分子メカニズムの解明における成果となった．

一方，D2Rは，その密度としては線条体外では線条体（黒質，腹側被蓋野からのDA投射を受ける，もっともDA受容体豊富な脳領域）の2〜8%にすぎないが，抗精神病薬の主な作用部位はD2Rであり，その力価はD2Rへの親和性と比例するなど，D2Rの病態生理への深いかかわりが予想されてきた．Suharaらは，[^{11}C]FLB457を用いて，未服薬統合失調症患者の前部帯状回においてD2R結合の有意な低下と陽性・陰性症状評価尺度（PANSS）陽性症状との負の相関を見出した（図2A）[5]．この所見は，内在性DA放出の増加の反映なのか，あるいはD2R密度の低下によるものなのか，という二つの可能性が考えられたが，サルを用いたメタンフェタミン負荷によってDA放出量を増加させて[^{11}C]FLB457の結合を負荷前後で評価し，負荷前後で有意差を認めなかったことから，DA放出との競合阻害はなく，[^{11}C]FLB457の結合の減少はD2R密度の減少を反映しているものと考えられた．前部帯状回におけるD2R密度の低下は，DAの過剰な伝達による2次的なダウンレギュレーションとの解釈もありうるが，同様に過剰なDA伝達が存在すると想定される線条体ではD2Rの低下の報告はないことから考えると，一次的な異常である可能性が高いと考えられる．上述の，統合失調症やその発症リスクの高い対象者におけるMRI研究では前部帯状回の体積減少などの形態異常を認め[2]，その要因としてシナプスの剪定（pruning）異常といった神経発達の異常によることが示唆されていることから，この脳領域のD2R密度の低下も神経の発達障害に起因していることが想定される．この脳領域における細胞レベルにおいては，D2Rは錐体細胞とgamma-amino butilic acid（GABA）介在神経の両者に発現していることが確認されており，動物実験においてはDAの放出がD2Rを発現しているGABA介在神経によって制御されていること，さらにはGABAの抑制性機能の低下が統合失調症の病態の背景にあるとの仮説も報告されており，Suharaらの前部帯状回における所見は，この脳領域における，D2Rを発現したGABA介在神経の機能異常と脳内DA神経伝達のフィードバック制御機構の異常を反映するものと考えることができる．統合失調症の陽性・陰性症状は，認知機能と関連するという報告もあれば，症状にかかわらず認知機能障害は存在するとの報告もあるものの，この脳領域が，注意，遂行機能等の認知機能にかかわるという報告からは，その機能異常が陽性症状の発現にも寄与していると推察することができる．

また，統合失調症においては，視床の異常がしばしば指摘されており，この脳領域においてはD1RよりもD2Rが相対的に多く，特に背内側核や前核で[^{11}C]FLB457の集積が認められる．統合失調症における視床の下位領域のD2Rについて検討では，背内側核と視床枕におけるD2R結合の有意な低下と陽性症状との負の相関が認められている．前部帯状回とこれらの視床核は神経線維連絡を有し，統合失調症の死後脳研究では背内側核から前頭前野への投射神経の減少も報告されており，視床核と前部帯状回におけるDA神経伝達の異常は関連していることが想定される．

統合失調症のDAシナプス前機能に関して，DAの前駆物質であるL-[β-^{11}C]DOPAの取り込みを指標としてDA生成能が測定した研究では，左尾状核におけるDA生成能の亢進が報告されている．一方，線条体外

の領域における DA 生成能について，視床において PANSS 総得点と正の相関，右側頭葉では陽性症状尺度と正の相関が認められている．これらの結果は，線条体外での DA 生成能と症状の相関を初めて示したものである．

一方，DA の再取り込み機能を担っているドーパミントランスポーター（DAT）は，コカインなどの依存性薬物の作用点として知られているが，統合失調症における役割は明らかではない．線条体における報告では，統合失調症では変化がないとするものが多いが，[^{11}C] PE2I を用いて視床における DAT の定量した報告では，統合失調症における視床で有意な増加がみられ，DAT と PANSS 総得点との間には正の相関を認めている．このように，統合失調症の DA シナプス前機能について，視床においては DA 生成能，DAT ともに症状と正の相関を示していることから，DA 代謝回転の亢進を示唆するものと考えられる．

2．セロトニン（5-HT）受容体

統合失調症の死後脳研究および非定型抗精神病薬の薬理効果に関する検討から，5-HT 受容体の統合失調症の病態への関与が注目されている．[carbonyl-^{11}C] WAY-100635 を用いた統合失調症における 5-HT$_{1A}$ 受容体の検討の結果，統合失調症では扁桃体において結合能の低下を認め，不安・抑うつ症状を中核とする陰性症状が重篤であるほど，この受容体の結合能の顕著な低下が認められた（図 2B）．扁桃体は，特に恐怖をはじめとした陰性情動刺激によって不活されることが知られているが，恐怖条件におけるこの部位の賦活が選択的セロトニン再取り込み阻害薬（SSRI）や抗精神病薬で減弱することが見出されており，このことからは，扁桃体において，5-HT 神経系と DA 神経系が相補的に機能している可能性が示唆されていると考えられる．また，扁桃体に隣接する海馬においては，5-HT$_{1A}$ 受容体が記憶機能に抑制的に働いており，D2R が促進的に働いているということが報告されており，統合失調症の症状・情動的認知・記憶といった認知機能障害の発現における両神経系の関連が重要な意義を持っていることが予想される．

3．中枢性ベンゾジアゼピン受容体

統合失調症の病態仮説にかかわる GABA 神経系に関しては，さまざまな報告がある一方，現在のところ生体での計測条件を満たすトレーサーがない．しかし，GABAa 受容体と複合体を作っている中枢性ベンゾジアゼピン受容体の 5 つのサブユニットのうち，α5 サブユニットに選択性の高い [^{11}C] Ro15-4513 の結合を検討した研究では，前頭前野と海馬において陰性症状尺度との相関が認められている（図 2C）．中枢性ベンゾジアゼピン受容体は錐体細胞の樹状突起に発現しており，このことは D1R の変化と陰性症状との負の相関[4]と共通する細胞レベルの病態をみている可能性もあり興味深い．

4．抗精神病薬による統合失調症治療と PET

抗精神病薬は脳内の D2R を遮断するため，D2R に選択的なトレーサーを用いた際，抗精神病薬によって競合阻害が起こり，トレーサーの結合は低下する．このことを利用して，抗精神病薬がどの程度 D2R に結合しているかを，投与前後でのトレーサーの BP の減少率から，占有率という指標で評価できる．

占有率（%）＝100×（無服薬時の BP－服薬時の BP）/無服薬時の BP

内服治療中の統合失調症患者における，線条体の D2R 占有率を ^{11}C-raclopride を用いて測定した報告では，70% 以上で臨床効果が発現し，80% 以上では錐体外路症状が発現頻度が高まると報告されており，この副作用発現と占有率との関連は，現在もっとも確立され

た臨床指標の一つである．リスペリドン服用患者おける検討でも，内服量が1～6 mg/日では38～80%で，この範囲で臨床効果は発現し，総量により錐体外路症状の発現頻度が高まるという臨床的知見と合致することが示されている（図2D）．

総じて，D2R占有率を用いた抗精神病薬の評価により，たとえば抗精神病薬の至適用量を決定したり，副作用としての錐体外路症状に対する抗コリン薬の併用の必然性を判断したりするという点において，臨床上極めて有用な情報がもたらされるものと期待できる．

まとめ

以上，MRIおよびPETによる統合失調症研究について概説した．今後の展望としては，特異的な生化学的指標の評価が可能なPET画像と，精神疾患における成果の集積してきているMRIによる脳灰白質の構造画像，脳内ネットワークの構築を担う白質領域のイメージングである拡散テンソル画像，機能的MRIによる認知機能評価といった，異なるイメージングモダリティの成果を同一被験者にて評価し，その成果を統合していくこと（multi-modal imaging）が有用と考えられる．本稿で述べてきたとおり，縦断研究やハイリスク研究により，診断や発症予測についての知見は蓄積しつつあるが，そこからいかに治療論的な展開をしていくかに関しては，いまだ十分な成果があるとは言い難い．今後，さまざまな精神療法，リハビリテーション，薬物療法（創薬も含め）といった，さまざまな治療手段を包括的にとらえ，これらによる治療介入前後の脳構造・脳機能の変化を明らかにすることによって，個々のケースに適した治療法の開発を目指していくことが期待される．

文 献

1) Pantelis C, Velakoulis D, McGorry PD, et al.: Neuroanatomical abnormalities before and after onset of psychosis: a cross-sectional and longitudinal MRI comparison. Lancet 361: 281-288, 2003
2) Fujiwara H, Hirao K, Namiki C, et al.: Anterior cingulate morphology and social cognition in schizophrenia: a study of gray matter, white matter and sulcal morphometry. Neuroimage 36: 1236-1245, 2007
3) Takahashi T, Wood SJ, Yung AR, et al.: Progressive gray matter reduction of the superior temporal gyrus during transition to psychosis. Arch Gen Psychiary 66: 366-376, 2009
4) Okubo Y, Suhara T, Suzuki K, et al.: Decreased prefrontal dopamine D1 receptors in schizophrenia revealed by PET. Nature 385: 634-636, 1997
5) Suhara T, Okubo Y, Yasuno F, et al.: Decreased dopamine D2 receptor binding in the anterior cingulate cortex in schizophrenia. Arch Gen Psychiatry 59: 25-30, 2002

IV 精神神経疾患と脳画像

2 気分障害

放射線医学総合研究所 分子イメージング研究センター　高野晴成

　気分障害はもっともよくみられる精神疾患の一つであり，生涯有病率は10〜20%と報告されている．小児・青年期から老年までの幅広い年代で発症し，男性より女性の罹患率がやや高いことが知られている．気分障害には単極性うつ病（大うつ病性障害）や双極性障害，気分変調症などが含まれる．

　気分障害では脳を中心とした種々の生物学的な背景・異常が想定されており，近年の脳機能画像技術の急速な発展に伴って，患者を対象とした脳画像研究が精力的に行われている．動物実験や脳損傷患者の観察などから想定されていた情動や気分に関する脳部位・神経回路網の障害が，脳形態画像および脳機能画像法により in vivo で検証されつつある．特に，近年の statistical parametric mapping（SPM）などの画像統計解析法の進歩は，局在診断の精度を飛躍的に向上させている．一方，positron emission tomography（PET）や single photon emission computed tomography（SPECT）を用いた神経伝達機能に関する研究では，疾患や治療の背景にある分子メカニズムに迫ろうとしている．

　ただし，結果として患者と健常者で統計学的に有意な差があったとしても，精神疾患の多くは画像から肉眼的に判定できるほどの違いはなく，また，健常者との重なりも大きいため，臨床現場でただちに使用されるものではないことには留意が必要である．また，個々の研究では症例数が少ないために，偽陰性や偽陽性の結果も報告されている可能性がある．そのため最近では，統計学的な検出力を上げるために多くの画像研究を統合したメタ解析が行われ，その結果が報告されるようになっている．

形態画像（structural images）

　日常臨床においては，気分障害の患者に対しては通常脳腫瘍や脳血管障害などの脳器質的疾患の除外を目的に形態画像の検査は行われる．magnetic resonance imaging（MRI）を利用できる施設では，空間解像度が高く，より多くの情報を得ることができる MRI が用いられることが多いと思われるが，ペースメーカーなど体内に金属が入っている場合などには computed tomography（CT）が選ばれる．

● 体積（volumetry）研究

　1980年代のCTや1990年代から始まるMRIの初期の研究では，気分障害患者では健常者と比較して主として脳室が拡大していることが報告されていた．近年では高解像度MRIの3次元撮像により，各脳部位の精密

な定量解析が行われている．体積を測定する方法として，用手的に関心領域（region of interest）を設定して測定する方法と，個々の被験者の脳画像を標準脳座標に合わせたうえで，全脳を対象として voxel-by-voxel で解析する voxel-based morphometry（VBM）に大別される．理想的には両方の解析が行われ，結果が合致することが望ましい．

うつ病では視床下部-下垂体-副腎系（HPA axis）の機能に異常があり，コルチゾールが慢性的に過剰分泌されていることが多くの研究で示唆されている．このようなグルココルチコイドの神経毒性の結果，うつ病の既往のあるものは両側の海馬の体積が減少しており，かつ海馬萎縮の程度とうつ病のエピソードの期間とが相関するという報告[1]を初めとして，うつ病患者での海馬の減少が1990年代後半より数多く報告されている．

143の研究をメタ解析したKemptonらの最新の研究[2]によれば，大うつ病性障害の患者では，健常者と比較して有意な側脳室の開大や脳脊髄液容積の増加がみられ，大脳基底核，視床，海馬，前頭葉，眼窩前頭葉，直回で有意な体積の減少がみられたという．また，現在うつ病相にある患者のほうが，寛解状態にある患者より海馬の体積は小さかった．この結果は，うつ病の改善により海馬の体積減少が回復する可能性を示唆するが，これは海馬の歯状回における神経新生の結果かもしれないと考察されている．さらに，大うつ病性障害では下垂体の体積が大きい傾向にあり，海馬の体積減少と合わせて，大うつ病性障害における視床下部-下垂体-副腎系の障害が示唆される．

双極性障害と大うつ病性障害との比較では，双極性障害の患者のほうが脳梁の横断面積は小さく，海馬と大脳基底核の体積は大きいという両者は異なった傾向を示すことが示唆されている．

白質高信号（white matter hyperintensity）

MRIではT2強調画像で大脳深部白質（deep white matter）や脳室周囲白質（periventricular white matter）に高信号域がみられることがある．これらは虚血性変化を反映していると考えられている．

特に高齢発症の老年期うつ病患者では，皮質下白質に高信号を示す無症候性・潜在性脳梗塞を伴う例がしばしば存在し，血管性うつ病（vascular depression）としてうつ病の一つの亜型と考えられている[3]．これらは認知機能障害や治療反応性の不良などと関連しており，認知症に移行する危険性が高いことが報告されている．

双極性障害においても大脳深部白質の高信号の頻度が高いことが報告されており，Kemptonらのメタ解析でも健常者や大うつ病性障害患者と比較して多いことが確認されている．ただし，その成因はよくわかっていない．

拡散テンソル画像（diffusion tensor imaging）

拡散テンソル画像は水分子の拡散の様子を画像化するものであり，白質の神経線維走行の評価が可能である．各脳領域との相互関係や結合（connectivity）の異常などを検討することができるため，精神疾患の研究に応用されつつある．双極性障害や老年期うつ病を中心に皮質-線条体-辺縁系などの統合性の障害が報告されている．

機能画像（functional images）

安静時の脳血流・代謝

　PETやSPECTでは適した放射性トレーサーを使うことにより，脳血流や脳のグルコース代謝を測定することが可能である．これらは脳局所における神経活動を反映すると考えられ，脳の大局的な活動を in vivo で把握するのに有用である．気分障害においても研究として用いられてきている．

　1980年代後半から始まる脳血流・代謝研究では，うつ病の病相期において健常者と比較して主として前頭葉，前部帯状回などで異常（特に低下）がみられるという報告がもっとも多いが，扁桃体や海馬，大脳基底核，視床，側頭葉，頭頂葉などさまざまな部位での変化も報告されている．また，症状改善後にはこれらの脳血流・代謝異常が改善したとの報告と，異常部位が残存したとの報告があり，後者は素因ないしは治療抵抗性の指標と考えられている．

　代表的な研究としては，Benchら[4]は33名のうつ病患者と23名の年齢を統制した健常対照者の脳血流を $C^{15}O_2$ PETで測定し，SPMを用いて解析した結果，うつ病患者で左前部帯状回と左背外側前頭前野での血流低下がみられ，さらに，うつ病のなかでもより認知機能が低下している群では，内側前頭皮質の血流も低下していたことを示した．また，その患者群の多くで縦断的観察を行い，症状改善後には左背外側前頭前野と内側前頭前皮質の血流が有意に増加したという．

　Drevetsら[5]は遺伝的背景の強い家族性気分障害を対象に，^{18}F-FDG PETを用いて脳のグルコース代謝を測定した．その結果，脳梁膝下前頭前野（subgenual prefrontal cortex）のグルコース代謝は，双極性うつ病でもっとも低く，次いで単極性うつ病で，いずれも対照群に比較して低かった．一方，躁状態のときは対照群と比較して増加していた．また，この部位はMRIで測定した体積も減少していた．このように家族性気分障害というきわめて純粋なある一群では，脳のわずかな領域が気分障害の状態を反映していることを示唆しており，興味深い．

　老年期うつ病ではアルツハイマー病などの認知症との鑑別がしばしば問題となるが，うつ病患者の脳血流は前頭葉，左視床，内側前頭葉で低く，アルツハイマー病患者では外側頭頂葉，側頭葉，楔前部，後部帯状回で低い傾向があり，両者の鑑別に有用であるとの報告がある[6]．

　なお，PETではピッツバーグ大学が開発した［^{11}C］PIBなどを用いて老人斑の構成要素であるアミロイドタンパクを画像化できるようになっており，アルツハイマー病の診断に有力視されている．老年期のうつ病ではアルツハイマー病への移行が多いことも指摘されているため，症例を蓄積することにより，正確な予後予測や，症例に応じた早期の治療的介入が可能になってくるものと思われる．アミロイドPETは老年期うつ病の診療にも大きな影響を与える可能性が考えられる．

認知課題による賦活時の脳血流

　課題賦活時の脳活動を脳血流の変化としてとらえる手法は，1990年代半ばまではPETが主役であったが，侵襲が少なく，空間分解能，時間分解能に優れる functional MRI（fMRI）が開発されて以降，次第にfMRIにとってかわられつつある．言語流暢性課題，作業記憶課題などの課題遂行時に前頭葉の反応性をみた研究や，情動的な言葉や happy や sad な表情認知における反応をみた研究など，さまざまな認知課題を用いた研究が多数

行われている．

表情認知課題を用いた大うつ病性障害と双極性障害に対する20編のfMRI研究を統合した最新のメタ解析によれば[7]，両者とも健常者と比較して辺縁系の活動が増加しているが，双極性障害では腹外側前頭前野で低下，大うつ病性障害では感覚運動皮質で活動低下していた．一方，双極性障害では視床と大脳基底核で反応性が増加していたという．

近赤外線トポグラフィ

最近，我が国を中心に近赤外線トポグラフィ（near infrared spectroscopy：NIRS）を用いた研究が行われている．NIRS は近赤外光が生体を通過する際にヘモグロビンにより吸収されることを用いて脳血流量の変化を測定するものである．空間分解能は脳回程度とされているが，時間分解能が高く，可搬性に優れ，自然な状態で測定できるなどの長所がある．Kameyama ら[8]の報告を初めとして，言語流暢性課題を施行中の前頭葉賦活が健常者では大きいが，大うつ病性障害では賦活が小さく，双極性障害では反応の潜時が遷延するなどの特徴が報告されている．2009年4月より「光トポグラフィー検査を用いたうつ症状の鑑別診断補助」として厚生労働省より高度先進医療として認可されている．

● 治療による脳血流・代謝の変化

うつ病のさまざまな治療による脳血流や代謝の変化をみることは，うつ病の病態や治療の作用機序を知るうえで有力な手段である．

1．精神療法

Goldapple ら[9]は，17名の服薬していない大うつ病性障害患者を対象に，15～20セッションの認知行動療法を行い，その前後で[18]F-FDG PET を用いて脳グルコース代謝を測定した．その結果，14名が治療に反応し，治療効果は海馬や背側帯状回におけるグルコース代謝の増加，背側，腹側，内側前頭皮質における低下と関連していたということを報告している．

2．薬物療法

Kennedy ら[10]は13名の大うつ病性障害を対象とした，選択的セロトニン再取り込み阻害薬（selective serotonin reuptake inhibitor：SSRI）である paroxetine の6週間の治療前後において[18]F-FDG PET を施行し，背外側前頭前野，内側前頭前皮質，頭頂葉，背側前部帯状回でグルコース代謝が増加し，海馬，島前部・後部，右海馬等で減少したことを報告した．また，健常対照群との比較では，前頭前野で健常群に比べて減少していたグルコース代謝は増加し，増加していた膝前・前部帯状回のグルコース代謝は減少し，すなわち，グルコース代謝は正常化される方向に変化したことを示している．

一方，認知行動療法と paroxetine による治療との比較[9]では，paroxetine では前頭前野で増加し，海馬や膝下帯状回で低下する点が認知行動療法と異なったという．また，認知行動療法と抗うつ薬 venlafaxine との比較においては，双方とも治療反応者は両側眼窩前頭皮質，左内側前頭前皮質での糖代謝の減少は共通していたが，膝下帯状回の尾状核における変化の仕方が異なっていたという報告もある[11]．

また，抗うつ薬の治療前後での情動処理に関する fMRI 研究のメタ解析によれば[12]，背外側前頭前皮質，背内側前頭前皮質，腹背側前頭前皮質の賦活は増加する一方で，扁桃体，海馬，海馬傍回，腹側前部帯状回，眼窩前頭皮質，島での賦活反応は減少し，総じてうつ病期の情動刺激に対する反応の異常が正常化する方向に変化することが報告されている．

3．身体療法

電気けいれん療法（electroconvulsive therapy：ECT）はうつ病の治療に不可欠なものであるが，作用機序は未解明である．わ

れわれはECTの作用機序を検討するために，$H_2^{15}O$-PETを用いて，ECTが脳血流に与える急性効果を検討した[13]．ECTの通電刺激をしたところで$H_2^{15}O$トレーサーを注入し，発作の開始から全般化し，終了するまで（通常は数十秒から1分程度）の過程の脳血流を測定した．その結果，けいれん発作最中には全般的に脳血流は増加し，特に脳幹や間脳，大脳基底核，側頭葉内側部で血流増加が顕著であった．一方，投与電気量の滴定の過程で，脳波上けいれん発作波がみられない，すなわち，ECT不発時の脳血流も得られた．その場合，海馬，側頭葉，小脳での血流増加がみられたが，脳幹・間脳での増加はみられなかった[14]（図1）．これらの結果は，けいれん発作における脳幹や間脳の重要性を示唆し，全般性けいれんの中心脳仮説を支持しているものと考えられる．また，ECTは発作が全般化しないと効果が得られないことから，中心脳の脳血流変化とECTの作用機序との関連が示唆される．

近年，脳局所を刺激する経頭蓋磁気刺激法（transcranial magnetic stimulation：TMS）や深部脳刺激（deep brain stimulation：DBS）などもうつ病の治療法として応用されつつある．これらの治療法の発展は，刺激部位や作用機序の検討において，近年の脳機能画像研究の進歩と不可分である．

TMSはうつ病の治療としては主として背外側前頭前野を刺激するが，これは脳機能画像研究から示唆されたものであり，またTMSにより刺激部位と神経連絡をもつ皮質，皮質下，および辺縁系などにも影響を与えることがPETやSPECTを用いた脳血流研究で報告されている．

DBSは脳外科的に脳深部に電極を埋め込んで電気刺激する治療法であり，パーキンソン病に対する視床下核の刺激では一定の効果を上げている．Maybergら[15]は，各種の薬

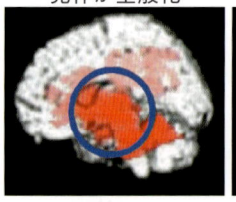

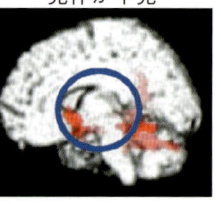

図1 電気けいれん療法による全般性けいれん発作時および不発時の局所脳血流の増加部位（発作前との比較）
ECT成功のためには間脳・脳幹部（○の部位）が重要であることが示唆される．

物療法やECT治療にも抵抗性を示した，きわめて難治性のうつ病患者に対し，脳梁膝下帯状回（Brodmann area 25：BA25）にDBS治療を行い，うつ病が改善されることを報告している．彼らの仮説によれば，うつ病ではこの脳梁膝下帯状回が悲嘆の中枢（center of sadness）であって，同部位の過活動がうつ病の症状をもたらし，DBSによりこれを抑えることによって，うつ病の症状も改善されるという．治療開始前では，うつ病患者ではPETで測定した脳血流がBA25において高く，前頭前野では低かったものが，3ヵ月後および6ヵ月後のDBSの慢性刺激により治療に反応した患者ではBA25の血流は低下し，逆に低かった前頭前野の血流は上昇したことを示している．

PETを用いた神経伝達機能

PETやSPECTでは神経伝達物質受容体やトランスポーターに特異的に結合する放射性薬剤を使用することにより，それらの結合能を測定することができる．結合能は主に受容体やトランスポーターの密度を反映していると考えられている．しかし，結合能を測定するためには，トレーサーの性質が決定的に重要であり，標的分子に対する親和性，選択性に優れる必要があり，かつ動態が速く，代謝が安定しているほうが望ましい．神経伝達

機能に関する研究は1980年代後半のドーパミン受容体から始まっているが，PET研究の歴史は，より良いトレーサーの開発の歴史でもある．なお，PETやSPECTを用いた神経伝達機能検査で保険診療として認められているものは，手術を前提とした側頭葉てんかんに対する[123]I-iomazenil SPECT のみである．

PET研究では設備と人手を要することから，統制された患者や健常人を対象とした薬理学的研究や認知心理学的研究など，比較的少数例での研究に向いている．しかし，PETならではの分子レベルでの病態の把握や薬物療法に関する有用な情報がこれまでの研究で得られてきている．

気分障害に関する疾患病態研究

気分障害に関するPETを用いた神経伝達機能研究では，セロトニン神経系を中心に調べられている．セロトニン受容体には数多くのサブタイプがあるが，これまでは主としてセロトニン1A受容体，セロトニン2A受容体，セロトニン・トランスポーターに関するトレーサーが開発され，疾患研究が報告されてきている．

セロトニン1A受容体は大脳皮質や辺縁系に広範に発現しており，情動の制御と密接に関係している．セロトニン1A受容体に特異的に結合するトレーサー[^{11}C]WAY100635とPETを用いた研究では，大うつ病性障害患者では内側前頭皮質，扁桃体，海馬，縫線核での結合能の低下が複数報告されている[16～19]．また，寛解状態の患者でも低下していることから[20]，これらの低下はうつ病の素因を表している可能性がある．

セロトニン2A受容体に関しては，[^{18}F]setoperoneを用いた研究では大うつ病性障害患者で健常者と比較して前頭葉，側頭葉，頭頂葉，後頭葉で結合能が低下していたとい

う報告[21]と，差を認めなかったとの報告[22]がある．[^{18}F]altanserinを用いた研究では，右後外側眼窩前頭皮質と前部島での低下[23]や海馬での低下[24]が報告されている．[^{18}F]altanserinのほうが[^{18}F]setoperoneと比較してセロトニン2A受容体に対して選択性が高いが，代謝物の影響で脳内動態が複雑であるなどの特徴がある．

一方，セロトニン・トランスポーターは抗うつ薬SSRIはセロトニン・トランスポーターが主たる作用点であり，視床，線条体，海馬，島，中脳縫線核に豊富に分布している．セロトニン・トランスポーターの特異的リガンドである[^{11}C]DASBの結合能の分布を図2に示した．大うつ病性障害患者では健常者と比較して，中脳縫線核では差を認めなかったが，視床で増加したとの報告[25]や，視床，島，線条体で増加し，縫線核で低下したとの報告がある[26]．これらはセロトニン・トランスポーターが豊富に存在することにより，シナプス間隙にあるセロトニンがシナプス前部に回収されてセロトニンの伝達が低下するものと解釈されている．一方で，変化がなかったとの報告[27]もある．

抗うつ薬の脳内トランスポーター占有率

脳内の受容体やトランスポーターの占有率は薬物の投与前後での結合能を比較することにより求めることができる．各種の治療量のSSRIを投与中のうつ病患者を対象に，[^{11}C]DASB（図2）を用いてセロトニン・トランスポーターの占有率を測定した研究[28]では，いずれのSSRIでも占有率がおおむね80％以上であったと報告されており，うつ病に対するSSRIによるセロトニン・トランスポーター占有率の治療閾値とされている．

この知見をもとに，わが国でもPETを用いて治験として用量設定試験が行われている[29]．抗うつ薬・duloxetineの第Ⅰ相治験

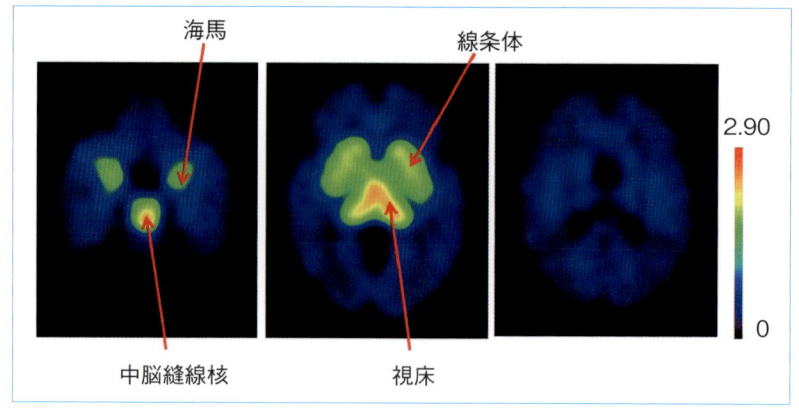

図2 セロトニン・トランスポーターの特異的リガンドである [^{11}C] DASB の PET による測定から，モデル解析を用いて求めた結合能の脳内分布

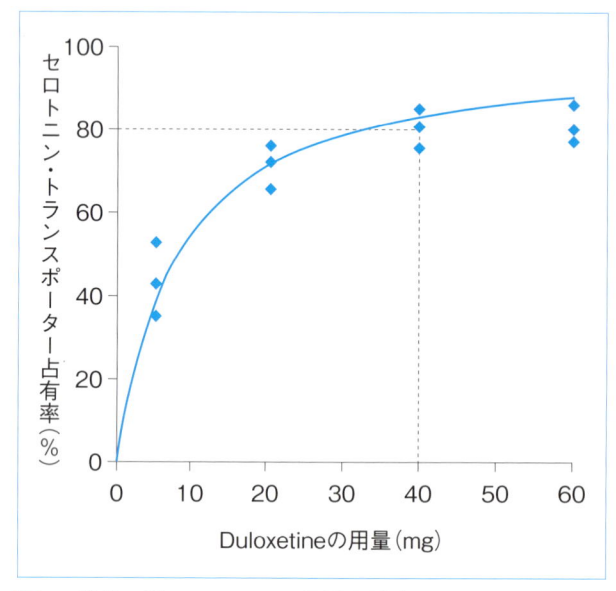

図3 抗うつ薬 duloxetine の用量と脳内セロトニン・トランスポーターの占有率との関連
SSRI の治療閾値とされる 80％ の占有率を達成するためには 40 mg の投与が必要になる．
(Takano A, et al.：Psychopharmacology (Berl) 185：395-399, 2006[29] より引用，改変)

（用量設定試験）において，[^{11}C]DASB を用いてセロトニン・トランスポーターの占有率を測定した．15 名の健常男性を対象に，duloxetine の単回投与前後で PET 検査を施行し，duloxetine の用量や血中濃度と占有率の関連を調べ，また，1 週間の反復投与後の経時的変化も検討した．その結果，duloxetine において 80％ のセロトニン・トランスポーターの占有率を達成するためには，40 mg 以上の投与が必要であり（図3），また，60 mg であれば 1 日 1 回投与で十分な占有率を維持できることが示されている．PET はこのよ

うに少数の被験者で効率良く投与量および投与方法検討することができるので有用である．

また，ノルエピネフリン・トランスポーターは milnacipran や duloxetine など serotonin norepinephrine reuptake inhibitor (SNRI) や，nortriptyline や imipramine などの三環系抗うつ薬の作用点の一つでもある．これまでノルエピネフリン・トランスポーターの PET 用リガンドには適切なものはなかったが，最近，(S,S)-[^{18}F]FMeNER-D$_2$ が開発され，抗うつ薬のノルエピネフリン・トランスポーター占有率を測定するなど，臨床応用が始まっている．ノルエピネフリン系はセロトニン，ドーパミンと同様に人間の種々の認知機能や精神神経疾患に重要な役割を果たしており，今後の発展が期待される．

まとめ

以上みてきたように，画像モダリティの特徴に応じたさまざまな研究が進められ，知見は集積しつつあるものの，必ずしも一貫した結果にはなっていない．この不一致の原因として，気分障害の多様性・異種性（下位分類，病期，性差，年齢，服薬）や，測定法・測定機器・解析法・統計方法の相違などが挙げられる．近年，脳画像の分野においてもメタ解析の手法が導入されているが，まだ十分な検出力を有しているとは言い難い．今後はこうした点を統制し，さらに十分な症例で検証されることが必要である．

また，今後はさまざまな画像モダリティを組み合わせて相補的に検討することや，パターン認識（機械学習）などのアルゴリズムを用いて多次元のデータを扱うなどして，診断精度を上げる試みが増えていくものと思われる．

文　献

1) Sheline YI, Wang PW, Gado MH, et al.：Hippocampal atrophy in recurrent major depression. Proc Natl Acad Sci USA 93：3908-3913, 1996
2) Kempton MJ, Salvador Z, Munafo MR, et al.：Structural neuroimaging studies in major depressive disorder. Meta-analysis and comparison with bipolar disorder. Arch Gen Psychiatry 68：675-690, 2011
3) Alexopoulos GS, Meyers BS, Young RC, et al.：'Vascular depression' hypothesis. Arch Gen Psychiatry 54：915-922, 1997
4) Bench CJ, Friston KJ, Brown RG, et al.：The anatomy of melancholia--focal abnormalities of cerebral blood flow in major depression. Psychol Med 22：607-615, 1992
5) Drevets WC, Price JL, Simpson JR, et al.：Subgenual prefrontal cortex abnormalities in mood disorders. Nature 386：824-827, 1997
6) Hanada K, Hosono M, Kudo T, et al.：Regional cerebral blood flow in the assessment of major depression and Alzheimer's disease in the early elderly. Nucl Med Commun 27：535-541, 2006
7) Delvecchio G, Fossati P, Boyer P, et al.：Common and distinct neural correlates of emotional processing in Bipolar Disorder and Major Depressive Disorder：a voxel-based meta-analysis of functional magnetic resonance imaging studies. Eur Neuropsychopharmacol 22：100-113, 2012
8) Kameyama M, Fukuda M, Yamagishi Y, et al.：Frontal lobe function in bipolar disorder：a multichannel near-infrared spectroscopy study. Neuroimage 29：172-184, 2006
9) Goldapple K, Segal Z, Garson C, et al.：Modulation of cortical-limbic pathways in major depression：treatment-specific effects of cognitive behavior therapy. Arch Gen Psychiatry 61：34-41, 2004
10) Kennedy SH, Evans KR, Kruger S, et al.：Changes in regional brain glucose metabolism measured with positron emission tomography after paroxetine treatment of major depression. Am J Psychiatry 158：899-905, 2001
11) Kennedy SH, Konarski JZ, Segal ZV, et al.：Differences in brain glucose metabolism between responders to CBT and venlafaxine in a

16-week randomized controlled trial. Am J Psychiatry 164：778-788, 2007

12) Delaveau P, Jabourian M, Lemogne C, et al.：Brain effects of antidepressants in major depression：a meta-analysis of emotional processing studies. J Affect Disord 130：66-74, 2011

13) Takano H, Motohashi N, Uema T, et al.：Changes in regional cerebral blood flow during acute electroconvulsive therapy in patients with depression：Positron emission tomographic study. Br J Psychiatry 190：63-68, 2007

14) Takano H, Motohashi N, Uema T, et al.：Differences in cerebral blood flow between missed and generalized seizures with electroconvulsive therapy：A positron emission tomographic study. Epilepsy Res 97：225-228, 2011

15) Mayberg HS, Lozano AM, Voon V, et al.：Deep brain stimulation for treatment-resistant depression. Neuron 45：651-660, 2005

16) Drevets WC, Frank E, Price JC, et al.：PET imaging of serotonin 1A receptor binding in depression. Biol Psychiatry 46：1375-1387, 1999

17) Drevets WC, Frank E, Price JC, et al.：Serotonin type-1A receptor imaging in depression. Nucl Med Biol 27：499-507, 2000

18) Sargent PA, Kjaer KH, Bench CJ, et al.：Brain serotonin1A receptor binding measured by positron emission tomography with [^{11}C] WAY-100635：effects of depression and antidepressant treatment. Arch Gen Psychiatry 57：174-180, 2000

19) Hirvonen J, Karlsson H, Kajander J, et al.：Decreased brain serotonin 5-HT1A receptor availability in medication-naive patients with major depressive disorder：an in-vivo imaging study using PET and [*carbonyl*-^{11}C] WAY-100635. Int J Neuropsychopharmacol 11：465-476, 2008

20) Bhagwagar Z, Rabiner EA, Sargent PA, et al.：Persistent reduction in brain serotonin1A receptor binding in recovered depressed men measured by positron emission tomography with [^{11}C] WAY-100635. Mol Psychiatry 9：386-392, 2004

21) Yatham LN, Liddle PF, Shiah IS, et al.：Brain serotonin2 receptors in major depression：a positron emission tomography study. Arch Gen Psychiatry 57：850-858, 2000

22) Meyer JH, Kapur S, Eisfeld B, et al.：The effect of paroxetine on 5-HT$_{2A}$ receptors in depression：an [^{18}F] setoperone PET imaging study. Am J Psychiatry 158：78-85, 2001

23) Biver F, Wikler D, Lotstra F, et al.：Serotonin 5-HT2 receptor imaging in major depression：focal changes in orbito-insular cortex. Br J Psychiatry 171：444-448, 1997

24) Mintun MA, Sheline YI, Moerlein SM, et al.：Decreased hippocampal 5-HT$_{2A}$ receptor binding in major depressive disorder：in vivo measurement with [^{18}F] altanserin positron emission tomography. Biol Psychiatry 55：217-224, 2004

25) Ichimiya T, Suhara T, Sudo Y, et al.：Serotonin transporter binding in patients with mood disorders：a PET study with [^{11}C](+) McN5652. Biol Psychiatry 51：715-722, 2002

26) Cannon DM, Ichise M, Rollis D, et al.：Elevated serotonin transporter binding in major depressive disorder assessed using positron emission tomography and [^{11}C] DASB；comparison with bipolar disorder. Biol Psychiatry 62：870-877, 2007

27) Meyer JH, Houle S, Sagrati S, et al.：Brain serotonin transporter binding potential measured with carbon 11-labeled DASB positron emission tomography：effects of major depressive episodes and severity of dysfunctional attitudes. Arch Gen Psychiatry 61：1271-1279, 2004

28) Meyer JH, Wilson AA, Sagrati S, et al.：Serotonin transporter occupancy of five selective serotonin reuptake inhibitors at different doses：an [^{11}C] DASB positron emission tomography study. Am J Psychiatry 161：826-835, 2004

29) Takano A, Suzuki K, Kosaka J, et al.：A dose-finding study of duloxetine based on serotonin transporter occupancy. Psychopharmacology (Berl) 185：395-399, 2006

IV 精神神経疾患と脳画像

3 神経症性障害，人格・行動の障害など

A 強迫性障害

横浜市立大学大学院医学研究科精神医学部門　**福島　浩，平安良雄**

　強迫性障害（obsessive compulsive disorder：OCD）は反復的で侵入的な思考や心象，衝動などの強迫観念と洗浄，確認など不安感や不快感を中和するための強迫行為からなり，大抵はこの両者が認められる．従来は強迫症状への不合理感，自我違和感の存在が，他の精神疾患による強迫症状と一線を画する一つの指標として重視されてきたが個人差が大きく，なかでも強迫性緩慢や溜めこみ強迫に分類されるOCDではむしろ強迫症状に対して洞察に乏しく，治療にも反応しにくい．OCDの症状や治療反応性の多様性から，近年はOCDの診断基準や疾患分類について盛んに議論されているところである．

　古くは強迫神経症と呼ばれていたように強迫観念・強迫行為の発現や維持について神経症的な葛藤や不安など心理的要因による機序が主に考えられてきた．一方で，ハンチントン舞踏病，シデナム舞踏病，脳血管障害，頭部外傷など脳器質性疾患に伴い強迫症状が認められることにより生物学的要因も想定されていた．後年，OCDに対してSSRI（selective serotonin reuptake inhibitor）が有効であることが見いだされ，さらに難治性のOCDに対してSSRIに抗精神病薬を付加することで改善する症例があることから，セロトニン神経系やドパミン神経系の異常も想定されている．特に近年の脳画像技術の発展により CT，MRI をはじめ fMRI，PET，SPECT，MRS など多面的なアプローチにより，現在までにOCDの生物学的側面を裏打ちする様々な知見が集積されている．本稿では，OCDの生物学的側面，特に脳画像研究について，脳形態画像と脳機能画像に分けて解説する．

脳形態画像

　脳形態画像では主にCTとMRIが使用されてきた．CTによる画像研究ではMRIに比べ解像度が荒く，研究者間での解析方法の相違等の技術的な問題のほか，被験者数が少ないということもあり，見解が一定していなかった．MRIは1980年代後半からCTに勝る空間分解能により注目され，今日に至るまでOCDの病態生理に関わる様々な脳領域が探索されてきた．

　ハンチントン舞踏病など大脳基底核疾患に強迫症状を認めることが比較的多いこと，また前頭葉に障害を受けることで思考や行動面で柔軟性を失い，強迫症状に類似した繰り返し行動が多くなることから脳画像研究が行われる前から前頭葉や大脳基底核がOCDの責任部位として強く示唆され，初期の脳画像研究ではROI（regions of interest）手法によりそれらの脳領域を中心とした研究がなされ

た．たとえば，尾状核について，Scaroneら[1]はOCD患者では健常者に比べ右側尾状核の体積の増加を，Robinsonら[2]は，尾状核の体積低下を報告している．一方で，Aylwardら[3]，Rosenbergら[4]，Kangら[5]，Szeszkoら[6]，Riffkinら[7]，Atmacaら[8]など，OCD患者と健常者とで有意な体積変化は認められなかったとの報告も複数ある．被殻について，Rosenbergら[4]は，体積の減少を報告しているが，Aylwardら[3]，Kangら[5]，Szeszkoら[6]は，有意な差を認めなかったと報告している．淡蒼球については，Szeszkoら[6]は，体積の減少を報告している．前頭葉領域において，Choiら[9]はOCD患者の左側前部眼窩前頭皮質で体積の減少を報告している．また，Kangら[5]の研究では，OCD患者において左側眼窩前頭皮質の体積に有意な減少が認められた．Atmacaら[8]も，眼窩前頭皮質（orbitofrontal cortex：OFC）で体積の減少を報告している．以上のように，OCD患者において大脳基底核領域での脳体積研究結果におけるばらつきと比較すると，多くの研究でOFCの体積の減少が報告され，一貫性のある結果が得られている．

ROIは特定しやすい部位に関心領域を設定し，手書きにより体積を測定する方法である．ROI研究はその研究手法上，注目する脳部位の領域設定について研究者間の定義の違いや恣意性を排除できず，解析に時間がかかることから，研究対象とする脳領域も限定的とならざるを得なかった．このような理由から初期のMRIの体積研究には一貫性のある結果が得られにくかったと考えられる．これらの欠点を補うべくVBM（voxel-based morphometry）解析が脳画像研究において開発された．VBMは，全脳を対象として密度や体積をボクセルごとに探索的に解析する手法である．

Kimら[10]の25人のOCD患者と同数の健常者のMRI画像のVBM解析では，左側眼窩前頭皮質，視床で灰白質体積の増加を，左小脳と左楔状葉では減少を認めた．また，Pujolら[11]は72名のOCD患者と同数の健常者のMRI画像のVBM解析にて内側前頭回や内側OFC，左島から弁蓋部における灰白質体積の減少を，両側被殻腹側部や小脳前部では灰白質体積増加を報告した．19人のOCD患者と15人の健常者のVBM解析[12]では，後部OFCおよび海馬傍領域での灰白質体積の増加，左前帯状皮質および右頭頂領域で灰白質体積の減少が認められた．Yooら[13]は，71人のOCD患者と同数の健常者を比較し，前頭葉，前帯状皮質，島皮質の灰白質体積の減少を，視床，被殻で灰白質体積の増加を認めた．

以上のMRI画像のVBM解析では，対象となったOCD患者の罹病期間や薬物治療，生育環境等が脳体積測定の結果に影響を与えていることが予想されるため，それらの要因を最小化し，OCDの生物学的側面をより抽出しやすくするため，早期発症の小児OCD患者のVBM解析が近年行われてきた．Carmonaら[14]は，18人のOCD小児患者と同数の小児健常者のMRI画像のVBM解析で，背側前帯状皮質，後帯状皮質，背外側前頭皮質の灰白質体積の減少を報告した．10人のOCD小児患者と同数の小児健常者を比較したVBM解析[15]では，左前帯状皮質，内側上前頭皮質で灰白質体積の減少が認められた．37人のOCD小児患者と26人の小児健常者を比較したVBM解析[16]では，後頭葉の灰白質体積の減少を，左被殻，右外側OFCで灰白質体積の増加が認められた．

最近では，一連のVBM研究のメタ解析も散見される．Raduaら[17]は，OCDのVBM研究のメタ解析を行い401人のOCD患者と376人の健常者で，レンズ核，尾状核における灰白質体積の増加と背側内側前頭前野，前

部帯状回の灰白質体積の減少を報告している．しかし，個々の研究をみると特定の脳領域における患者群と健常者群との体積比較において一定の結果が得られておらず，なお検討課題は多い．今後の脳画像解析技術の向上が待たれる．このように，VBM 研究では，前頭葉から皮質下にかけての複数の部位に形態的異常を検知するなど，ROI による研究では探索されなかった領域を OCD に関わる脳構造変化として検出し，OCD の病態生理の理解を深めることに貢献した．

拡散テンソル画像（diffusion tensor imaging：DTI）は，MRI を用い，脳組織の中で神経線維の走行により水分子の拡散が一定の方向に制限される程度を FA（fractional anisotropy）という拡散の異方性尺度により定量化するもので，白質および神経線維連絡の評価を可能にした画像解析法である．Szeszko ら[18]は，DTI を用いて OCD 患者と健常者の FA を測定し，OCD 患者の前部帯状回白質，縁上回，右後部帯状回，舌上回の FA が減少していることを報告した．Cannistraro ら[19]も同様に DTI により，OCD 患者と健常者の FA を測定し，右帯状束で FA の減少を，左帯状束と内包前脚で FA が増加していることを報告した．しかし，DTI においても個々の研究の結果は一致せず，OCD の異種性や解析処理の方法論などはその主要な要因と考えられる．Garibotto ら[20]は，洗浄，確認の症状を呈する OCD 患者 15 人と健常者 16 人の FA を測定するなど OCD の異種性を考慮した FA の測定を行い，脳梁，帯状束，上縦束，下前頭後頭束での FA の低下を報告している．また，下前頭後頭束，上縦束，脳梁での FA の低下は，症状の重症度や神経心理学的能力に関係していることを明らかにした．Nakamae ら[21]は，DTI と TBSS（tract-based spatial statistics）を用いて VBM で生じていた解析方法論の欠点を補いつつ，薬物治療のない OCD 患者 30 人と健常者 30 人の FA を測定するなど対象者数を増やして解析にあたり，脳梁，帯状束，内包前脚が OCD の病態に関わっていることが示唆された．Yoo[22]は，薬物療法を受けていない OCD 患者 13 人と健常者 13 人とを DTI を用いて FA を測定し，脳梁，内包，右尾状核の上外側部白質の FA の増加を認めたが，12 週間の薬物治療後は健常者と比較してほとんど FA の増加は見られなくなったと報告し，FA は固定したものでなく可逆性をもった state-marker の可能性を示唆している．このように DTI は，OCD を単に局所的な脳の構造変化のみならず複数の脳領域にまたがる神経ネットワークの障害として評価できる点で意義深く，OCD のさらなる詳細な病態生理の解明に有用な手法といえる．

脳機能画像

形態的には明確な変化がとらえにくい精神科疾患の脳画像研究において，核医学を応用した脳機能評価である PET や SPECT が開発されると，1980 年代後半以降，OCD の脳機能画像研究は急速な発展を遂げた．

PET（positron emission computed tomography）検査は放射性同位元素で標識した放射性薬剤の体内分布を体外から撮像し，血流や代謝を測定するもので，深部でも検出感度の低下が少なく，解像度や定量性に優れる．Baxter ら[23]は，OCD 患者は健常者と比較して尾状核，OFC における糖代謝が亢進していることを報告している．他の研究では，OCD 患者群で OFC，線条体，視床領域での脳血流が亢進していることが報告されている．

SPECT（single photon emission computed tomography）は，体内に放射性同位元素で標識されたトレーサーを投与し，そこから発生する光子を測定して断面画像を構成する撮

像方法である．PETに比べ解像度や定量性に劣るものの安価で性能も向上している．

Machlinら[24]は，OCD患者が健常者群と比べ，内側前頭葉の血流亢進が認められることを示し，Busattoら[25]は，右前頭眼窩面・左前部帯状回での血流低下などを報告している．OCDに関するPETおよびSPECT研究のメタ解析を行った研究[26]では，前頭眼窩面と尾状核頭部領域で有意な異常が報告されている．

MRS（magnetic resonance spectroscopy）は，神経細胞の密度や神経細胞の障害の程度と相関があるとされるNAA（N-acetylaspartate）をMRIと同様の原理により非侵襲的に定量するもので，OCDにおいては，大脳基底核や前部帯状回での低下が多くの研究で報告されている．OCD患者は健常者群と比べ，Ebertら[27]は，右線条体での低下，Barthaら[28]は，左線条体での低下を報告している．

安静時のみならず強迫症状出現時の脳機能画像の研究も数多く報告されている．SPECTでは，不安の強度と尾状核，前頭眼窩面の血流亢進の相関が認められた．また，PETにおいても症状誘発時の尾状核・前帯状回での代謝の亢進のほか，海馬と後部帯状回の代謝亢進と不安の強度との相関を認めた報告もある．また最近では，PETやSPECTに加え，機能的核磁気共鳴画像法（fMRI）を用いた研究が主流となっている．

fMRIはBOLD（blood oxygenation level dependent）効果といわれる原理を応用し，神経活動を局所脳血流の変化を通して捉えるもので，その簡便性と非侵襲性，比較的高い時間・空間分解能から，PETやSPECTでは見いだされていなかった，より詳細な部位の同定も可能で，安静時のみならず症状誘発時や心理課題施行時の脳の活動を観察する方法として1990年代半ば以降，活発に利用されている．Menziesら[29]によるfMRI研究のメタ解析で，OCD患者は，前帯状回，内側前頭回，下前頭回，海馬，視床，頭頂葉，後頭葉，尾状核，小脳など多くの部位で健常者と異なる賦活所見を認めた．Rotgeら[30]は，症状誘発課題を用いたfMRIおよびPET研究のメタ解析を行い，OFC，視床，前部帯状回，内側前頭前野の賦活化が見られると報告している．

画像研究から得られたOCDの脳病態仮説

これまでの脳画像研究の知見の積み重ねにより，いくつかのOCDに関する病態仮説が提唱されてきた．ここでは，以下の2つの病態仮説，OCD-loop仮説とmulti-dimensional modelについて説明する．

OCD-loop仮説

Saxenaら[31]は前頭葉—皮質下回路に関する神経ネットワークでOFC，線条体，視床の機能異常が強迫症状の強化や維持に関与しているというOCD-loop仮説を提唱した．OCD-loopには，直接的経路と間接的経路の2経路があり，前者は前頭眼窩面，線条体，淡蒼球，視床，皮質を結ぶ経路が，後者は背側前頭前野，線条体，蒼球，視床下核，淡蒼球，視床，皮質を結ぶ経路が想定されている．前頭葉領域の活性化に伴い，前頭眼窩面からの入力を上記の2経路に振り分ける尾状核で制御障害が生じ，基底核領域において抑制系制御を行う間接的回路の働きが減弱する．その結果，直接的回路と間接的回路との間に不均衡が生じて視床と前頭眼窩面との間でさらなる相互活性が生じて，強迫症状が維持増幅される．前頭葉—皮質下回路の機能亢進に基づく上述の機序はOCDに特異的と考えられている．これまでの知見からOCD-loop仮説にはさらなる広範な脳部位の関与を考慮に

入れる必要が出てきており，従来の OCD-loop で想定された脳部位以外に様々な脳領域を組み込んだ revised OCD-loop が Menzies ら[29]によって提唱されている．

OCD multi-dimensional model

OCD の異種性と脳画像研究の知見を統合した病態仮説で Mataix-cols によって提唱された．Mataix-cols ら[32]は，洗浄の誘発課題で腹内側前頭前野の賦活，確認の誘発課題で被殻，淡蒼球，視床，背側前頭葉領域の賦活，hoarding の誘発課題で中心前回，紡錘回，前頭眼窩面の賦活を認め，強迫症状の要素毎に異なる神経ネットワークが関与している可能性を示唆している．

まとめ

脳画像技術の発展により，OCD の病態解明が進みつつあるが，必ずしも一致した見解は得られていない．OCD の臨床症状や重症度，経過にも多様性があり，今後は臨床背景と脳画像所見との関係についても解明が期待される．

文献

1) Scarone S, Colombo C, Livian S, et al.：Increased right caudate nucleus size in obsessive-compulsive disorder：detection with magnetic resonance imaging. Psychiatry Res 45（2）：115-121, 1992
2) Robinson D, Wu H, Munne RA, et al.：Reduced caudate nucleus volume in obsessive-compulsive disorder. Arch Gen Psychiatry 52（5）：393-398, 1995
3) Aylward EH, Harris GJ, Hoehn-Saric R, et al.：Normal caudate nucleus in obsessive-compulsive disorder assessed by quantitative neuroimaging. Arch Gen Psychiatry 53（7）：577-584, 1996（Review）
4) Rosenberg DR, Keshavan MS, O'Hearn KM, et al.：Frontostriatal measurement in treatment-naive children with obsessive-compulsive disorder. Arch Gen Psychiatry 54（9）：824-830, 1997
5) Kang DH, Kim JJ, Choi JS, et al.：Volumetric investigation of the frontal-subcortical circuitry in patients with obsessive-compulsive disorder. J Neuropsychiatry Clin Neurosci 16（3）：342-349, 2004
6) Szeszko PR, MacMillan S, McMeniman M, et al.：Brain structural abnormalities in psychotropic drug-naive pediatric patients with obsessive-compulsive disorder. Am J Psychiatry 161（6）：1049-1056, 2004
7) Riffkin J, Yücel M, Maruff P, et al.：A manual and automated MRI study of anterior cingulate and orbito-frontal cortices, and caudate nucleus in obsessive-compulsive disorder：comparison with healthy controls and patients with schizophrenia. Psychiatry Res 138（2）：99-113, 2005
8) Atmaca M, Yildirim BH, Ozdemir BH, et al.：Volumetric MRI assessment of brain regions in patients with refractory obsessive-compulsive disorder. Prog Neuropsychopharmacol Biol Psychiatry 30（6）：1051-1057, 2006
9) Choi JS, Kang DH, Kim JJ, et al.：Left anterior subregion of orbitofrontal cortex volume reduction and impaired organizational strategies in obsessive-compulsive disorder. J Psychiatr Res 38（2）：193-199, 2004
10) Kim JJ, Lee MC, Kim J, et al.：Grey matter abnormalities in obsessive-compulsive disorder：statistical parametric mapping of segmented magnetic resonance images. Br J Psychiatry 179：330-334, 2001
11) Pujol J, Soriano-Mas C, Alonso P, et al.：Mapping structural brain alterations in obsessive-compulsive disorder. Arch Gen Psychiatry 61（7）：720-730, 2004
12) Valente AA Jr, Miguel EC, Castro CC, et al.：Regional gray matter abnormalities in obsessive-compulsive disorder：a voxel-based morphometry study. Biol Psychiatry 58（6）：479-487, 2005
13) Yoo SY, Roh MS, Choi JS, et al.：Voxel-based morphometry study of gray matter abnormalities in obsessive-compulsive disorder. J Korean

Med Sci 23 (1) : 24-30, 2008
14) Carmona S, Bassas N, Rovira M, et al. : Pediatric OCD structural brain deficits in conflict monitoring circuits : a voxel-based morphometry study. Neurosci Lett 421 (3) : 218-223, 2007
15) Gilbert AR, Keshavan MS, Diwadkar V, et al. : Gray matter differences between pediatric obsessive-compulsive disorder patients and high-risk siblings : a preliminary voxel-based morphometry study. Neurosci Lett 435 (1) : 45-50, 2008
16) Szeszko PR, Christian C, Macmaster F, et al. : Gray matter structural alterations in psychotropic drug-naive pediatric obsessive-compulsive disorder : an optimized voxel-based morphometry study. Am J Psychiatry 165 (10) : 1299-1307, 2008
17) Radua J, Mataix-Cols D : Voxel-wise meta-analysis of grey matter changes in obsessive-compulsive disorder. Br J Psychiatry 195 (5) : 393-402, 2009
18) Ashtari M, Kumra S, Bhaskar SL, et al. : Attention-deficit/hyperactivity disorder : a preliminary diffusion tensor imaging study. Biol Psychiatry 57 (5) : 448-455, 2005
19) Cannistraro PA, Makris N, Howard JD, et al. : A diffusion tensor imaging study of white matter in obsessive-compulsive disorder. Depress Anxiety 24 (6) : 440-446, 2007
20) Garibotto V, Scifo P, Gorini A, et al. : Disorganization of anatomical connectivity in obsessive compulsive disorder : a multi-parameter diffusion tensor imaging study in a subpopulation of patients. Neurobiol Dis 37 (2) : 468-476, 2010
21) Nakamae T, Narumoto J, Sakai Y, et al. : Diffusion tensor imaging and tract-based spatial statistics in obsessive-compulsive disorder. J Psychiatr Res 45 (5) : 687-690, 2011
22) Yoo SY, Jang JH, Shin YW, et al. : White matter abnormalities in drug-naïve patients with obsessive-compulsive disorder : a diffusion tensor study before and after citalopram treatment. Acta Psychiatr Scand 116 (3) : 211-219, 2007
23) Baxter LR Jr, Phelps ME, Mazziotta JC, et al. : Local cerebral glucose metabolic rates in obsessive-compulsive disorder. A comparison with rates in unipolar depression and in normal controls. Arch Gen Psychiatry 44 (3) : 211-218, 1987 [Erratum in : Arch Gen Psychiatry 44 (9) : 800, 1987]
24) Machlin SR, Harris GJ, Pearlson GD, et al. : Elevated medial-frontal cerebral blood flow in obsessive-compulsive patients : a SPECT study. Am J Psychiatry 148 (9) : 1240-1242, 1991
25) Busatto GF, Zamignani DR, Buchpiguel CA, et al. : A voxel-based investigation of regional cerebral blood flow abnormalities in obsessive-compulsive disorder using single photon emission computed tomography (SPECT). Psychiatry Res 99 (1) : 15-27, 2000
26) Whiteside SP, Port JD, Abramowitz JS : A meta-analysis of functional neuroimaging in obsessive-compulsive disorder. Psychiatry Res 132 (1) : 69-79, 2004
27) Ebert D, Speck O, König A, et al. : 1H-magnetic resonance spectroscopy in obsessive-compulsive disorder : evidence for neuronal loss in the cingulate gyrus and the right striatum. Psychiatry Res 74 (3) : 173-176, 1997
28) Bartha R, Stein MB, Williamson PC, et al. : A short echo 1H spectroscopy and volumetric MRI study of the corpus striatum in patients with obsessive-compulsive disorder and comparison subjects. Am J Psychiatry 155 (11) : 1584-1591, 1998
29) Menzies L, Chamberlain SR, Laird AR, et al. : Integrating evidence from neuroimaging and neuropsychological studies of obsessive-compulsive disorder : the orbitofronto-striatal model revisited. Neurosci Biobehav Rev 32 (3) : 525-549, 2008
30) Rotge JY, Guehl D, Dilharreguy B, et al. : Provocation of obsessive-compulsive symptoms : a quantitative voxel-based meta-analysis of functional neuroimaging studies. J Psychiatry Neurosci 33 (5) : 405-412, 2008
31) Saxena S, Brody AL, Schwartz JM, et al. : Neuroimaging and frontal-subcortical circuitry in obsessive-compulsive disorder. Br J Psychiatry Suppl (35) : 26-37, 1998 (Review)
32) Mataix-Cols D, Wooderson S, Lawrence N, et al. : Distinct neural correlates of washing, checking, and hoarding symptom dimensions in obsessive-compulsive disorder. Arch Gen Psychiatry 61 (6) : 564-576, 2004

IV 精神神経疾患と脳画像

3 神経症性障害，人格・行動の障害など

B 不安・パニック障害

横浜労災病院 心療内科　境洋二郎

　不安は誰もが持つ感情であり，将来の危険を警告し，それに備えさせるプラスの面を持つ．一方，理由がつかめず，長く続き，苦痛が大きく，生活に支障を及ぼすような不安は，病的な不安であり，手指のふるえや動悸，呼吸困難，冷汗，口渇，頻尿など自律神経症状を伴うことが多い．病的な不安を主体とする不安障害は，うつ病とともに有病率の高い精神疾患であり，特に外来精神科診療においてもっとも遭遇する機会の多い疾患の一つである．

　米国精神医学会のDSM-Ⅳ-TR精神疾患の分類と診断の手引[1])では，以下（表1）の7つを主な不安障害として挙げている．ここでは，そのうちパニック障害について取り上げる．

パニック障害

　パニック障害とは，突然理由もなく，強い不安や恐怖とともに，動悸，呼吸困難，胸痛，嘔気，めまいなど多彩な身体症状をきたすパニック発作（表2）を繰り返す疾患である．その後，発作がまた起きるのでないかという予期不安を持つ（表3）ようになり，逃げるに逃げられないような，またはパニック発作が起きたときに助けが得られないような場所や状況（例：人込み，列車）に不安を持ち，それを避ける広場恐怖を伴うことも多い．また，うつ病を併存することもある．

　パニック発作は，突然急激に起こり，患者は救急受診することも多く，多彩な身体症状を呈するため循環器，呼吸器，消化器などの内科や耳鼻科，脳外科など多くの診療科も受診する．発作は，通常，数分〜数十分程度で自然に治まるため，通常の身体検査をしても，洞性頻脈や軽度の血圧上昇を示す以外，異常所見はなく，脳画像検査でも診断や病態説明に関連する異常を検出することはできず，現在のところ臨床の場で，診断や治療に役立てることはできない．

恐怖条件づけモデルと解剖学的仮説

　パニック障害の神経解剖学的仮説として，Gormanらは，恐怖条件づけモデルを使った動物実験などの研究の蓄積から，以下のように報告している[2]）（図1）．パニック障害の重要な役割をしている恐怖回路は扁桃体中心核を中心とし，視床下部，中脳水道周囲灰白質領域，青斑核，他の脳幹神経核に投射しパニック発作時の各種症状をもたらすとともに，海馬，前頭前野・帯状回や島などの高次皮質領域と情報のやりとりを行っている．その仮説のなかで，以下のようにパニック障害の異

表1 主な不安障害

- パニック障害 Panic Disorder
- 特定の恐怖症 Specific Phobia（単一恐怖 Simple Phobia）
- 社交恐怖 Social Phobia（社交不安障害 Social Anxiety Disorder）
- 強迫性障害 Obsessive-Compulsive Disorder
- 外傷後ストレス障害 Posttraumatic Stress Disorder
- 急性ストレス障害 Acute Stress Disorder
- 全般性不安障害 Generalized Anxiety Disorder

（高橋三郎，他 訳：DSM-Ⅳ-TR 精神疾患の分類と診断の手引 新訂版．医学書院，東京，2003[1])より許諾を得て一部改変し転載）

表2 パニック発作

強い恐怖または不快を感じるはっきり他と区別できる期間で，そのとき，以下の症状のうち4つ以上が突然に発現し，10分以内にその頂点に達する．
(1) 動悸，心悸亢進，または心拍数の増加
(2) 発汗
(3) 身震いまたは震え
(4) 息切れ感または息苦しさ
(5) 窒息感
(6) 胸痛または胸部の不快感
(7) 嘔気または腹部の不快感
(8) めまい感，ふらつく感じ，頭が軽くなる感じ，または気が遠くなる感じ
(9) 現実感消失（現実でない感じ），または離人症状（自分自身から離れている）
(10) コントロールを失うことに対する，または気が狂うことに対する恐怖
(11) 死ぬことに対する恐怖
(12) 異常感覚（感覚麻痺またはうずき感）
(13) 冷感または熱感

（高橋三郎，他 訳：DSM-Ⅳ-TR 精神疾患の分類と診断の手引 新訂版．医学書院，東京，2003[1])より許諾を得て一部改変し転載）

表3 パニック障害

A．(1)と(2)の両方を満たす．
(1) 予期しないパニック発作が繰り返し起こる．
(2) 少なくとも1回の発作の後1ヵ月間以上，以下のうち1つ以上が続く：
　(a) もっと発作が起こるのでないかと心配の継続（予期不安）．
　(b) 発作またはその結果が持つ意味（例：コントロールを失う，心臓発作を起こす，"気が狂う"）について心配．
　(c) 発作と関連した行動の大きな変化．
B．パニック発作は，物質，一般身体疾患，他の精神疾患によらない．

（高橋三郎，他 訳：DSM-Ⅳ-TR 精神疾患の分類と診断の手引 新訂版．医学書院，東京，2003[1])より許諾を得て一部改変し転載）

なる治療様式の作用についても提言している．選択的セロトニン再取り込み阻害薬（SSRI）のような薬物療法は，扁桃体の活動性を低下させ，視床下部や脳幹部の投射部位を抑えることにより，パニック発作の諸症状を低減させ，認知行動療法や他の有効な精神療法は，海馬レベルで文脈性恐怖条件づけの消去により恐怖症性回避を低減し，内側前頭前野など

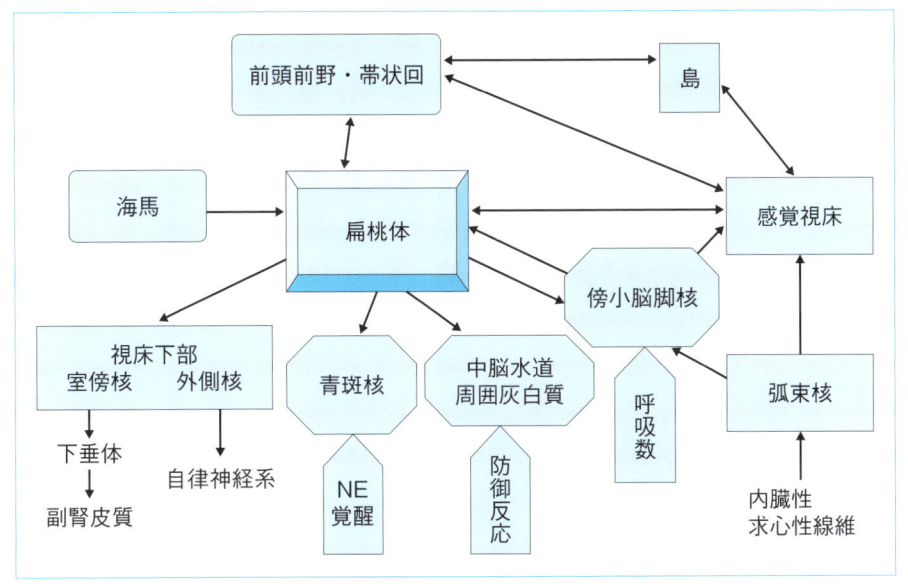

図1　パニック障害の神経解剖学的仮説：扁桃体を中心とした恐怖ネットワーク
(Gorman JM, et al.：Am J Psychiatry 157：493-505, 2000[2] より一部改変し引用)

の扁桃体を抑制する能力を強化することにより認知性誤帰属や異常情動反応を減少させるのであろう．

パニック障害の解剖学的脳画像

一般臨床で，パニック障害の診断や治療に役立つ解剖学的脳画像検査は，現時点では，他の疾患を除外するという意味以上にはない．しかし，健常群とパニック障害患者群というようなMRIを用いた群間比較研究にて，解剖学的仮説でも重要な役割を持つと考えられている扁桃体の体積の減少[3,4]，前部帯状回体積の減少[5]，下垂体の体積の減少[6]，背側中脳体積の増大[7] が報告されている．

パニック障害の機能的脳画像・PET研究

最初のパニック障害についての機能的神経画像研究は，Reimanら[8]によって報告された．彼らは，パニック障害患者と対照群について，ポジトロンCT（PET）検査を用いた．乳酸誘発性不安発作を示した患者群は，安静時のパニックのない状態において，海馬血流，血液量，酸素代謝について異常な大脳半球非対称性（左＜右）と，全脳酸素代謝の異常高値を示した．Nordahlら[9]は，安静時パニック障害患者についてフルオロデオキシグルコース（FDG）-PETを用いた．彼らは，患者群と健常対照群の間で，全灰白質のグルコース代謝に差がないことを発見した．しかし，代謝率の海馬領域の非対称性（左＜右）と，左下頭頂小葉と前帯状回の低下（傾向），内側眼窩前頭皮質の増加（傾向）を発見した．Bisagaら[10]は，6人のパニック障害女性患者において，FDG-PETにて，同様の非対称性，しかし，反対側の優勢を発見した．彼らは，左海馬，傍海馬領域の過活動性と，右下頭頂，右上側頭領域の低活動をパニック障害患者において統制群と比較し報告した．

パニック障害の神経解剖学的仮説で重要視されている恐怖回路の中心である扁桃体については，機能的脳画像研究では，異常は明ら

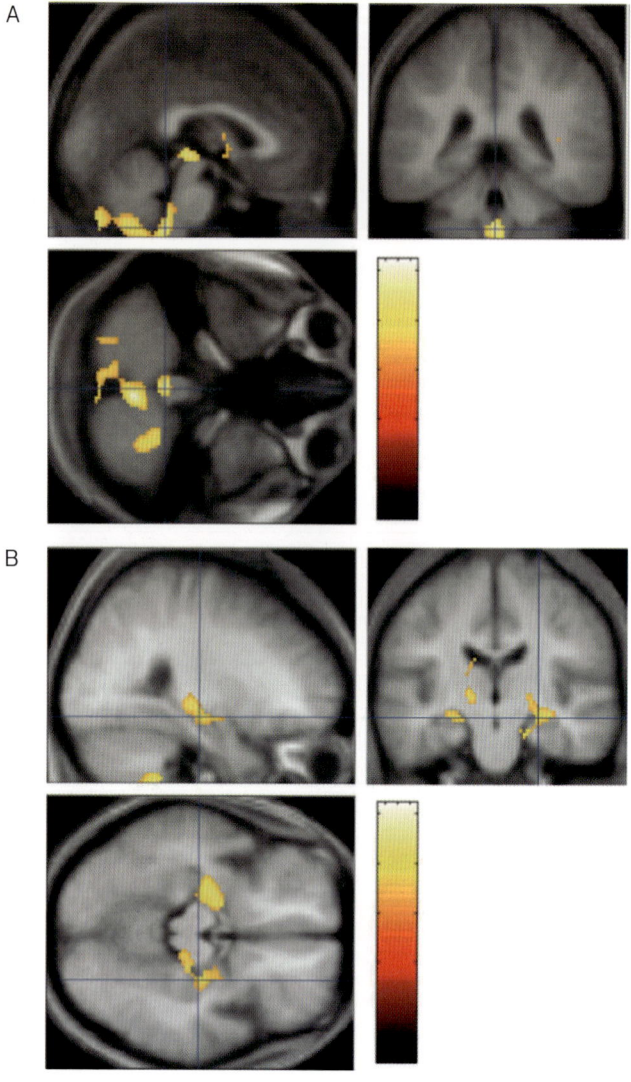

図2 パニック障害12例で健常対照群22例と比較し，グルコース代謝の増加している部位
A：脳幹部，小脳．B：扁桃体，海馬，視床．
(Sakai Y, et al.：Neuroreport 16（9）：927-931, 2005[11] より引用)

かにされていなかった．我々は，FDG-PET研究にて，治療前の高い特性不安を持つ非発作安静時のパニック障害患者群を健常対照群と比較し，両側扁桃体，海馬，視床，中脳水道灰白質周囲の中脳，尾側橋，延髄，小脳で脳内グルコース代謝が高いことを示した[11]（図2）．これは，恐怖回路を含む神経解剖学的仮説を支持するものである．

さらに，そのパニック障害患者への約6ヵ月10セッションからなる認知行動療法のみで治療を行った12例のうち有意に改善を示した11例における，脳内グルコース代謝の変化を報告した[12]．治療後，右海馬，左腹側前帯状回，左小脳，橋において，グルコース代謝の低下（図3），および，両側前頭前野においてグルコース代謝の増加（図4）を認

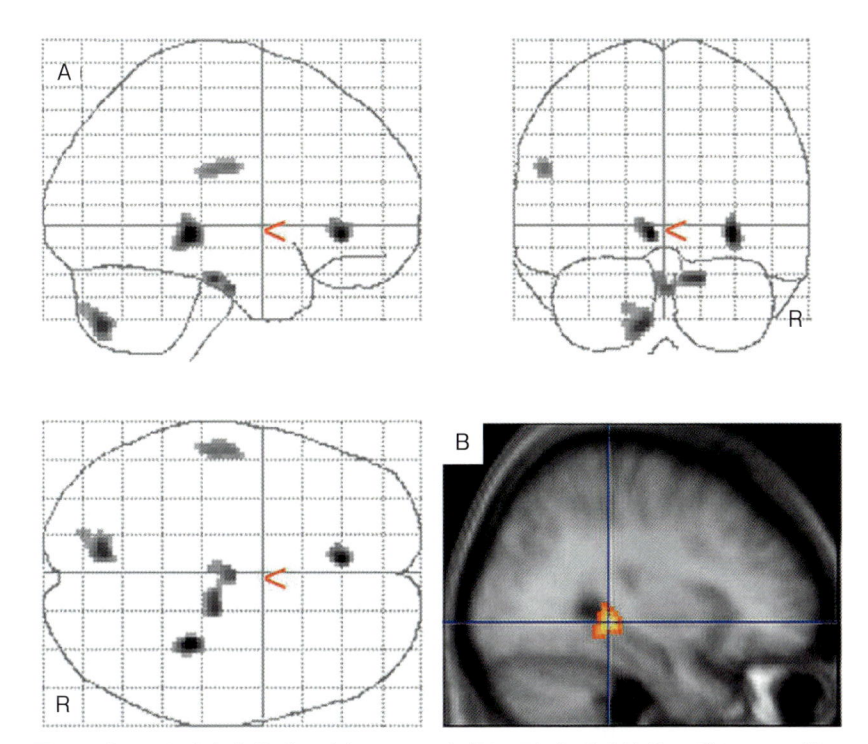

図3 パニック障害患者群11例における有効な認知行動療法後にグルコース代謝の低下部位
A：3方向からの透過図，B：右海馬の矢状断．
（Sakai Y, et al.：Neuroimage 33（1）：218-226, 2006[4]より引用）

めた．また，左内側前頭前野のグルコース利用とパニック障害重症度評価尺度（panic disorder severity scale：PDSS）の予期不安・広場恐怖関連の第2下位項目のパーセント変化との間に有意な負の相関を認め，中脳水道灰白質周囲の中脳のグルコース利用と直前4週間のパニック発作頻度のパーセント変化との間に正の相関を認めた．右海馬，両側内側前頭前野，左腹側前帯状回の活動性が，認知行動療法により調整されたという結果は，Gormanらの仮説[2]に合致した．

最近の薬物療法における研究では，5例のパニック障害患者にSSRIの一つであるパロキセチンで12週間治療を行った際のFDG-PETを用いたパイロット研究がなされ，右中心前回，右中前頭回，右扁桃体，右尾状核体，右被殻，左中前頭回，左中心前回，左島，左海馬傍回，左下前頭回で，グルコース代謝の増加が報告され，大脳皮質および辺縁系の両方に作用すると考察されている[13]．

また，9例の未治療パニック障害患者群，および，SSRIで治療し改善した7例の患者群，健常群での5-HT$_{1A}$受容体結合を調べたPET研究[14]で，未治療群で健常群と比較し，シナプス前およびシナプス後，両方の5-HT$_{1A}$受容体結合が低下しており，特に縫線核，眼窩前頭皮質，側頭皮質，扁桃体でもっとも有意な低下を示した．治療改善群では，シナプス前の結合は低下していたが，シナプス後の結合では有意な低下は認めなかった．うつ病でも重要な役割を持つ5-HT$_{1A}$受容体有効性の低下がパニック障害でも関連していると考察されている．

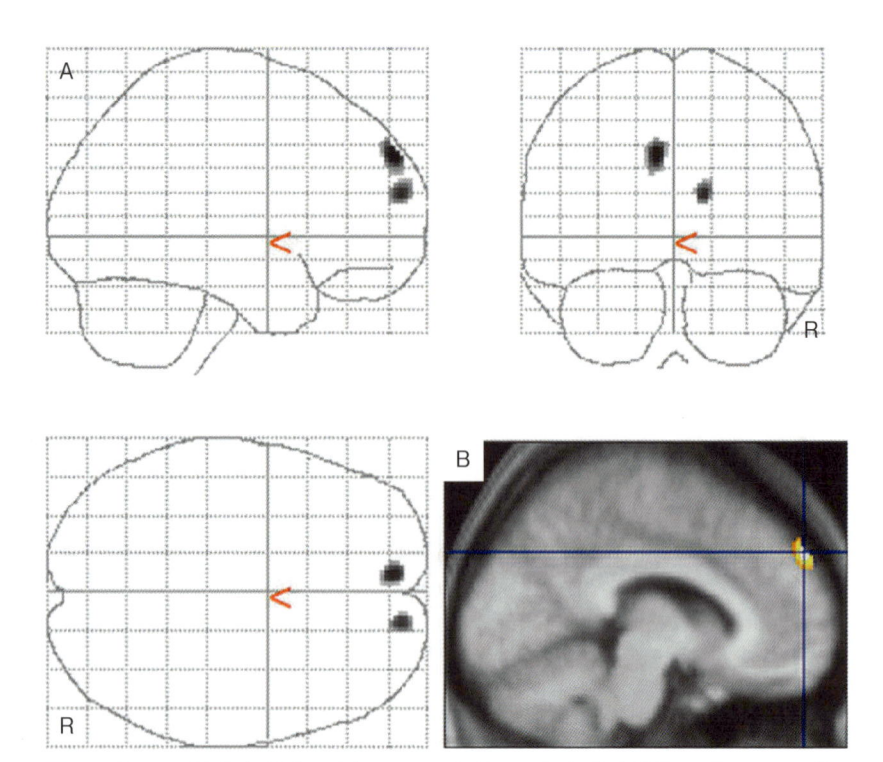

図4 パニック障害患者群11例における有効な認知行動療法後にグルコース代謝の増加部位
A：3方向からの透過図, B：左内側前頭前野の矢状断.
(Sakai Y, et al.：Neuroimage 33 (1)：218-226, 2006[4] より引用)

パニック障害のNIRS研究

　最近，先進医療としてうつ病診断の補助に活用されている光トポグラフィー（NIRS）を用いた研究では，扁桃体，海馬，脳幹部の神経核などの深部構造の評価はできないが，非侵襲的に前頭前野の脳血液量の変化を測定できる．語流暢性課題施行時の前頭前野の賦活が健常群と比較し低下[15]し，うつ病群と同様の低賦活であること[16]が報告され，扁桃体など不安の中心的部位の抑制作用を持つ前頭前野の活動が低下状態であることが示されている．

まとめ

　パニック障害の脳機能画像研究を中心に述べてきたが，パニック障害を含めた不安障害の脳機能についてはまだ不明な点が多く，今後の研究で明らかにされることが期待される．しかし，現時点でも神経解剖学的仮説やいくつかの実際の患者における画像研究で示されているように，パニック障害の脳機能異常は明らかである．実際に医療機関に受診されるパニック障害患者で，一般の臨床検査で異常なくても，脳機能の変化による症状であると治療者自身が念頭において診療したり，必要に応じて専門家に紹介したり，原因を必要以上に自らの過去の振る舞いに求め抑うつ的になっている患者には，疾患の説明として，脳

機能異常についても含めて説明すると，より良い診療になるのでないかと考える．

文　献

1) 高橋三郎，大野　裕，染矢俊幸 訳：DSM-Ⅳ-TR 精神疾患の分類と診断の手引 新訂版．医学書院，東京，2003
2) Gorman JM, Kent JM, Sullivan GM, et al.：Neuroanatomical hypothesis of panic disorder, revised. Am J Psychiatry 157：493-505, 2000
3) Massana G, Serra-Grabulosa JM, Salgado-Pineda P, et al.：Amygdalar atrophy in panic disorder patients detected by volumetric magnetic resonance imaging. Neuroimage 19：80-90, 2003
4) Hayano F, Nakamura M, Asami T, et al.：Smaller amygdala is associated with anxiety in patients with panic disorder. Psychiatry Clin Neurosci 63：266-276, 2009
5) Asami T, Hayano F, Nakamura M, et al.：Anterior cingulate cortex volume reduction in patients with panic disorder. Psychiatry Clin Neurosci 62：322-330, 2008
6) Kartalci S, Dogan M, Unal S, et al.：Pituitary volume in patients with panic disorder. Prog Neuropsychopharmacol Biol Psychiatry 35：203-207, 2011
7) Fujiwara A, Yoshida T, Otsuka T, et al.：Midbrain volume increase in patients with panic disorder. Psychiatry Clin Neurosci 65：365-373, 2011
8) Reiman EM, Raichle ME, Butler FK, et al.：A focal brain abnormality in panic disorder, a severe form of anxiety. Nature 310：683-685, 1984
9) Nordahl TE, Semple WE, Gross M, et al.：Cerebral glucose metabolic differences in patients with panic disorder. Neuropsychopharmacology 3：261-272, 1990
10) Bisaga A, Katz JL, Antonini A, et al.：Cerebral glucose metabolism in women with panic disorder. Am J Psychiatry 155：1178-1183, 1998
11) Sakai Y, Kumano H, Nishikawa M, et al.：Cerebral glucose metabolism associated with a fear network in panic disorder. Neuroreport 16（9）：927-931, 2005
12) Sakai Y, Kumano H, Nishikawa M, et al.：Changes in cerebral glucose utilization in patients with panic disorder treated with cognitive-behavioral therapy. Neuroimage 33（1）：218-226, 2006
13) Sim HB, Kang EH, Yu BH：Changes in Cerebral Cortex and Limbic Brain Functions after Short-Term Paroxetine Treatment in Panic Disorder：An［F］FDG-PET Pilot Study. Psychiatry Investig 7（3）：215-219, 2010
14) Nash JR, Sargent PA, Rabiner EA, et al.：Serotonin 5-HT$_{1A}$ receptor binding in people with panic disorder：positron emission tomography study. Br J Psychiatry 193（3）：229-234, 2008
15) Nishimura Y, Tanii H, Fukuda M, et al.：Frontal dysfunction during a cognitive task in drug-naive patients with panic disorder as investigated by multi-channel near-infrared spectroscopy imaging. Neurosci Res 59：107-112, 2007
16) Ohta H, Yamagata B, Tomioka H, et al.：Hypofrontality in panic disorder and major depressive disorder assessed by multi-channel near-infrared spectroscopy. Depress Anxiety 25：1053-1059, 2008

IV 精神神経疾患と脳画像

3 神経症性障害，人格・行動の障害など

C PTSD

東京大学大学院医学系研究科 脳神経医学専攻精神医学分野　山末英典

　精神医学全般において，力動的精神医学では無意識の心理機制を，生物学的精神医学では遺伝的脆弱性などを個体側の精神疾患への素因として想定し，その一方で精神疾患の成立機序として環境要因は軽視される傾向にあった．それに対し，心的外傷後ストレス障害（post-traumatic stress disorder：PTSD）は疾患の定義に心的外傷体験という病因が含まれるほぼ唯一の機能性精神疾患であり，環境要因が強調されることに最大の特徴がある．

　生物学的精神医学の領域では，環境要因としてのストレスが生体に与える影響を検討するうえで，ヒトにおける貴重なモデルであるという観点からPTSDが注目され，世界中で脳画像等を用いた研究がされてきた．そして，側頭葉内側部と内側前頭前野を中心とした構造および機能レベルの障害と両者の相互作用によるPTSDの病態理解が進んできている．

PTSDの脳画像研究

　高解像度MRIを用いた関心領域による体積測定法は，90年代に入って内因性精神病の研究に用いられ，多くの重要な知見を報告し，機能性精神障害においても形態レベルで脳の異常が存在することを実証してきた．PTSDについても同様の方法が応用され，1995年頃より海馬体積減少所見が報告された．

　我々の研究グループでは，1995年に東京で起きた地下鉄サリン事件の被害者の方々にご協力いただき，脳画像を研究に用いたプロジェクトを行ってきた[1~4]．この事件では，事件から年余を経た後も多くの被害者の方がさまざまな症状に苦しんだことが知られている．我々は事件後5～6年の期間に，PTSDの診断基準を満たしたサリン事件被害者9名と事件後PTSD症状が出現しなかった16名の同事件被害者を対象に，voxel-based morphometryによる全脳の自動形態解析を行った．その結果，事件後にPTSDを発症した被害者では，PTSDを生じなかった被害者に比べて左前部帯状皮質の灰白質濃度が有意に低いという所見を得た（図1）[1]．また詳細な用手的体積測定から扁桃体体積の減少を認めた．そして，PTSD群内でも扁桃体体積が小さい者ほど前部帯状皮質濃度が低下しているという相関を認めた（図2）[2]．さらにこのPTSD群における前部帯状皮質濃度低下は，PTSDの重症度[1]および選択的注意機能を反映する事象関連電位P300振幅の減衰とも有意な相関を示した[3]．また，この前部帯状皮質の体積減少部位と隣接する帯状束で，白質線維内の水分子の拡散異常が認められ

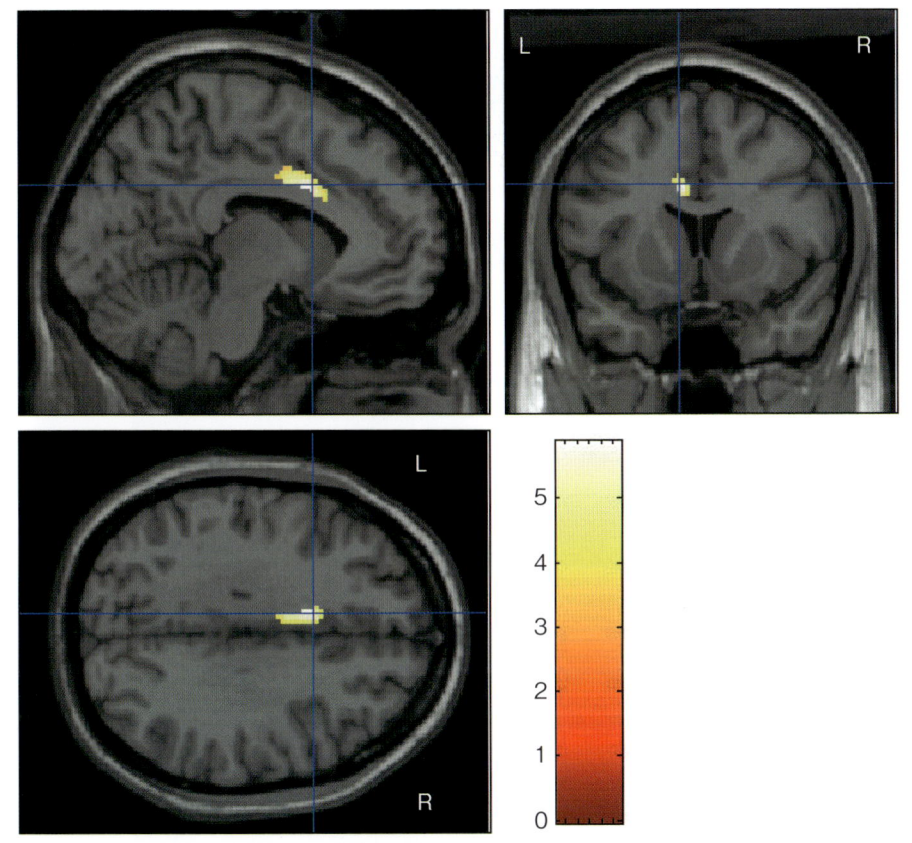

図1 PTSD診断と前部帯状皮質濃度低下
地下鉄サリン事件の被害者のうち，PTSDと診断された被害者では他の被害者に比べて灰色質濃度が有意に低い部位がみられた（黄色で表示）．
(Yamasue H, et al.：Proc Natl Acad Sci USA 100：9039-9043, 2003[1]）より引用）

た[4]．同時期に別の研究グループから報告された関心領域法による前部帯状皮質体積減少や，functional-MRI（fMRI）などによる同部位の機能不全所見とも一致し，PTSDの病態における前部帯状皮質の重要性を支持するものであると考えられた．

PTSDの脳病態仮説

実験動物を用いた研究によって，危険と結びついたある特定の刺激によって条件づけられた恐怖反応が，その後，恐怖条件となっていた刺激が危険とは無関係になった際に，恐怖反応の出現を解除する過程で，前部帯状皮質の神経細胞の活動が不可欠であることがわかってきている．この際，前部帯状皮質の神経細胞では遺伝子発現とシナプスにおける長期増強が起こり，恐怖反応の出現に関与していた扁桃体の神経細胞に対して抑制的に働くという．さらに，動物実験で見出されたこれらの条件づけられた恐怖反応の解除過程における前部帯状皮質と扁桃体の協調は，ヒトでもfMRIを用いた実験によって確認されている．外傷体験から長い時間を経ても，危険と結びつく可能性がすでに低くなった刺激によって，再体験症状や回避症状が遷延するPTSDの病像は，上述の恐怖の条件づけの解除過程の障害と類似しているとして，関心を

3．神経症性障害，人格・行動の障害など

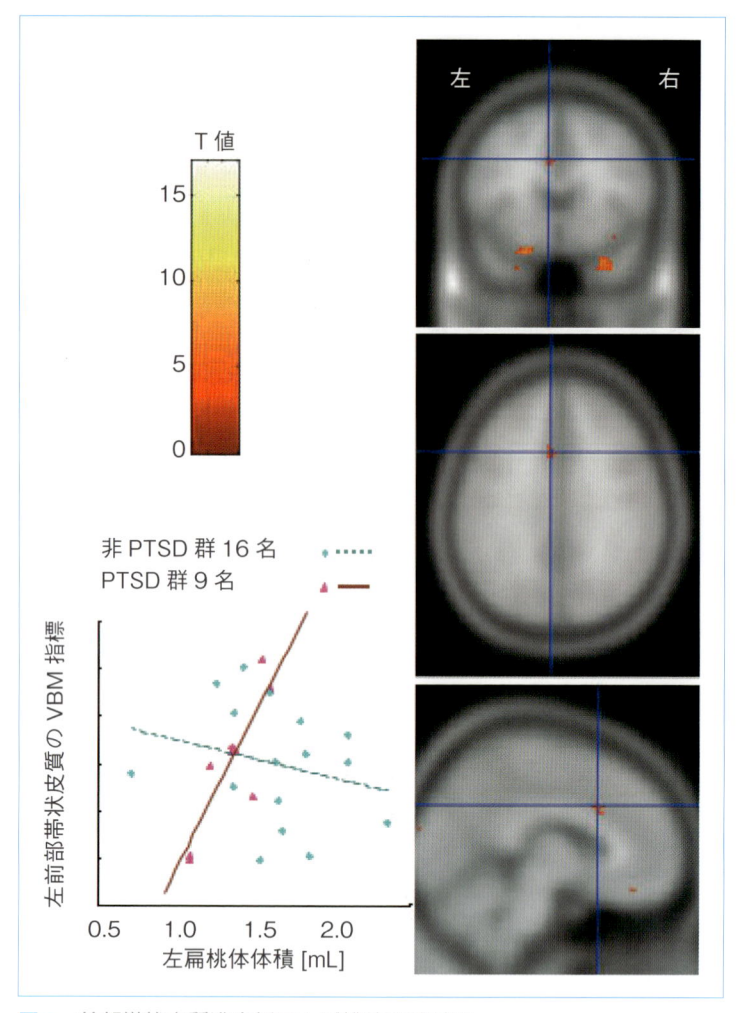

図2 前部帯状皮質濃度低下と扁桃体体積減少
地下鉄サリン事件の被害者のうち，他の被害者に比べてPTSDと診断された被害者では，前部帯状皮質のほかに扁桃体体積が有意に小さく，さらに両者の相関を認めた．
(Rogers MA, et al.：Psychiatry Res 174：210-216, 2009[2]）より引用）

集めている．すなわちPTSDの病態について，前部帯状皮質に何らかの機能不全が存在するために，すでに危険との結びつきを失った刺激に対して，刺激に対する新たな認識が適切に形成されずに，いつまでも外傷体験直後のような生々しい恐怖などの感情が再生され続け，たとえ一見非合理であってもその刺激を回避し続けるという理解が示される（図3）．

PTSDの病因仮説

海馬体積減少の成因や出現時期についてGilbertsonら[5]は，戦闘体験によるPTSD罹患群と外傷体験に曝露していないその一卵性双生児の同胞，戦闘体験に曝露したがPTSDを発症しなかった対照群と外傷体験への曝露のないその一卵性双生児の同胞に脳形態解析を行った．その結果，PTSD罹患群とその同

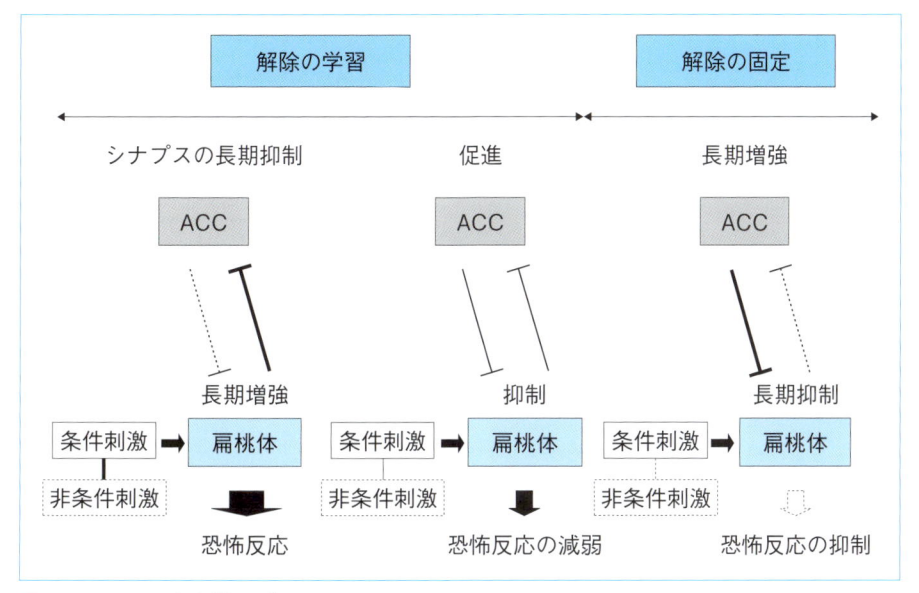

図3 PTSDの脳病態モデル
電気ショックなどの生体に侵襲的で恐怖反応を生じさせる非条件刺激を電子音のような本来中立な条件刺激と組み合わせて反復すると，条件刺激のみで恐怖反応が出現する．しかし，その後も条件刺激単独を反復すると徐々に恐怖反応は消失する．この条件づけられた恐怖の除去過程の背景には，シナプス可塑性を介した前部帯状皮質（Anterior cingulate cortex：ACC）による扁桃体への抑制的制御の関与が明らかにされてきた．一方，PTSDの病態は，前部帯状皮質の機能不全により扁桃体への抑制が機能せず，外傷体験（非条件刺激に相当）を想起させる刺激（条件刺激に相当）により，外傷体験から長期間を経ても恐怖反応が遷延し（再体験・過覚醒症状），そうした刺激を回避し続ける（回避症状）状態として理解される．

一の遺伝背景を有する双生児対とに外傷体験の有無による海馬体積の差はなく，PTSD罹患群とその双生児対は，共にPTSD非罹患群とその双生児対よりも海馬体積が有意に小さかったという．さらに，PTSD症状の重症度は，PTSD患者のみならず，外傷体験に曝露していない患者と同一の遺伝背景を持つ双生児対の海馬体積とも相関を示したと報告した．これらの結果は，遺伝的な要因から海馬の小さい個体で外傷体験後のPTSDへの罹患危険が増し，さらに生来の海馬体積が罹患後のPTSD症状の重症度まで予見することを示唆する所見と考えられた．これまでに報告されている縦断研究もこの考えを支持している．

その一方で，サルを対象とした動物実験では，幼少期の数ヵ月間のストレス負荷で，10年後の前部帯状皮質の神経細胞のマーカーが減少するが，海馬では不変だったと報告された．また，拘束ストレスによるラットの内側前頭前野の錐体細胞樹状突起減少も報告されている．こうした研究からは，後天的なストレスによる脳基盤形成の可能性が支持されている．

PTSD発症の脳基盤形成に，遺伝要因が関与するとする知見と，ストレスなどの環境要因が関与するとする知見は，一見矛盾するようにも思われる．Caspiら[6]は，セロトニン・トランスポーター遺伝子の多型，幼少期の非虐待体験の有無が，成人後のうつ病罹患にどのように関係するかを縦断的に検討した．その結果，セロトニン・トランスポーター遺伝子の多型がshort/shortの個体が幼少期に虐待を受けた場合には，成人後のうつ病への罹

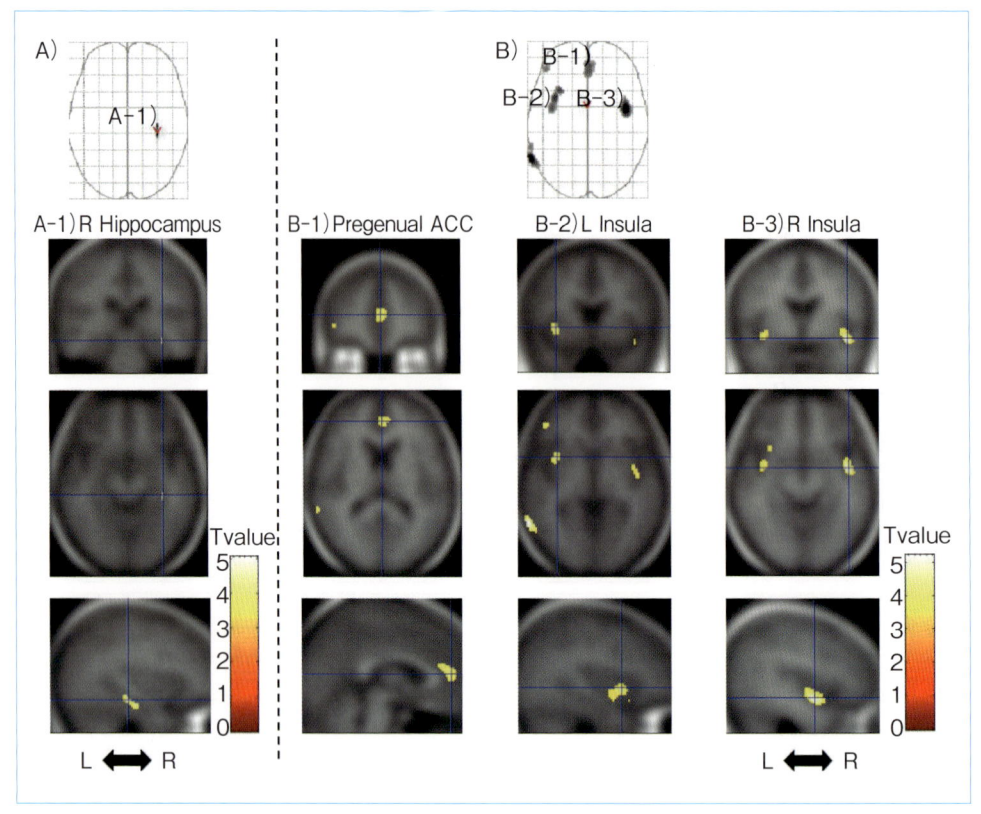

図4 ベトナム戦争帰還兵におけるPTSDと関連した灰白質濃度低下
PTSD診断が不一致な一卵性双生児例サンプルでは，VBMを用いると海馬以外にも島皮質や前部帯状皮質にも体積減少が存在することが示唆された．R Hippocampus：右海馬，Pregenual ACC：膝前部前部帯状皮質，L/R Insula：左/右島皮質．
(Kasai K, et al.：Biol Psychiatry 63：550-556, 2008[7])より引用）

患率が高まるのに対して，long/longの個体が虐待を受けた場合にはうつ病の罹患危険は上昇しないことを報告した．こうした知見からは，遺伝要因はストレス性精神疾患への脆弱性を左右する重要な因子であることが支持されるものの，遺伝要因だけでなく，発達期の環境要因，さらには両者の交互作用も重要な因子であることが示されている．

著者らは[7]，この環境要因と遺伝要因の脳形態異常への関与をPTSD患者群でさらに検討するために，Gilbertsonらが2002年に報告した一卵性双生児の不一致群で，voxel-based morphometryを用いて全脳を対象に解析を行った．その結果，戦闘体験によるPTSD患者群では海馬，島皮質，前部帯状皮質の体積減少を認めた．このうち右海馬については先行する用手的解析法の結果と同様に，voxel-based morphometryでも遺伝要因の関与を支持する結果となった（図4）．しかし，前部帯状皮質についてはPTSDに罹患した群では，同じ遺伝背景を有するが戦闘体験がない双生児対に比べて体積が小さかった．PTSDに罹患していない双生児間ではこの部分に差がなかった．これらの結果は，前部帯状皮質体積に関しては，遺伝要因を有する群でだけ心的外傷体験という環境要因の影響を受けたと示唆し，Caspiら[6]のような遺伝と環境の相互作用を支持している．

まとめ

養育者などによる虐待が繰り返されている児童への第三者の介入の是非については，近年我が国でも議論となることが多い．しかし，上述してきたような知見からは，早期介入の重要性を改めて確認させられる．研究から得られた知見がストレス性精神疾患の臨床にフィードバックされ，有効な診断，治療，介入に役立てられることが今後の目標の一つであろう．

文 献

1) Yamasue H, Kasai K, Iwanami A, et al.：Voxel-based analysis of MRI reveals anterior cingulate gray-matter volume reduction in posttraumatic stress disorder due to terrorism. Proc Natl Acad Sci USA 100：9039-9043, 2003
2) Rogers MA, Yamasue H, Abe O, et al.：Smaller amygdala volume and reduced anterior cingulate gray matter density associated with history of post-traumatic stress disorder. Psychiatry Res 174：210-216, 2009
3) Araki T, Kasai K, Yamasue H, et al.：Association between lower P300 amplitude and smaller anterior cingulate cortex volume in patients with posttraumatic stress disorder：a study of victims of Tokyo subway sarin attack. Neuroimage 25：43-50, 2005
4) Abe O, Yamasue H, Kasai K, et al.：Voxel-based diffusion tensor analysis reveals aberrant anterior cingulum integrity in posttraumatic stress disorder due to terrorism. Psychiatry Res 146：231-242, 2006
5) Gilbertson MW, Shenton M, Ciszewski A, et al.：Smaller hippocampal volume predicts pathologic vulnerability to psychological trauma. Nat Neurosci 5：1242-1247, 2002
6) Caspi A, Sugden K, Moffitt TE, et al.：Influence of life stress on depression：moderation by a polymorphism in the 5-HTT gene. Science 301：386-389, 2003
7) Kasai K*, Yamasue H*, Gilbertson MW, et al.：Evidence for acquired pregenual anterior cingulate gray Matter loss from a twin study of combat-related posttraumatic stress disorder. Biol Psychiatry 63：550-556, 2008（*equal contribution）

IV 精神神経疾患と脳画像

3 神経症性障害，人格・行動の障害など

D 反社会性人格障害

広島大学大学院総合科学研究科 　増井啓太
犯罪精神医学研究機構 　福井裕輝

　反社会性人格障害（antisocial personality disorder：APD）とは，犯罪などの反社会的行動を選択しやすい，個人的な利益追求のためならば他者を操作し，傷つけることもためらわない，衝動的で攻撃性が高い，などを特徴とするパーソナリティ障害である．

　また，近年 APD と非常に類似した特徴を持つパーソナリティ障害としてサイコパス（psychopath）に注目が集まっている．サイコパスには，利己的で冷淡，共感性や罪悪感がいちじるしく欠如し，他者に対して操作的で搾取的，衝動的で問題行動を繰り返すといった特徴がある．ここでは APD 患者，および高サイコパス傾向者の，これらの特徴の背景にある生理学的な特異性に関して，近年多くの知見が蓄積されてきた神経イメージング研究の知見をまとめ，APD 患者，および高サイコパス傾向者における中枢神経系領域の器質的，機能的特異性について概説する．

　APD 患者，高サイコパス傾向者が示す中枢神経系領域の器質的，機能的特異性に関して，これまでの先行研究では主に二つの脳領域の特異性に関して議論がなされてきた．一方が大脳辺縁系領域に存在する扁桃体（amygdala）（図 A, B）で，もう一つが前頭前皮質（prefrontal cortex）（図 C）である．

　これらの領域は，恐怖条件づけ，社会性や道徳性の発達，意思決定に伴う情動処理にかかわることが明らかとなっている．最初に APD 患者，および高サイコパス傾向者の扁桃体の器質的，機能的特異性に関する知見を概説する．

APD 患者，および高サイコパス傾向者の扁桃体の器質的，機能的特異性

　上記で述べたように，扁桃体は恐怖条件づけや社会性の発達にかかわる脳領域である．さらに扁桃体は他者の痛みや不快感情などの理解に関連することも示されている．

　APD 患者，高サイコパス傾向者の扁桃体の器質的特異性に関して，サイコパス傾向は扁桃体の体積と負の関連が認められている[1]．Tiihonen らは，サイコパス傾向の高い収容者，サイコパス傾向の低い収容者，健常者の扁桃体の体積を磁気共鳴装置（magnetic resonance imaging：MRI）にて測定し，比較検討を行った．その結果，サイコパス傾向と右側扁桃体の体積との間に負の関連が認められた．

　上述の知見に加えて，他の先行研究では APD 患者，高サイコパス傾向者の扁桃体の機能的不全を指摘している．たとえば，彼ら/彼女らは，道徳的ジレンマ状況において，そのジレンマを解決するための意思決定を行

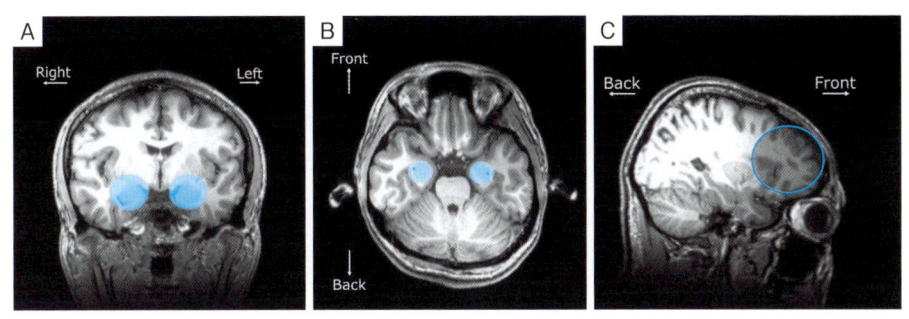

図 ヒトの脳を正面から見た場合（A）と下方から見た場合（B）の扁桃体の位置，および右側面から見た場合の前頭前皮質の位置（C）
青色で図示した領域が扁桃体，青い丸で囲んだ領域が前頭前皮質をそれぞれ示す．

う際の扁桃体の活動が低かったことが明らかになっている[2]．具体的には，Glennらは，実験参加者にさまざまな道徳的ジレンマに関する文章を読ませ，そのジレンマを解決するための意思決定を行わせた（例：線路を暴走しているトロッコから5人の作業員を救うために，あなたの隣にいる人物を線路の上に突き落としてトロッコを止めるべきですか？）．そして，その際の参加者の脳血流の変化量を，機能的MRI（functional magnetic resonance imaging：fMRI）を用いて測定した．その結果，サイコパス傾向と意思決定中の左側扁桃体の活動とに負の関連が確認された．

これらの知見より，APD患者，および高サイコパス傾向者が示す共感性や罪悪感の欠如，他者に対して搾取的で操作的という特徴の背景には扁桃体の器質的，機能的特異性が関連することが見出されている．

次いで，APD，サイコパス傾向との関連が確認されている前頭前皮質の器質的，機能的特異性に関する知見を紹介する．

APD患者，および高サイコパス傾向者の前頭前皮質の器質的，機能的特異性

前頭前皮質の機能について，これらの領域は「心の理論」の理解や報酬ならびに罰の評価，行動や感情の制御，道徳的な意思決定に

かかわる脳領域であることが指摘されている．

先行研究ではAPD患者ならびに高サイコパス傾向者の当該領域の器質的特異性が指摘されている[3]．たとえば，Laaksoらは，24人のAPDの診断基準を満たす収容者と33人の健常者を対象として，彼らの前頭前皮質の体積を比較した．その結果，APDの収容者の眼窩前頭皮質，内側前頭前皮質の灰白質の体積は，健常者の体積と比較して，減少していたことが明らかとなった．しかしこの研究のAPDの収容者のなかにはアルコール依存症にも罹患していた者もいたため，前頭前皮質の灰白質の体積の減少がAPDによるものであるか，アルコール依存症によるものであるかについては明確に区別されていない．さらに，収容者と健常者の教育レベルも統制されていなかったため，前頭前皮質の体積の減少が純粋にAPDによるものであるとは言い難い．その一方で，APDと前頭前皮質の灰白質の体積の減少との直接的な関連を示唆している先行研究もある[4]．Raineらは，21人の男性APD患者，34人の男性健常者，26人の男性薬物依存患者，21人の精神科に通院する男性患者を対象とし，彼らの前頭前皮質の体積を比較検討した．その結果，APD患者の前頭前皮質の灰白質の体積は，健常者の灰白質の体積よりも11％も減少していたことが明らかとなった．さらに，薬物依存患

者の体積と比較した場合には，13.9％の減少，精神科に通院する患者の体積と比べた場合には，14％の減少が認められた．

　これらの知見より，APDは前頭前皮質の灰白質の体積の減少と関連することが見出されているが，サイコパスとの関連についてはいまだ明確な結果が得られていない．上述したLaaksoらの研究では，収容者のサイコパス傾向についても併せて測定した．しかし，サイコパスと前頭前皮質の体積の減少との関連は確認されなかった．しかしその一方で，サイコパスと前頭前皮質の体積の減少との関連を指摘する先行知見もある[5]．Yangらは，高サイコパス傾向の収容者と健常者の前頭葉の体積を，MRIを用いて測定した．その結果，高サイコパス傾向の収容者の前頭前皮質の灰白質の体積は，健常者と比較して22.3％も減少していたことを見出している．以上のように，サイコパスと前頭前皮質の体積の減少との関連についてはいまだ一貫した結果が得られておらず，今後のさらなる検討が必要であろう．

　APD患者，および高サイコパス傾向者の前頭前皮質の機能的不全に関しても多くの先行研究において検討されている．たとえば，Völmら[6]は，APD患者と健常者の反応抑制中の前頭前皮質の機能的差異を指摘している．彼女らは，APD患者と健常者を対象として，衝動的行動を抑制する際の前頭前皮質の活動を，fMRIを用いて測定した．衝動的行動とその抑制の測定には反応抑制課題の一種であるGo/NoGo課題を使用した．Go/NoGo課題とは，反応することを求めるGo試行と反応の抑制を求めるNoGo試行から構成された課題である．そして，衝動性や攻撃性の高い個人はNoGo試行に誤って反応した割合が多かったことから，NoGo試行に対する誤反応率を衝動的行動の指標として用いる．

　Völmらの研究において，APD患者は健常者と比較して，NoGo試行に対する誤反応率が有意に多かった．さらに興味深いことに，APD患者と健常者とでは抑制中に賦活する脳領域が異なっていた．具体的には，健常者は抑制時に右側背外側前頭皮質，左側眼窩前頭皮質が賦活していたのに対し，APD患者では両外側眼窩前頭皮質，下前頭野が賦活していた．これらの結果は，APD患者と健常者とでは抑制中に賦活する脳領域が異なっていたことを示唆している．さらに，前頭前野は行動の抑制を担っている脳領域であることから，APD患者では自らの行動を抑制するために前頭前野が賦活したにもかかわらず，それらの活動が彼らの行動へと反映されにくかった可能性も示唆している．

　加えて，Rillingら[7]は，高サイコパス傾向者が他者と協力をする，もしくは他者を裏切る際の脳活動の変化をfMRIにて計測した．彼らは「囚人のジレンマゲーム」とよばれる経済ゲームを用いて参加者の協力行動，裏切り行動を測定した．このゲームは2人のプレイヤーで行うもので，それぞれのプレイヤーは「協力」もしくは「裏切り」のいずれかを選択するように求められる．そしてお互いの選択のパターンに応じて異なる額の報酬がフィードバックされる．たとえば，Rillingらの研究では，2人が「協力」を選択した場合にはお互いに2ドルがフィードバックされる．1人が「協力」を選択し，もう1人が「裏切り」を選択した場合には「裏切り」を選択したプレイヤーに3ドルが，「協力」を選択したプレイヤーには0ドルがフィードバックされる．お互いが「裏切り」を選択した場合には，それぞれに1ドルがフィードバックされる．そして参加者が「協力」もしくは「裏切り」を選択した際の脳血流量の変化を比較した．

　実験の結果，サイコパス傾向の高い参加者ほど「裏切り」を選択する割合が多かった．

さらに，サイコパス傾向の高い参加者ほど「裏切り」を選択した際の前部帯状皮質や背側前頭前皮質の活動が低いことが明らかとなった．前部帯状皮質の活動は，意思決定の際の葛藤にかかわり，背側前頭前皮質は認知の抑制にかかわる脳領域であることから，高サイコパス傾向者は他者を裏切る際に，あまり葛藤を感じず，また認知的な抑制を必要としていなかったとRillingらは指摘している．

これらの結果に加えて，サイコパス傾向の高い者ほど，自身が「協力」を選択し相手が「裏切り」を選択した場合の右側扁桃体の活性が小さかった．この結果より，高サイコパス傾向者は自身に嫌悪的な出来事が起きた場合でも，恐怖や痛みの認識にかかわる脳領域の活動が低いことが示唆された．

これまで，APD患者，および高サイコパス傾向者における前頭前皮質領域の器質的，機能的特異性に関する知見を概説した．それによると，彼ら/彼女らは，前頭前皮質領域の器質的，機能的不全と関連することが多くの先行研究により示唆されている．以上より，APD患者ならびに高サイコパス傾向者が示す衝動的で他者への共感が低く，操作的で搾取的といった特徴の背景には，これらの生理学的特異性が影響を及ぼしている可能性が考えられる．

まとめ

ここではAPD患者，および高サイコパス傾向者の特徴の背景にある生理学的特異性について，神経イメージング研究による知見を紹介した．それによると，彼ら/彼女らは扁桃体ならびに前頭前皮質の器質的，機能的特異性と関連することが示唆されている．

今後は，これらの領域がいかに連関してAPDやサイコパスの特徴として発現されるのか明確にしていく必要がある．加えて，これらの生理学的特徴を考慮に入れた包括的な治療法の確立が望まれる．

文 献

1) Tiihonen J, Hodgins S, Vaurio O, et al.: Amygdaloid volume loss in psychopathy. Society for Neuroscience Abstracts: 2017, 2000
2) Glenn AL, Raine A, Schug RA: The neural correlates of moral decision-making in psychopathy. Mol Psychiatry 14: 5-6, 2009
3) Laakso M, Gunning-Dixon F, Vaurio O, et al.: Prefrontal volumes in habitually violent subjects with antisocial personality disorder and type 2 alcoholism. Psychiatry Res 114: 95-102, 2002
4) Raine A, Lencz T, Bihrle S, et al.: Reduced prefrontal gray matter volume and reduced autonomic activity in antisocial personality disorder. Arch Gen Psychiatry 57: 119-127, 2000
5) Yang Y, Raine A, Lencz T, et al.: Volume reduction in prefrontal gray matter in unsuccessful criminal psychopaths. Biol Psychiatry 57: 1103-1108, 2005
6) Völlm B, Richardson P, Stirling J, et al.: Neurobiological substrates of antisocial and borderline personality disorders: Preliminary result of a functional MRI study. Crim Behav Ment Health 14: 39-54, 2004
7) Rilling JK, Glenn AL, Jairam MR, et al.: Neural correlates of social cooperation and non-cooperation as a function of psychopathy. Biol Psychiatry 61: 1260-1271, 2007

IV 精神神経疾患と脳画像

4 小児期・青年期の行動障害，発達障害など

A 自閉症スペクトラム障害

東京大学大学院医学系研究科 脳神経医学専攻精神医学分野　山末英典

自閉症は代表的な広汎性発達障害であり，① 他者との社会的相互作用の障害，② 言語的コミュニケーションの障害，③ 常同的で反復的な行動様式を，幼児期から一貫して認めることで診断される．アスペルガー障害と高機能自閉症は，自閉症スペクトラム障害（Autism spectrum disorder：ASD）の一つのタイプであるが，言語的コミュニケーションの発達には障害が少なく，特に社会相互性の障害と常同・反復性で特徴づけられる．ASDは従来1,000人に1人程度と考えられていたが，診断概念の浸透，成人後にはじめて診断される例などのさまざまな年齢層での診断，さまざまな知的レベルでの診断が進み，近年では100人に1～2人程度の有病率で，精神障害としてはうつ病よりも少なく統合失調症よりも多いと報告されている．ここでは，ASDを対象とした脳画像研究の知見をまとめた．

脳の非定型発達

定型発達の対照群とMRI上で脳体積が比較され，表情認知などに関連する扁桃体，顔の認知や視線処理などに関連する紡錘状回，ヒトミラーニューロンシステムとして模倣や共感に関連するとして近年注目されている下前頭回や上側頭溝，他者の意図の理解に関与する内側前頭前野などの対人的情報処理の基盤をなす部位や小脳に体積異常の報告が多い．しかし，体積が大きいか小さいかのレベルで不一致が認められる．

横断面での観察による脳形態異常の不一致には，年齢とともに脳が発達し所見も変化するという理解が支持を得てきている．定型発達を基準としてASD当事者の脳体積の相対的な変化を時系列で描くと[1]，当事者では生後1～2年の間に脳体積が急激に増大し，その後緩やかに定型発達レベルに近づく（図1）．そして成人ではその差がなくなり，局所的にはむしろ体積減少の報告が多い．

われわれは，核磁気共鳴スペクトロスコピー研究のメタ解析を行うことにより，脳体積が増大している幼少期にはニューロンの密度を反映するN-アセチルアスパラギン酸（NAA）のレベルが低く，脳体積が正常化する成人期にかけて同物質のレベルも徐々に定型発達者と変わらないレベルになることを示した（図2）[2]．NAAがニューロンの密度を反映する指標であることを踏まえると，小児期から成人期にかけて，増加していた脳体積が減少する時期に，ニューロンの密度は増加していくことになる．脳は主にニューロンとグリア細胞から構成されるため，今回の結果はASDの小児期の一過性の脳体積増加がグリア細胞などのニューロン以外の細胞による

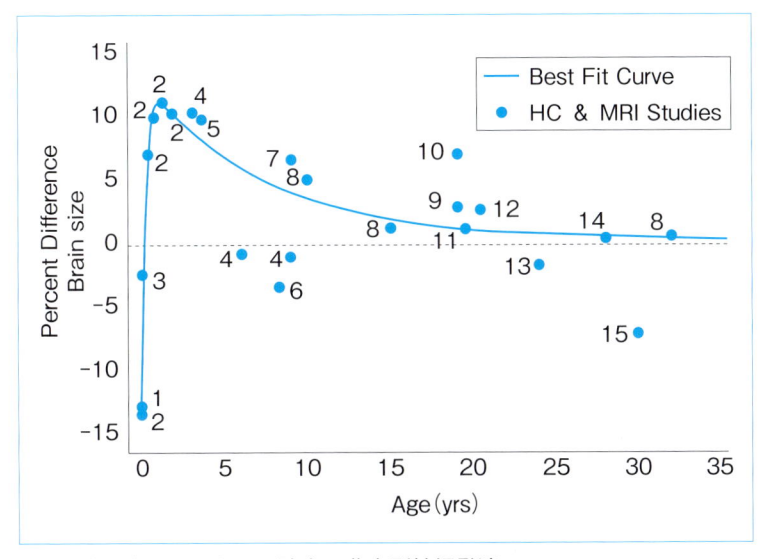

図1 自閉症スペクトラム障害の非定型神経発達
横軸に年齢，縦軸に脳の大きさが表されている．破線で記された定型発達者の平均と比較した，すでに発表された15の報告による自閉症スペクトラム障害当事者の脳の大きさの偏倚を示している．
(Redcay and Courchesne, 2005より一部改変して引用)

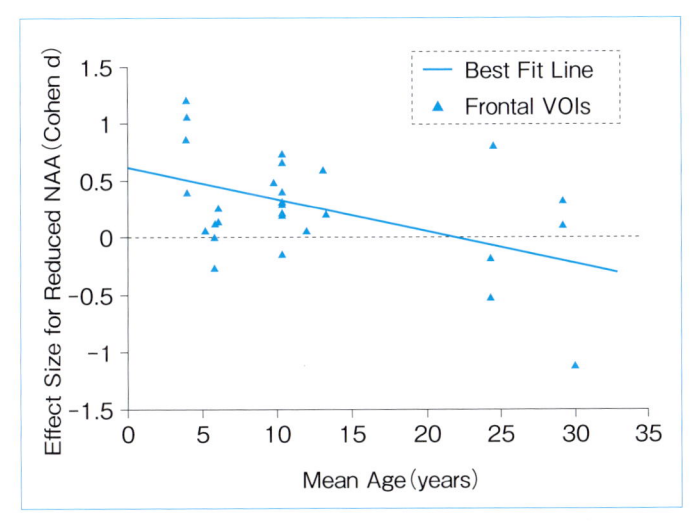

図2 成長過程に認める前頭葉のN-アセチルアスパラギン酸低下の消失
前頭葉におけるN-アセチルアスパラギン酸の減少について被験者の年齢の影響をメタ回帰分析を用いて検討すると，幼少期に認めるNAA減少の程度は，年齢が進むとともに小さくなることがわかった．
(Aoki Y, et al.：Translational Psychiatry 2：e68, 2012[2] より引用)

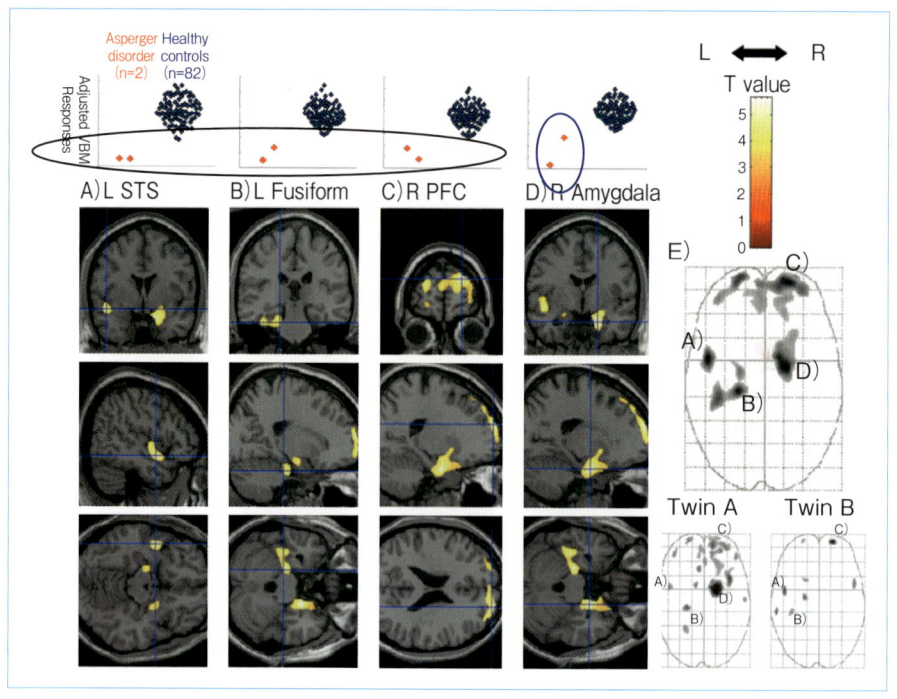

図3 アスペルガー障害と遺伝的な脳形態異常
一卵性双生児のアスペルガー障害一致例の2人が，82名の健常対照に比較して，上側頭溝，紡錘状回，前頭前野では2人に共通して体積減少が認められ，これらの体積減少の遺伝性を示唆した．一方で，扁桃体体積減少はうつ病を合併した双生児対でのみ認められた．
STS：Superior temporal sulcus, L：Left, R：Right, PFC：Prefrontal Cortex.
(Yamasue H, et al.：Neurology 65：491-492, 2005[3])より一部改変して引用)

ことを支持すると考えられた．

脳形態異常の成因

健常成人において脳灰白質体積の個人差の8割以上は遺伝的に規定されると報告されるため，ASDの脳形態所見も少なくともその一部はASDの遺伝要因の中間表現型である可能性がある．われわれは，アスペルガー障害の診断が一致する一方でうつ病の併発は不一致な一卵性双生児兄弟と82名の健常対照群との脳形態の比較をVoxel-based morphometryという細かな画素の単位で体積減少や増加を検出できる方法で行った[3]．その結果，アスペルガー障害と診断された双生児対では，右前頭前野，左上側頭回，紡錘状回および右扁桃体の灰白質濃度が有意に低下していた（図3）．それぞれの双生児対個別には，右前頭前野，左上側頭回，紡錘状回の灰白質濃度低下は共通して認められたものの，右扁桃体の灰白質濃度低下は，うつ病を併発した双生児対でのみ認められ，右扁桃体の灰白質濃度低下はアスペルガー障害よりもうつ病との関連が強いと示唆された．このことは，うつ病患者における扁桃体体積減少の報告や，動物実験の結果からASDで認められる扁桃体病変が合併する気分障害や不安障害と関連するとする海外からの見解とも一貫している．一方で，前頭前野，上側頭回，紡錘状回などは，心の理論や対人関係能力の脳基盤だと指摘され，脳形態異常も繰り返し報告される部位である．われわれの双生児対での検討は，

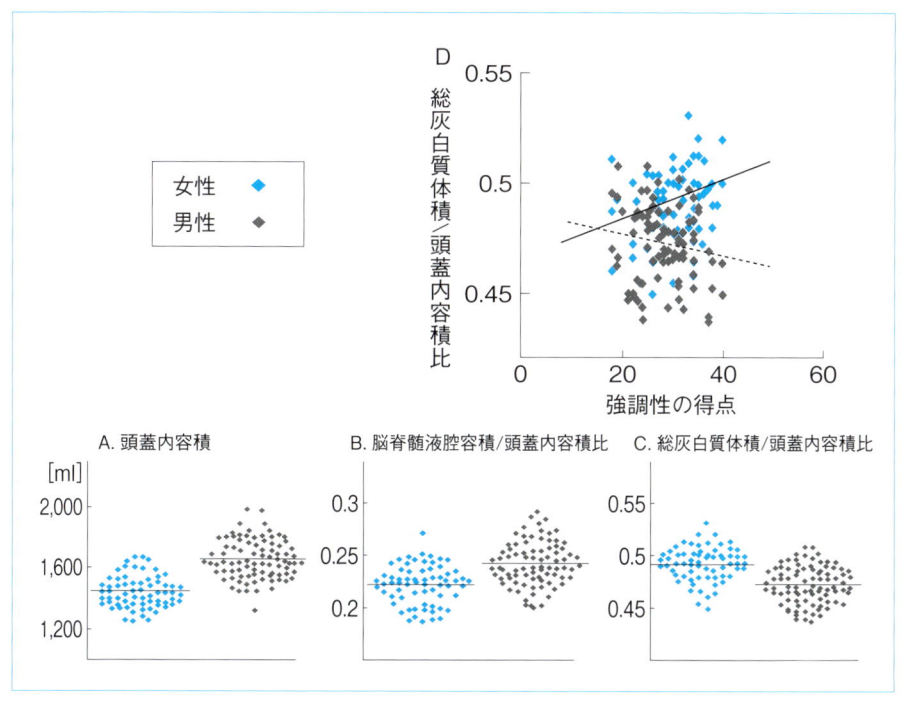

図4 女性に特有な協調性と総灰白質体積の相関
灰白質体積が大きいほど協調性が高いという相関関係が女性特有に認められた．
(Yamasue H, et al.：Cereb Cortex 18：2331-2340, 2008[4])より一部改変して引用)

対人交渉の障害の脳神経基盤

ASDの臨床的3主徴をともに説明できる遺伝要因はないという指摘がされた．脳画像を用いた中間表現型研究でも，3主徴すべてと関連する所見を求めるより，それぞれ別個の所見と関連する可能性を検証するほうが有望視される．近年は特に対人交渉の障害の背景をなす脳基盤が注目されている．

われわれは，下前頭回後部などのヒトミラーニューロンシステムをなす脳部位の灰白質体積が大きいほど，さらに脳全体でみても脳灰白質体積が大きい者ほど協調性が高いという統計的に有意な相関を見出した（図4)[4]．また，これらの相関は女性に特異的で，協調性自体も女性でより高く，総灰白質体積やミラーニューロンシステムの体積も女性でより大きいと示した．そして女性でより強く作用する要因が，こうした部位を女性でより大きく発達させ高い協調性を形成すると示唆した．さらに，こうした要因は女性でASDが少ないことにも関連する可能性がある．

さらに，健常者内で男女の協調性の差と関連する下前頭回後部などの形態が，ASDの社会性の障害にどのように関与するかを検討した[5]．健常成人男性11名と高機能自閉症またはアスペルガー障害と診断された13名の成人男性の下前頭回後部と下前頭回前部の体積を用手的に測定した．その結果，左右両側の下前頭回後部と前部の体積が有意に小さく（図5)，右半球の下前頭回後部の体積が小さいほど社会的コミュニケーションの障害が重篤であることを示した（図6)．

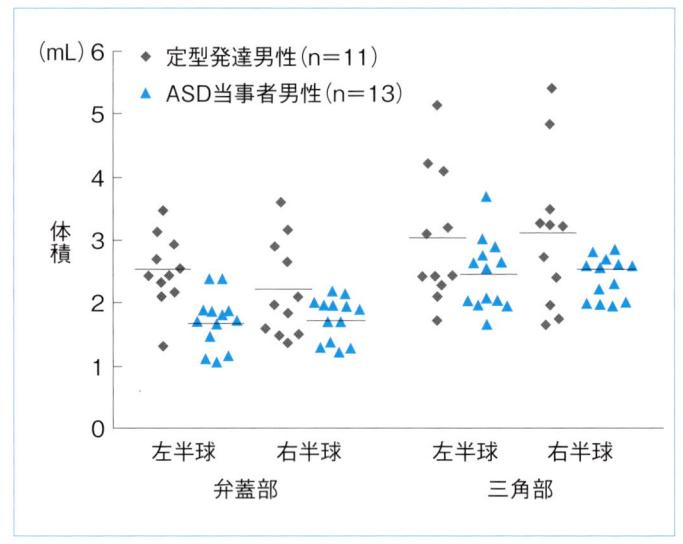

図5 自閉症スペクトラム障害当事者における左右両半球および弁蓋部と三角部両方の有意な灰白質体積減少
(Yamasaki S, et al.: Biol Psychiatry 68: 1141-1147, 2010[5]より一部改変して引用)

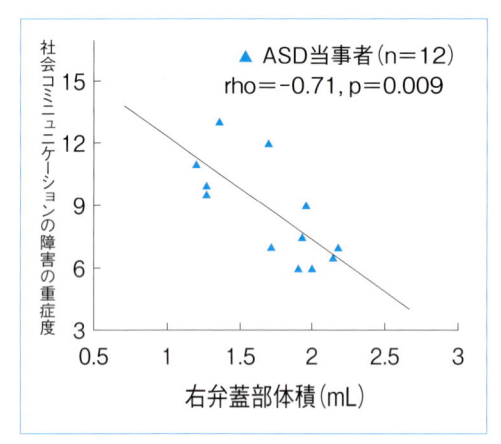

図6 自閉症スペクトラム障害当事者における右弁蓋部の体積が小さいほど社会的コミュニケーションの障害が重度であるとの相関
(Yamasaki S, et al.: Biol Psychiatry 68: 1141-1147, 2010[5]より一部改変して引用)

男女差と対人交渉の障害

上述のように，生物学的な男女差を形成する因子が，神経発達や社会性の形成において重要な役割を果たすことが示唆される．そして，社会性には男女差が存在し，さらには社会性の障害を中核とするASDの有病率にも約4倍から10倍という顕著な男女差が存在する．Baron-Cohenは，女性に比べて男性は共感性や友好性が低いが，理論的に体系だてて物事を理解する能力が高いこと，さらに健常男性に比べてASD当事者が同様の偏りを示すことから"Extreme male brain theory of Autism"を提唱した[6]．男女差を形成する因子とASDの社会性の障害を形成する因子がすべて重なることはなくても，これらの一部が重複すると推論するのは妥当だと考えられる．そのため，社会性の男女差を形成する因子を明らかにすることがASDの社会性の障害の解明にも貢献すると考えられる．社会性の促進，男女差，ASDのいずれにも関与する物質にオキシトシン等があり，病態・病因の解明や治療法開発の鍵となりうる物質として注目される[7]．

文 献

1) Redcay E, Courchesne E : When is the brain enlarged in autism? A meta-analysis of all brain size reports. Biol Psychiatry 58 : 1-9, 2005
2) Aoki Y, Kasai K, Yamasue H : Neurochemical background of aberrant trajectory of brain growth in autism demonstrated by systematic review and meta-analysis. Translational Psychiatry 2 : e68, 2012
3) Yamasue H, Ishijima M, Abe O, et al. : Neuroanatomy in monozygotic twins with Asperger disorder discordant for comorbid depression. Neurology 65 : 491-492, 2005
4) Yamasue H, Abe O, Suga M, et al. : Sex-linked neuroanatomical basis of human altruistic cooperativeness. Cereb Cortex 18 : 2331-2340, 2008
5) Yamasaki S, Yamasue H, Abe O, et al. : Reduced gray matter volume of pars opercularis is associated with impaired social communication in high-functioning autism spectrum disorders. Biol Psychiatry 68 : 1141-1147, 2010
6) Baron-Cohen S : The extreme male brain theory of autism. Trends Cogn Sci 6 : 248-254, 2002
7) Yamasue H, Kuwabara H, Kawakubo, Y et al. : Oxytocin, sexually dimorphic features of the social brain, and autism. Psychiatry Clin Neurosci 63 : 129-140, 2009

IV 精神神経疾患と脳画像

4 小児期・青年期の行動障害，発達障害など

B ADHD

国立精神・神経医療研究センター 精神保健研究所
北　洋輔，守口善也

注意欠陥多動性障害

　注意欠陥多動性障害（attention-deficit/hyperactivity disorder，以下 ADHD）とは，不注意および多動性-衝動性症状のどちらか一方もしくは両方を主徴とする発達障害である．主に7歳までに発育歴・行動主徴から診断される．有病率は2～18%と調査報告によりばらつきが大きく，男児の発症率が女児と比較して2.5～4倍程度と高いとされる．ADHDの行動主徴の背景には脳を中心とする中枢神経系の機能的異常が推定されている．病因としては，遺伝-環境応答要因が想定されているものの，現段階では候補遺伝子が複数存在するなど，決定的な生物学的マーカーの特定には至っていない．

　近年，ADHDは障害の認知度の高まりも相まって，臨床および研究分野で注目の高い発達障害の一つである．ADHDを対象とした脳画像研究は，中枢神経系における脆弱性の解明だけでなく，行動表現系（phenotype）と遺伝系（genotype）をつなぐ中間表現系を模索する手法としても期待が高まっている．しかし，現状は，MRIやPET/SPECTを用いた脳画像研究において，知見を収集している段階であり，絶対的なコンセンサスが得られていない．それゆえに，ここではMRIを中心とした脳画像研究の近年までの知見と今後の展望を述べることとする．

脳構造上の変化

　ADHDを対象とした脳画像研究は，主に二つに大別される．一つは，脳の構造に着目したもの[1]であり，もう一方は脳機能を扱うもの[2,3]である．脳構造上の特徴としてまず挙げられるのが，大脳容量の減少である．構造的MRIを用いた研究からは，ADHD群は同年齢の統制群と比較して，約3～5%の大脳容量の減少が認められる．特に右半球の容量低下が指摘でき，白質・灰白質ともに容量が減少しているという報告もある．統制群と比較して容量が増加しているという指摘はほとんどない．大脳半球をつなぐ脳梁にも萎縮が認められており，特に脳梁膨大部の萎縮が統制群との比較研究から認められる．脳梁は，左右の大脳半球の連絡を担い，高次の認知機能に関与している．特に萎縮が顕著とされる脳梁膨大部は，側頭葉や頭頂葉との神経連絡が密であるため，膨大部の萎縮は，それぞれの脳領域が関与する認知機能に影響をもたらしているとも考えられる．

　詳細な脳領域の構造に着目していくと，第

一に挙げられるのがADHDでの前頭前野における構造変化である．前頭前野のなかでももっとも違いが見出される領域は，背外側前頭前野（dorsolateral prefrontal cortex：DLPFC）である．ADHDでは，左右いずれかもしくは両側のDLPFCに容量の低下が認められており，それらの一部は上前頭回や下前頭回等に集中している．DLPFCは，プランニング（課題遂行において計画性や見通しを立てる認知機能）や，注意の分配，抑制機能等，主に実行機能を担う一つの領域と考えられている．ADHDは，過去の神経心理学的研究より実行機能に脆弱性を認めており，DLPFCの容量低下はこの脆弱性と関連があると思われる．

次に，構造的な差異が多く報告されるのが大脳基底核である．大脳基底核は，皮質や視床，脳幹と神経連絡を持っており，運動調節等のほか，認知機能や感情認知等に関与している．大脳基底核のなかでも，ADHD群と統制群に差が大きい部分は，線条体を構成する尾状核である．尾状核では，多くの研究で容量減少が指摘されているものの，それらの部位は，尾状核全体もしくは頭部であり，側性についても一致した傾向は見出されていない．また淡蒼球についても左右いずれかに容量の減少が認められる．特に線条体を構成する尾状核や被殻吻側部は，前頭葉とのループを形成し，ワーキングメモリーやプランニング，意志決定等に影響しており，前述のDLPFCと同様にADHDの実行機能の脆弱性に関与している可能性が高いと考えられる．

また，大脳のみならず，小脳の容量低下もADHDにはしばしば指摘される．一部の報告では，小脳全体の容量減少が報告されているが，もっとも多く指摘されるのが虫部Ⅷ部からⅩ部にかけての容量減少である．小脳における他の領域については，ADHD群と統制群に差がないとする報告も散見され傾向を見出すことが難しい．また近年の研究からは，小脳全体もしくは一部（虫部Ⅷ～Ⅹ部）の容量が，注意機能障害の程度と相関することが見出されており，ADHDでは，小脳の構造上の変化と行動主徴とが関連すると考えられる．だが，小脳そのものの認知機能への関与には未検討部分も多く，これらは解釈を慎重にする必要があろう．

以上のように，ADHDの脳構造上の主な問題として，DLPFC，大脳基底核，小脳の容量低下が複数の研究から指摘されている．このほかには，側頭葉や頭頂葉などにも散発的に容量減少が統制群との比較から報告されている．特に頭頂葉は，視空間ワーキングメモリーや注意分配にも関与していることから，ADHDでの脳構造上の問題として注目されはじめている．しかし，頭頂葉を含めたこれらの脳領域は，研究の数そのものが少ないだけでなく，結果が一致していないという点でも，現時点で傾向を述べることは難しく，さらなる検討が求められる．

脳機能上の変化

ADHDは脳構造上に差異が認められると同時に，脳機能面においても変化が多く確認される．ADHDの脳機能を評価する際には，不注意や多動性−衝動性の症状に関連した認知課題を実施し，その際の脳活動を調べることが中心となる．ADHDを対象とした脳機能研究で用いられることの多い認知課題は，stop-signal課題やGo-NoGo課題，ストループ課題等の抑制機能を中心とした課題である．たとえば，ストループ課題では，被験者は文字の書かれている色を答えるように求められる．文字の意味が，文字の書かれている色と一致していれば，認知的な負荷は少ないものの，文字の意味と書かれている色が不一致である際（たとえば，黄色の文字で「みどり」

と書いてある刺激）には，文字の意味を答える行動を抑制することを求められる．また，このほかには視空間ワーキングメモリー課題等が用いられており，いわゆる実行機能を必要とする課題において，ADHDと健常児の脳活動に差がみられやすい．

これらの課題を用いた際に，脳活動の変化が認められる領域の一つが，前述のDLPFCおよび腹外側前頭前野（ventrolateral prefrontal cortex：VLPFC）である．ADHD群では，統制群と比較してこれらの課題を実施している際，VLPFCの活動が低いと報告されている．Go-NoGo課題等では，見逃しエラーやお手つきエラーが行動面で多くみられており，こうした不注意や衝動性といったADHDの行動面の問題に，実行機能に関与する部位であるVLPFCの障害が関与している可能性が高い．しかし，一方でVLPFCの活動がADHD群では，統制群に比較して亢進しているとする報告や，DLPFCの活動亢進も指摘されている．抑制機能を使用した課題において，脳活動の亢進または減弱という結果の不一致の背景には，使用した課題の種類や困難度の影響が大きいと考えられ，それゆえに解釈も背反しやすい．すなわち，脳活動の減弱があるために，認知的な抑制機能が障害されているのか，それとも，抑制機能の弱さを補償するように，代償的な活動亢進を示すのか，という解釈の違いである．これらは，単に脳活動の増減では結論づけられるものではないため，行動面の課題遂行状況および課題困難度との関連で検討する必要がある．

抑制機能を用いた課題では，前部帯状回背側部（dorsal anterior cingulate cortex：dACC）にもADHDでの変化が見出されやすい．ACCにおいて，腹側部が主に感情の認知や処理に関与する一方で，背側部のdACCは運動制御や注意，報酬決定に加え，反応葛藤状況のモニタリングを担うなど抑制機能に強く関与している．前項ではあまり触れなかったが，ADHD群のdACCにかかわる脳構造上の変化については報告が少ないものの，抑制課題においてADHD群の活動減弱が機能的磁気共鳴画像（functional magnetic resonance imaging：fMRI）を用いた研究等から指摘されている．多くの研究では，dACCの賦活状態が，VLPFCの活動と連動していることが多いため，次項に述べるようにdACCの機能異常は，他の領域を含めた神経連絡の観点から，抑制機能の異常と解釈するのが望ましいと思われる．一方で，抑制機能を用いた課題におけるお手つきエラー率とdACCの活動には正相関がある（エラー率が高いほど，dACCに賦活が大きい）とする報告もあり，こうした抑制系の課題におけるADHDでのdACCの活動低下が，「抑制機能の減弱」として解釈できるのかどうかについては確定的ではなく，慎重を期すべきである．

VLPFC/DLPFC，dACCと並んで報告されるのが線条体における活動異常である．stop-signal課題等の抑制系の課題では，線条体，特に尾状核の活動低下がADHDに顕著とされる．また，線条体を含めた大脳基底核は，ADHDの治療薬として選択されることの多いメチルフェニデート（methylphenidate：MPH）の服薬によって，賦活状態が統制群と同等程度，もしくは服薬前に比較して増加するという報告もみられる．大脳基底核にはドパミン神経系が多く存在していることをふまえると，MPHの投薬が同領域の活動を正常化させ，ADHDの症状を安定化させている可能性も考えられる．線条体は，構造的な異常も認められており，ドパミン系の異常との関連からも興味深い脳領域である．

これら脳機能の活動異常は，主に多動性-衝動性に影響する抑制機能に着目したものであるが，視空間ワーキングメモリー課題や注意分配の課題では，これらの領域のほかに頭

頂葉の活動低下が散見される．刺激の心的回転（mental rotation：刺激の向きや方向を心的に変化させる認知活動）を必要とする視空間ワーキングメモリー課題では，右の頭頂葉の活動低下が，ADHD群に見出されている．頭頂葉は，注意分配や空間処理に強く関与すると同時に，ADHDに活動異常が認められる帯状回や前頭葉との連絡があることをふまえると，抑制機能だけでなく，ワーキングメモリー等の実行機能の異なる側面においても，ADHDの脳機能の脆弱性が強く示唆される．

脳における構造的・機能的連絡の変化

前項までは，主に単一の脳領域の構造面，もしくは機能面の変化について述べてきた．近年のADHDを対象とした脳画像研究では，単一の脳領域の障害と位置づけるよりも，これらの脳領域間におけるネットワークの障害とする見方[3,4]が強まっている．ネットワークに着目した研究は，一つは拡散テンソルイメージング（diffusion tensor imaging：DTI）を用いた白質における神経線維走行を検証するものと，fMRIを用いた課題施行時もしくは非課題負荷時の機能的連絡を検証するものに大別される．

DTIで主に指摘されているのが，前頭-線条体（frontostriatal）の神経連絡の障害である．ADHD群では統制群に比較して，前部放線冠（anterior corona radiata）を中心とした前頭-線条体の線維走行が減少しており，特に右半球でその傾向が認められている．また，上縦束（superior longitudinal fasciculus：SLF）の主要構成であるSLF Ⅱ（下尾側頭皮質から前頭葉までの経路）における線維走行の脆弱性も見出されている．これらの線維走行の脆弱性は，成人のADHD患者にも見出され始めていることから，小児期から成人期まで継続する特徴である可能性がある．

このような構造的連絡の問題をふまえ，DTIとfMRIを組み合わせた検証[5]も行われている．その検証では前頭-線条体の神経線維走行の程度と，Go-NoGo課題時における尾状核や下前頭回の活動との正相関の関係が指摘されている．前述のとおり，脳機能の賦活の解釈は注意すべき点があるものの，この結果から，構造的な連絡の状態が，抑制機能を担う脳領域の活動に影響をもたらしていることが強く示唆される．またこの構造的連絡の程度と課題遂行の成績との間にも関係が見出されており，興味深い知見である．すなわち，構造的な連絡の障害が，脳機能に影響し，衝動性や多動性という行動表現系につながっている可能性があり，DTIで示された構造的な連絡における個人差が，ADHDの症状を予測するものとしてとらえられるかも知れない．ただ，これらはまだ単発的な報告であり，今後のさらなる検証が期待される．

機能的な連絡については，二つの着目点が挙げられている．一つは非課題時における機能的な連絡をみるものであり，もう一つは課題時における連絡をみるものである．前者は，被験者に課題を課さない状態における，低周波成分のMRI信号律動を検証したもので，デフォルトモードネットワーク（default mode network：DMN）として取り上げられている．DMNは，非課題時の状態であるため，何かの状況に備えたアイドリング状態の脳機能状態を表しているとされ，主に楔前部，後部帯状回および腹内側前頭前野の機能連絡が中心であると考えられている．ADHD群では統制群と比較して，DMNを構成するこれらの機能連絡が減弱しているという報告が多い．非課題時のDMNの脳活動は，抑制機能を含んだ実行機能や注意系の課題時における，前頭皮質やACCの活動と負の相関を示すとされている．ADHDでは，DMNを担

う脳領域の活動と前頭皮質・ACCとの活動の間の相関関係が弱いとされることから，実行機能の課題中にDMNの脳活動を抑制できず，実行機能そのものに関与する脳活動に異常が生じるとも仮説立てられている．すなわち，単に抑制機能の脳機能異常と考えるのではなく，DMNと抑制機能における非定型な相互連絡が，ADHDの特徴と位置づけられる可能性がある．

課題施行時における機能連絡は，実行機能やワーキングメモリー，注意等さまざまな課題で検証されている．多くの研究では，ADHDにおいて前頭皮質と線条体における機能連絡の減弱を指摘している．それと同時に，小脳や頭頂葉，帯状回と前頭皮質の機能連絡の弱さからも実行機能系の障害が指摘され，また眼窩前頭皮質（orbitofrontal cortex）と視床や扁桃体等の機能連絡の異常から，報酬系における障害の可能性も見出されている．このような機能連絡，特に前頭皮質と線条体の機能連絡の異常性は，MPHを投与することで，統制群と同様の活動へ改善するとの報告もみられるようになってきた．MPH投与による，脳機能連絡の適切な活動および行動面での症状の改善を考えると，機能的な連絡の脆弱性は固定的なものではなく，改善しうるものであり，投薬等を用いた治療が有効である可能性を大きく示唆しているとも考えられる．しかし，脳機能上の連絡の検討は，単一領域の検討と同様に，課題の差異や解析方法の違いがあり，研究も少ないため，解釈には慎重を期することが求められる．

まとめ

脳画像研究からは，ADHDにおいて主にDLPFC/VLPFC，dACC，大脳基底核および小脳における構造的・機能的異常が見出されてきた．さらには，前頭-線条体における神経線維走行の脆弱性にみられるように，構造的な連絡の異常，および不注意や衝動性に関与する脳機能的な連絡の障害が徐々に判明しつつある．また，MPH投薬によって特定の脳領域の活動や脳機能連絡が改善する報告もあり，脳画像研究を介する形で，ドパミン系神経の障害という比較的ミクロな視点と，ADHDの行動様態というマクロな視点の関連を結び付けて検証できる状況になりつつある．しかし，文中で示したように脳画像研究はサンプル数や課題統制等において多くの問題をまだはらんでおり，今後も知見を集積しつつADHDの脳病態を明らかにする必要がある．また，ADHDは，小児期から成人期にかけて，多動-衝動性症状が軽減し，不注意症状が顕在化しやすいとする報告もあるように，発達に伴い臨床症状が変化する．それゆえに，発達的な観点を含めた縦断的な脳画像研究も今後望まれるであろう．

文　献

1) Seidman LJ, Valera EM, Makris N：Structural brain imaging of attention-deficit/hyperactivity disorder. Biol Psychiatry 57（11）：1263-1272, 2005
2) Bush G, Valera EM, Seidman LJ：Functional neuroimaging of attention-deficit/hyperactivity disorder：a review and suggested future directions. Biol Psychiatry 57（11）：1273-1284, 2005
3) Bush G：Cingulate, frontal, and parietal cortical dysfunction in attention-deficit/hyperactivity disorder. Biol Psychiatry 69（12）：1160-1167, 2011
4) Liston C, Malter Cohen M, Teslovich T, et al.：Atypical prefrontal connectivity in attention-deficit/hyperactivity disorder：pathway to disease or pathological end point? Biol Psychiatry 69（12）：1168-1177, 2011
5) Casey BJ, Epstein JN, Buhle J, et al.：Frontostriatal connectivity and its role in cognitive control in parent-child dyads with ADHD. Am J Psychiatry 164（11）：1729-1736, 2007

IV 精神神経疾患と脳画像

4 小児期・青年期の行動障害，発達障害など

C 摂食障害

広島大学 保健管理センター　岡本百合

摂食障害の臨床像

　摂食障害は，やせ願望や体重・体型へのこだわりや肥満恐怖を伴う食行動異常が持続する疾患であり，思春期青年期の女性に多い．大きく神経性食欲不振症（anorexia nervosa：AN）と神経性大食症（bulimia nervosa：BN）にわけられる．摂食障害では，ボディイメージの歪みや自己の否定的認知など，さまざまな認知の問題が認められている．ボディイメージの障害は診断基準の一つであるとともに，発症危険率の高い人たちの継時的研究でボディイメージの重要性が確認されている．自己認知の問題については，摂食障害患者は低い自己評価や自尊心を，食行動や体重をコントロールし一時的な自己効力感を得ることで補おうとすることが知られている．

　このように摂食障害特有の臨床症状が存在するにもかかわらず，治療には難渋することが多く，効果的な治療法開発のためにも病態の解明が望まれている．近年，脳画像技術や解析法の発展とともに，脳画像研究が活発になされるようになった．

脳の形態学的研究

　これまで摂食障害の脳画像研究は，主としてANのComputed Tomography（CT）研究によって，脳萎縮，脳室拡大が指摘され，回復後には正常化したという報告から，栄養障害等の病状による可逆的な変化であるとされた．その後，Magnetic Resonance Imaging（MRI）研究では，voxel-based morphometry（VBM）といった画像統計解析法による脳構造解析研究がなされるようになった．Muhlauらは，低体重のANは対照群と比較して，灰白質，白質ともに減少しているものの，体重回復後に灰白質減少は持続していると報告した．一方で，Wagnerらは，1年以上の体重回復が持続している成人のAN患者では，対照群と差が認められなかったと報告した．Castro-Forniellesらは，思春期AN患者の長期の調査で，6ヵ月の時点ではまだ異常が持続していたとしている．MaCormickらは，前帯状回の灰白質の変化が治療後の再発予測になるのではないかと述べている．BNに関しては，灰白質の増加が認められたという報告や，対照群と差がないという報告があり，一致していない．

　以上をまとめると，ANでは急性期に，特に前帯状回の灰白質の減少が認められるといった報告が多く，治療後に回復するという報告と異常が持続するという報告にわかれている．回復持続期間によるのかもしれない．再発予測との関連も考えられるが，さらなる

研究によって明らかにされるであろう.

最近では，栄養状態との関連だけでなく，やせ願望といった症状との相関をみた報告もなされるようになっている．今後は症状との関連や他の神経系異常との関連といった研究が発展していくのではないかと思われる．

神経伝達物質受容体研究

セロトニン（5-HT）異常と食欲低下や不安，抑うつ，強迫性，衝動性との関連，ドーパミン（DA）と報酬性や情動，欲動との関連から，5-HT，DAレセプター活性の研究がなされるようになり，Positron Emission Tomography（PET）やSingle Photon Emission Computed Tomography（SPECT）における，5-HT，DAレセプター活性の研究が行われた．ANで5-HT$_{2A}$受容体活性の減少が前帯状回，正中側頭部などに認められたという報告，5-HT$_{1A}$活性の増加が前頭葉，側頭葉，頭頂葉で認められたという報告が多い．回復患者では，多くの研究でレセプター活性の異常が持続していたと報告している．回復後も持続する異常について，Galusdaらは，完璧主義や対人関係困難との関連について述べている．

気質や症状との関連について，BailerらはAN-BP（AN-binge eating/purging type：ANむちゃ食い/排出型）で左帯状回，頭頂葉皮質，後頭皮質の活性低下が認められ，右内側前頭葉の5-HT$_{2A}$受容体活性とTemperament and Character Inventory（TCI）の損害回避得点との正の相関，左頭頂皮質とEating Disorder Inventory-2（EDI-2）のやせ願望得点との負の相関，AN-R（AN-restricting type：AN制限型）において，5-HT$_{1A}$レセプター活性とTCI損害回避得点との正の相関を報告した．いずれも回復後のAN-BP，AN-Rで認められたことから，もともとの特性であることが示唆されている．また，別の研究でBailerらは，回復後のAN-R，AN-BP，BN，対照群を比較し，AN-RでAN-BPに比べて背側縫線核，前腹側線条体のセロトニントランスポーター（5-HTT）結合能の増加，BNに比べて前腹側線条体の5-HTT結合能の低下を認め，病型により情動や衝動コントロールの相違との関連性を述べている．

また，FrankらはANにおいて，D$_2$/D$_3$レセプター活性とTCIの損害回避得点と正の相関を報告した．回復後のANで前腹側線条体のD$_2$/D$_3$活性が増加しており，これももともとの特性である可能性が示唆されている．

これまでの研究からは，特にANにおける5-HT受容体活性の異常が認められ，損害回避との関連が強く，もともとの特性である可能性が示唆された．抑うつや不安，体重，罹病期間，重症度との関連は多くの研究で否定されている．その他，扁桃体での異常と肥満恐怖といった症状との関連，またボディイメージ知覚との関連性についていくつか報告されているが，これも今後の研究の発展を待ちたい．

脳機能画像研究

SPECT，PET研究

SPECTでは，ANにおける前頭葉，側頭葉，頭頂葉などでの血流低下が報告されている．多くは，体重回復後に増加したと報告した．病型別では，NaruoらがAN-R，AN-BP，対照群で比較しており，AN-BPが食物をイメージすることでAN-BP群で前頭葉，頭頂葉の血流がAN-Rや対照群と比べて増加したと報告している．Jiménez-Bonillaらは側頭葉の血流低下が長期予後と関連していると報告し，Beato-Fernandezらは病型に

よる相違について報告した．しかしながら，まだ病型や回復との関連については一致した見解には至っていない．

functional Magnetic Resonance Imaging（fMRI）研究

近年，さまざまな刺激課題を設定し，課題遂行中の脳活動をみる賦活脳画像研究が多く行われるようになった．特に摂食障害の臨床像との関連から，身体認知や食物認知に関連して課題を設定し，反応性をみる研究がさかんに行われている．

1．食物認知に関する研究

食物認知に関する研究は，食物写真の刺激に対する脳の反応性をfMRIでみたものが多い．Killgoreらは，健常女性におけるfMRI研究では，食物刺激で両側扁桃体，腹内側前頭前皮質が賦活され，高カロリーの食物刺激で前頭前皮質が賦活されたと報告した．カロリーの違いによって報酬性や動機づけの程度が異なり，扁桃体との関連が示唆された．Beaverらは，種々の食物刺激によるfMRI研究にて，Behavioral Activation Scale（BAS）で評価した報酬に対する感受性が高い被験者ほど，前頭葉，線条体，扁桃体，中脳といった報酬ネットワークの活動性が高いと報告した．

摂食障害患者を対象とした研究では，Uherらは，回復後のAN-RのfMRI研究で，食物刺激により内側前頭前野が賦活され，それは食物刺激に対する嫌悪感とも関連していたと報告し，回復後のBNでは，食物刺激により内側前頭前野が賦活され，認知制御メカニズムとの関連が示唆された．FrankらのfMRI研究では，回復後のbulimic eating disorderにおいてグルコース摂取後に前帯状回活性低下がみられ，bulimic EDは栄養に対する報酬反応が低下しているために過食になるのではないかと推測した．Shienleらは，絶食後に高カロリー食物刺激により，Binge eating disorder（BED）は内側眼窩面，BNでは前帯状回と島の活性が増加していたと報告した．病型によって食物刺激に対する反応性が異なることが示唆されている．

2．ボディイメージに関する研究

ボディイメージに関する研究は，身体像を変形させた写真や図を刺激として脳の反応性をfMRIで観察した研究が多い．Seegerらは，ANにおけるfMRI研究で，自分と他者の身体像刺激により，右扁桃体が賦活されたと報告しており，WagnerらはANのfMRI研究で，自分の身体像変化の刺激により，右頭頂葉下部が賦活されたと報告した．Uherらは，AN，BNともfMRI研究で，身体像刺激を行い，身体像刺激に対する嫌悪感と内側前頭前野活性に関連があり，身体像障害と扁桃体を含む内側側頭葉下部の活性に関連があったと報告している．Fladungらは，急性期ANと対照群とで，やせ，正常，肥満女性の写真を見て評価する課題において，ANはやせ写真をポジティブにとらえ，やせ写真の評価時に腹側線条体の活性が増加していたと報告した．Splanglarによると，BNは肥満女性写真を見たときに，対照群と比べて前頭前野活性が増加した．Sachdevらは，自分と他者の身体を角度を変えて提示したところ，対照群は自分の身体が提示されたときに，前中心回や頭頂葉などの活動性が増加したが，AN患者は有意差がなかった．これについて，ANでは認知，知覚，感情のプロセスが抑制されている可能性があるのではないかと指摘している．

われわれも身体イメージに注目し，「肥満」「太る」といった不快な身体イメージに関連した単語刺激や肥満体型の視覚刺激に対する脳の反応性について検討したので紹介する．

① 不快な単語刺激による比較

AN-R 12例，AN-BP 12例，BN 12例，

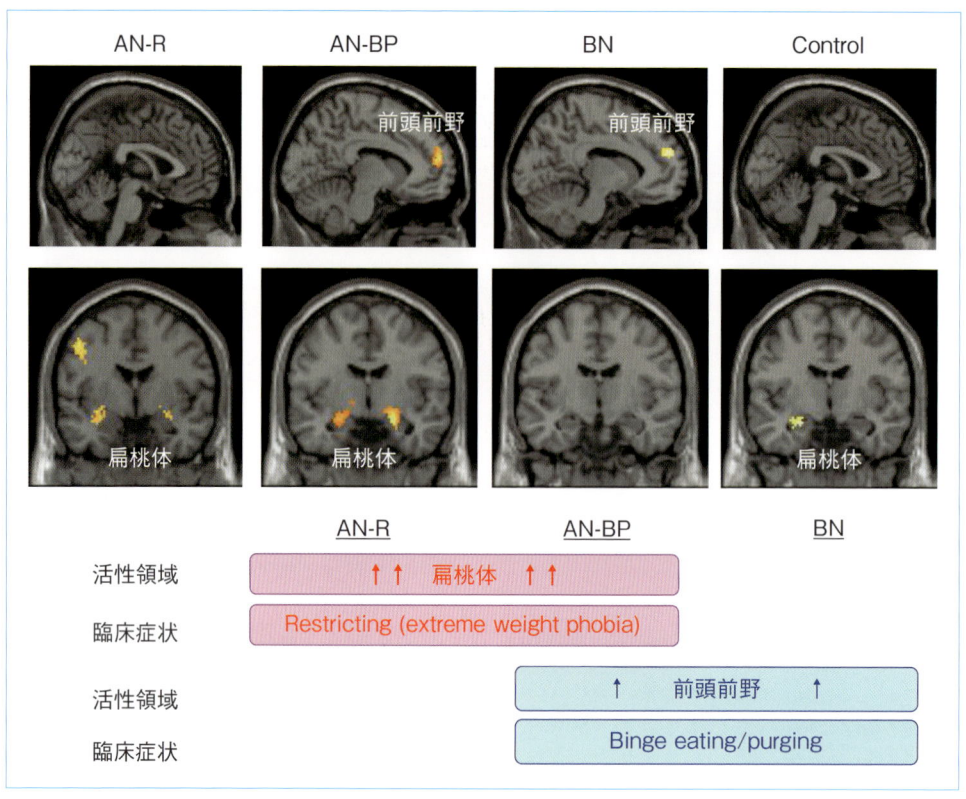

図1 ボディイメージに関する不快な単語刺激に対する反応

健常女性12例の，情動決定課題と対照課題遂行中の脳活動をfMRIで測定した．情動決定課題は，不快な身体イメージに関連した単語3語（たとえば"贅肉""脂肪""太る"など）や情動に関連した不快な単語3語（たとえば"心配""孤独""絶望"など）のなかでもっとも不快に感じる単語を選択した．対照課題では，情動的に中性な単語3語（たとえば"種類""時間""述べる"など）を呈示し，もっとも中性と感じる単語を選択した．情動に関する不快な単語刺激に対する反応は，4群で有意差は認められなかった．身体イメージに関する不快な単語刺激に対する反応の結果を図1に示す．AN-Rでは，扁桃体活性が有意に増加しており，AN-BPでは，扁桃体，前頭前野活性が有意に増加，BNでは前頭前野活性が有意に増加していた．つまり，AN-RとAN-BPにおいて有意に扁桃体の活性が増加しており，AN-BPとBNで有意に前頭前野の活性が増加していた．扁桃体活性はANにおいて，ネガティブなボディイメージや体重に対する恐怖と関連している可能性が示唆された．一方，前頭前野は高次の情報処理をしており，価値判断や情動を伴う主観的判断，または認知の制御と関連していると考えられている．前頭前野活性はbinge eatingやpurgingなどの食行動異常と関連している可能性が示唆された．

② 視覚的身体イメージによる比較

AN-R 11例，AN-BP 11例，BN 11例，健常女性11例を対象として，被験者自身のデジタル画像を±5%〜25%まで5%ごとに拡大・縮小させて，その刺激に対する反応性を検討した．図2に示すように，自己の肥満

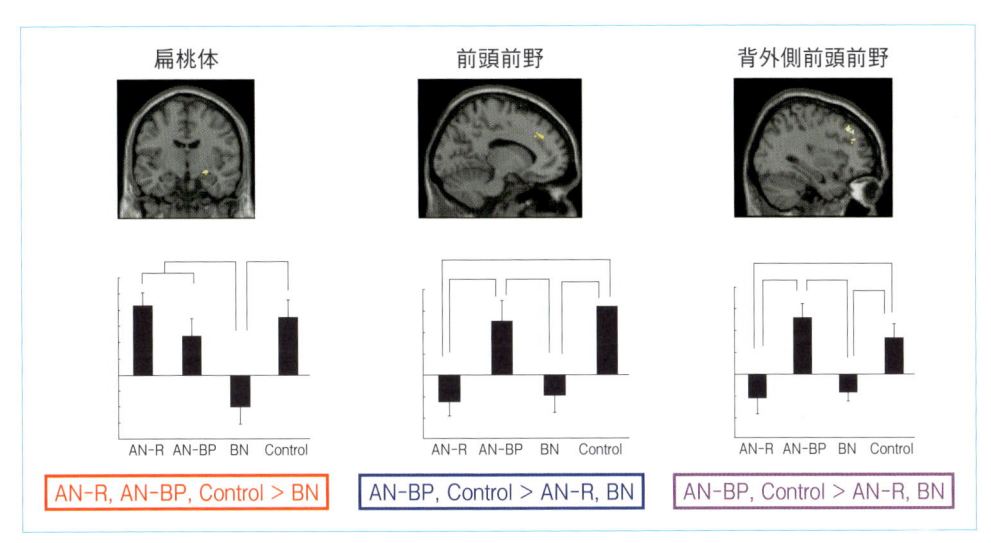

図2 ボディイメージに関する視覚刺激に対する反応（自己の Fat Task による結果）

像刺激に対する脳の反応性は，単語刺激とは異なる結果であった．扁桃体では，AN-R，AN-BP，Control 群が有意に高く，前頭前野ではAN-BP，Control 群が有意に高かった．視覚的な刺激では，単語刺激とは異なった反応性が認められた．同じ身体イメージでも，言語と実像では異なった認知を行っている可能性が示唆された．

3．その他

Wagner らは，金銭報酬ゲームで回復した AN 患者では左帯状回の活性が増加したと報告し，Marsh らは，サイモン課題で BN は前頭―線条体系の低下が認められたと報告し，衝動性との関連を論じている．

近赤外線スペクトロスコピー（near infrared spectroscopy：NIRS）研究

非侵襲性や簡便さから，多くの精神疾患で，前頭葉機能に着目した研究が行われるようになっている．Suda らは，言語流暢性課題遂行時の脳血液量の変化が，摂食障害群では健常群と比べて小さく，EAT-26 のダイエット要因得点と右側頭部の変化が負の相関を，過食要因得点や節食要因得点と左前頭部の変化が負の相関を示し，ダイエット心理と右前頭側頭葉が，食行動と左前頭葉の関連性が示唆されたと報告した．

まとめ

摂食障害は疾患特有の認知障害が認められるにもかかわらず，脳画像研究において，いまだ明確な結果に至っておらず，手探りの状態である．今のところ多くの研究でわかっていることは，形態学的には AN における灰白質の減少，神経伝達物質では 5-HT 系と感情や衝動コントロールの問題との関連，DA 系と報酬系との関連が示唆されている．賦活画像研究では，食物刺激や身体像刺激に対する脳の反応性の異常が指摘されており，部位としては前頭前野や扁桃体が関連していることが示唆されている．今後はさらに賦活課題がより洗練され，病型や臨床症状との関連が明らかになってくることを期待したい．

参考文献

1) van Kuyck K, Gerard N, Van Laere K, et al.: Towards a neurocircuitry in anorexia nervosa: Evidence from functional neuroimaging studies. J Psychiatr Res 43: 1133-1145, 2009
2) Van den Eynde F, Suda M, Broadbent H, et al.: Structural magnetic resonance imaging in eating disorders: A systematic review of voxel-based morphometry studies. Eur Eat Disorders Rev 20: 94-105, 2012
3) Jauregui-Lobera I: Neuroimaging in eating disorders. Neuropsychiatr Dis Treat 7: 577-584, 2011
4) Miyake, Y, Okamoto Y, Onoda K, et al.: Brain activation during the perception of distorted body images in eating disorders. Psychiatr Res Neuroimaging 188: 183-192, 2010

IV 精神神経疾患と脳画像

5 認知症

神経内科千葉 所長 篠遠 仁
愛媛大学医学部 精神科 森 崇明

認知症の画像診断の発達は目覚ましい．アルツハイマー病（AD）およびその関連疾患の日常診療において，統計画像解析法の進歩によって MRI，脳血流 SPECT の有用性が高まり，MIBG 心筋シンチグラフィー法と併せて認知症診断の精度が向上している．アミロイドイメージングの研究結果が積み重ねられ，また AD における脳脊髄液バイオマーカーの位置づけが明らかとなり，前臨床段階（発症前）の AD の臨床概念が確立された．MRI による形態学的変化は，AD の進行のもっとも精度の高いモニター法として，AD 治療薬の臨床治験で用いられるようになっている．

ここでは，日常診療から研究領域までの認知症の画像診断の進歩について概説することとする．

MRI

形態画像

海馬・海馬傍回の萎縮の観察には，T1 強調画像のスライス厚 5 mm 以下の冠状断で撮像するのがよい．

AD では脳萎縮は嗅内皮質（海馬傍回前半内側下面の皮質）から始まり，海馬，扁桃体など側頭葉内側に広がる．海馬，海馬傍回の萎縮に伴って鉤溝，側副溝，側脳室下角が拡大する（図1）．側頭葉の内側の萎縮は記銘・記憶障害を生じる．次いで側頭-頭頂連合野に萎縮が進展し，言語，視空間認知などの障害を生じる．さらに進行すると前頭葉に及ぶ大脳皮質のびまん性の萎縮を呈する．AD では大脳皮質全般の萎縮に比べて側頭葉内側の萎縮が強いのが特徴である．しかし早期発症（65 歳未満で発症）AD では側頭葉内側の萎縮が目立たず，楔前部，側頭-頭頂連合野の萎縮が目立つ例もあり注意が必要である．

レビー小体型認知症（DLB）では全体的な大脳萎縮を認め，特徴的な脳萎縮の分布がないことが多い．多くの DLB 症例は AD に比べて海馬・扁桃体の萎縮の程度は軽い．

前頭側頭型認知症のなかで古典的 Pick 病では，前頭，側頭前半部に際立つ萎縮を示す（図2A）．T2 強調画像では同部位に皮質下白質の高信号を認める．側脳室は前方優位の拡大が特徴的である．海馬の萎縮は軽度であるが，扁桃体の萎縮がいちじるしく，側脳室下角は拡大する．意味性認知症では一側（左側が多い）あるいは両側の側頭葉前部，底面部が萎縮する．進行性非流暢性失語では左優位にシルビウス裂周囲，すなわち左弁蓋部から上側頭回が萎縮し，シルビウス裂は開大する．運動ニューロン疾患を伴う前頭側頭型認知症では，前頭と側頭葉の萎縮を認めるがその程

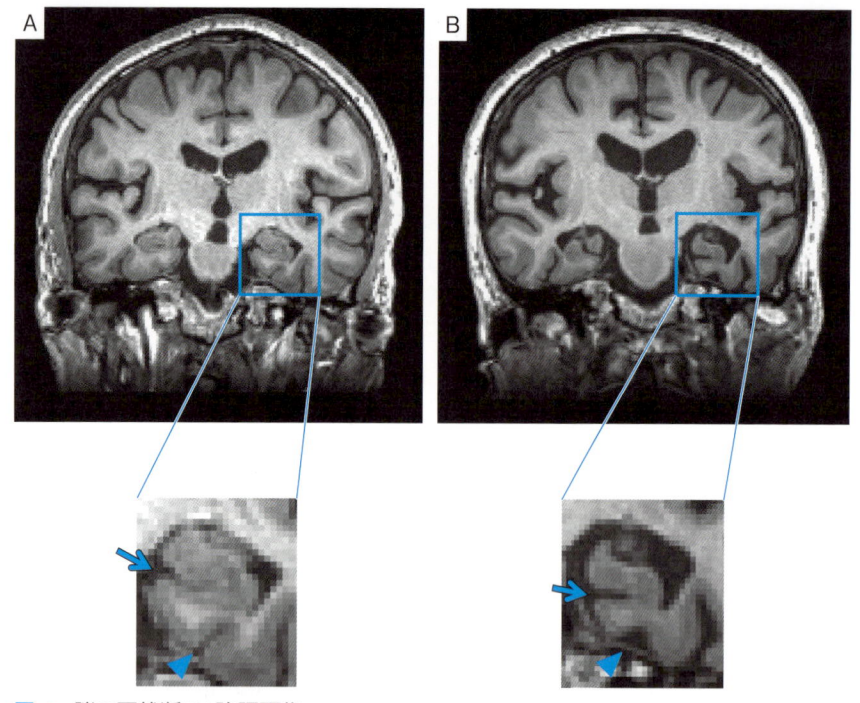

図1 脳の冠状断T1強調画像
中等度アルツハイマー病（AD）の76歳女性（A）と74歳健常男性（B）の3テスラMRIで撮像した画像である．鉤溝（矢印），側副溝（矢頭），側脳室下角が，AD例では拡大している．

度は軽度であることが多い．

進行性核上性麻痺では中脳被蓋，脳幹部の萎縮，第三脳室の拡大を認める．MRI矢状断では中脳の吻側が萎縮してハチドリの嘴のように見える（ハチドリ徴候）．さらに進行すると前頭葉萎縮がみられる．しかし，進行性核上性麻痺の初期では異常所見を認めないことも多く，特徴的な画像所見を認めないからといって進行性核上性麻痺を否定することはできない．大脳皮質基底核変性症では前頭・頭頂に左右非対称の萎縮を認めることが多い．

血管性認知症では大小さまざまな大きさの梗塞，虚血性病変，出血後の病巣が，皮質，白質，あるいは大脳基底核に散在する．障害された脳組織の量が一定の閾値を超えた場合や，特定の認知機能に重要な領域が障害された場合に発症する．視床，尾状核，淡蒼球などは小病変でも強い障害を生じる．ビンスワンガー病では，脳小動脈のいちじるしい硬化による高度な慢性虚血により白質にびまん性に不全軟化や脱髄が生じ，多発梗塞が原因で認知症に至ると考えられる．

特発性正常圧水頭症では，左右対称性に側脳室が拡大し，脳室辺縁が円形化する．Evans index（両側側脳室前角の最大値/同断面での頭蓋内側の幅）が0.3を超えると特発性正常圧水頭症である可能性が高い．拡大した側脳室によって大脳が外側に圧排され，大脳円蓋部の脳表のくも膜下腔や大脳縦裂が狭小化する．シルビウス裂の拡大，大脳のポケット状の脳溝拡大を示す例がある．

Voxel-based morphometry（VBM）

Voxel-based morphometry（VBM）は，1mm厚程度の薄いスライスで三次元収集した

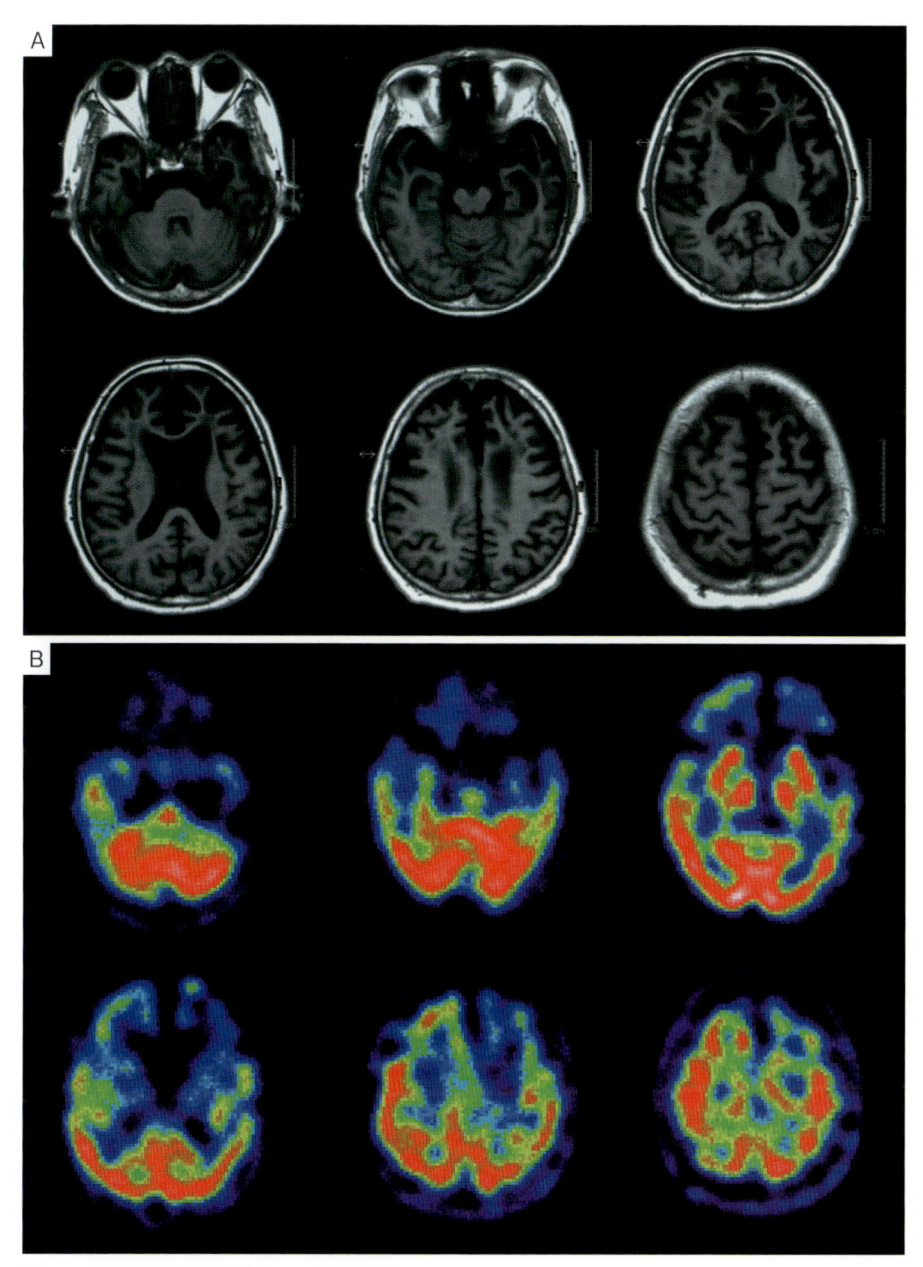

図2 前頭側頭型認知症の T1 強調画像
前頭側頭型認知症（古典的 Pick 病）では T1 強調画像（A6 画像）で前頭，側頭前半部に際立つ萎縮がみられる．[^{99m}Tc]HMPAO による脳血流 SPECT（B6 画像）では同部位にいちじるしい血流の低下がみられる．

全脳の T1 強調画像から灰白質，白質，脳脊髄液の組織分画の成分を抽出し，平滑化した後に解剖学的に標準化し，健常群と疾患群などの異なる群間における各組織分画の分布や脳の局所的な容積の差異を voxel 単位で解析する手法である．The Wellcome Trust Centre for Neuroimaging で開発された Statistical parametric mapping（SPM：http://

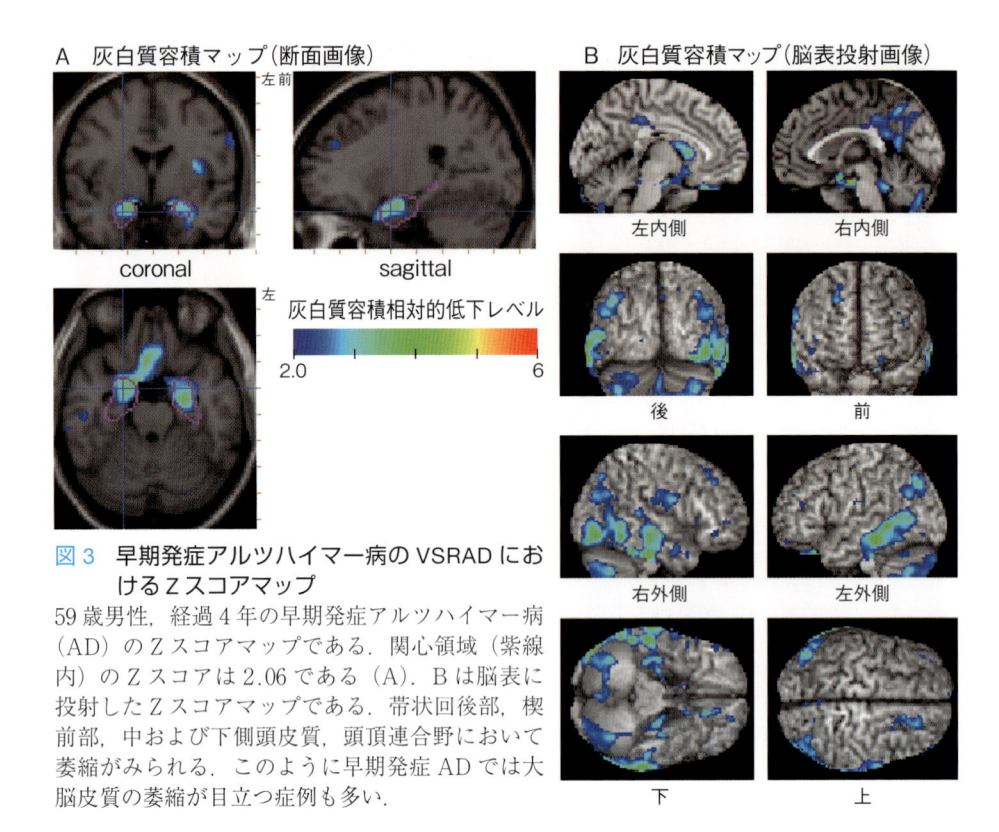

図3 早期発症アルツハイマー病のVSRADにおけるZスコアマップ

59歳男性，経過4年の早期発症アルツハイマー病（AD）のZスコアマップである．関心領域（紫線内）のZスコアは2.06である（A）．Bは脳表に投射したZスコアマップである．帯状回後部，楔前部，中および下側頭皮質，頭頂連合野において萎縮がみられる．このように早期発症ADでは大脳皮質の萎縮が目立つ症例も多い．

www.fil.ion.ucl.ac.uk/spm/）がソフトウェアとして用いられる．

松田らはADの早期診断の補助とすることを目的とし，SPM2のアルゴリズムを用いたMRI解析用のソフトウェアを開発し，voxel-based specific regional analysis system for Alzheimer's disease（VSRAD）と名づけた．VSRADではVBMで個々の患者の灰白質容積を健常高齢者のデータベースと比較し，統計学的に比較してZスコアを算出する．内側側頭部（海馬，扁桃体，嗅内皮質の一部を含む領域）に関心領域が設定されており，この関心領域のZスコア（正のZスコアの平均），脳全体でZスコアが2を超えた萎縮領域の割合（％），関心領域のなかでZスコアが2を超え，有意に萎縮している領域の割合（％），および関心領域の有意な萎縮の割合と全脳の有意な萎縮の割合の比が示される．またMRI上にカラースケールマップとしてZスコアが表示される．VSRADでは，軽度認知障害の段階では八十数％，軽度ADでは90％を超える正診率が得られる．

VSRADは，VSRAD plus, 2012年にはVSRAD advanceとバージョンアップされた．VSRAD advanceでは，解剖学的標準化の精度を飛躍的に高めたDARTEL手法を取り入れ，ADの正診率が向上した．VSRAD plusでは早期発症ADの関心領域のZスコアが正常範囲内にとどまる例もあったが，VSRAD advanceでは関心領域のZスコアが高くなり，萎縮を明確にとらえられるようになった（図3）．ADの経過を追って撮像したMRIにおいて，内側側頭部の萎縮の進行を従来のVSRADに比べて精度高く追うことができるようになった．VSRAD advanceでは，灰白質に加えて白質の萎縮の評価も行うことができる．白質の萎縮の評価は，進行性核上性麻痺における中脳萎縮の評価に有用

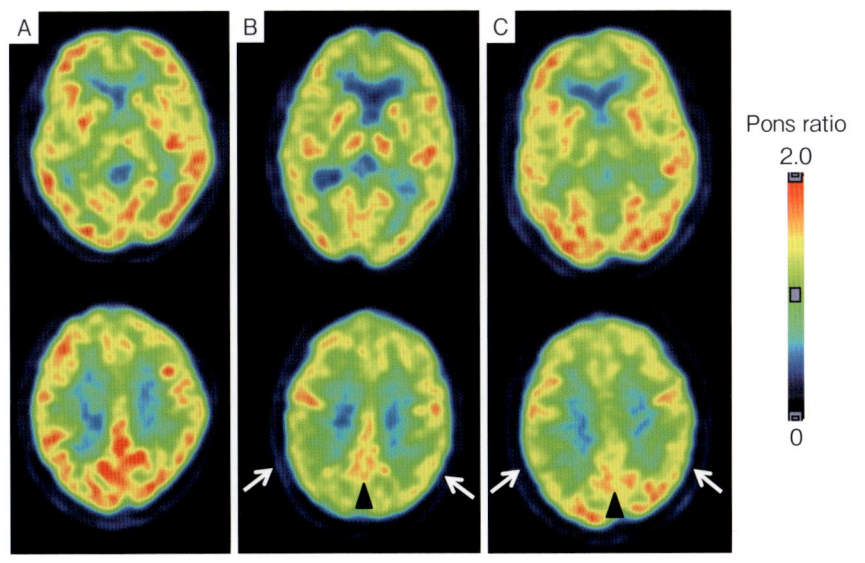

図4　[^{18}F]FDG PET の画像
68歳健常女性（A），69歳軽度認知障害（MCI）の女性（B），77歳軽度アルツハイマー病（AD）（C）の[^{18}F]fluoro-deoxyglucose（FDG）投与30分から60分後にかけて撮像したPET画像である．橋を参照部位として，脳内各部位の橋との放射能比で表した．MCIとAD症例では楔前部（黒矢頭）と外側頭頂皮質（白矢印）においてFDGの取り込みが軽度低下している．

とされる．これは脳幹では灰白質より白質の割合が多く，脳幹の萎縮の評価には白質のほうが灰白質より情報量が多いためである．

グルコース代謝 PET，脳血流 SPECT

[^{18}F]fluoro-deoxyglucose（FDG）PET は1980年代初頭から認知症研究に応用され，ADでは側頭-頭頂連合野にグルコース代謝の低下があることが指摘された（図4）．帯状回後部，楔前部は脳内のなかでは相対的にグルコース代謝が高い領域であることから，ADの個々の症例の[^{18}F]FDG PET 画像をみただけでは，グルコース代謝の低下を指摘することは困難であった．1990年半ばになり，Minoshimaら[1]が統計画像解析法として3-dimentional stereotactic surface projection（3D-SSP）display を開発し，AD では帯状回後部と楔前部にグルコース代謝の低下があることが判明した（図5）．こうした PET でみられる所見は，脳血流 SPECT でもほぼ同様の所見が得られる．[^{18}F]FDG PET は認知症診断に保険適応がなく，利用できる施設が限られている．臨床現場においては幅広く利用できる脳血流 SPECT が認知症診断に応用されている．

脳血流 SPECT では，放射性薬剤メーカーから統計画像解析ソフトとして iSSP や eZIS が提供されている．これらの統計画像解析ソフトでは，脳血流 SPECT 画像における相対的な血流低下部位あるいは増加部位を検出するために，全脳の血流あるいは，視床，小脳，橋を参照部位として脳血流を標準化する．標準化された相対的脳血流を健常データベースと比較し，標準脳 MRI 画像上に脳血流低下部位を Z スコアで表示する．

軽度 AD や MCI の時点から，脳血流

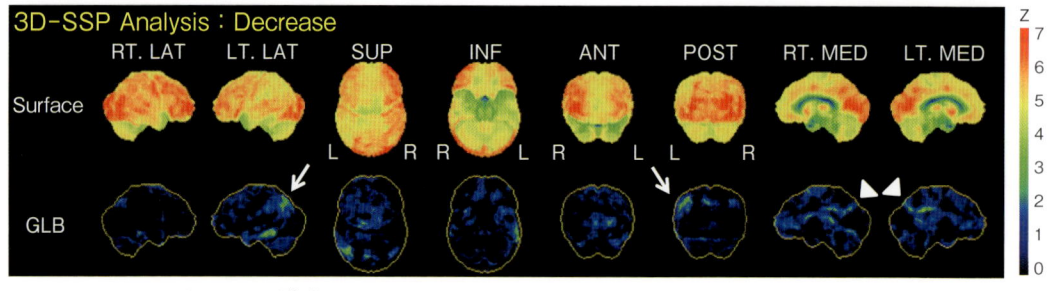

図5 3D-SSPで表示した[^{18}F]FDG PETの画像
軽度AD77歳女性（図4と同一症例）の[^{18}F]FDG PETの画像を3-dimentional stereotactic surface projection（3D-SSP）で表示した．下段は健常データベースと比較して[^{18}F]FDGの取り込み低下のZスコアをvoxel単位で算出し，脳表に投射した画像である．このAD症例では，左頭頂連合野（矢印），後部帯状回から楔前部（矢頭）において[^{18}F]FDGの取り込み低下がある．

SPECTでは帯状回後部，楔前部と外側頭頂連合野から側頭連合野において血流の低下がおいてみられ，進行するにつれて前頭葉の連合野皮質の血流が低下する．なお，運動感覚野，一次視覚野，一次聴覚野，大脳基底核，視床，小脳，橋の血流は比較的保たれる．

MRIで萎縮のみられる側頭葉内側部にはADの初期では血流低下は目立たない．この説明としては，血流を反映する機能画像は，神経細胞数よりもシナプス活動を反映しており，ADでもっとも早期に障害される嗅内皮質から貫通線維を受ける海馬では代償的にシナプス応答が増強されるなどの機転が想定されている．一方，側頭内側部は帯状回後部，楔前部との強い線維連絡があり，側頭内側部病変の遠隔効果の結果として帯状回後部，楔前部において血流が低下すると考えられている．

DLBでは，頭頂・側頭連合皮質の血流低下に加え，後頭葉皮質の血流低下が特徴的とされ，7割程度の症例でみられる．ADでは通常，後頭葉皮質の血流は保たれるので，両疾患の鑑別の一助となる．またDLBでは線条体あるいは視床の血流が相対的に高く，一方ADではほとんどの症例で高くないので，この所見は両疾患の鑑別に役立つと報告されている[2]．

前頭側頭型認知症においては，前頭葉，側頭葉にMRIで示される萎縮所見と同様な分布の血流低下がみられる（図2B）．

脳血管性認知症では前頭様を中心に血流低下部位が脳血管障害の分布に対応して非対称性にみられる．

[^{123}I]MIBG心筋シンチグラフィー

[^{123}I]MIBGは静脈投与後に心筋のノルアドレナリン神経の終末から小胞性モノアミントランスポータを通して取り込まれ，[^{123}I]MIBG心筋シンチグラフィーでは交感神経の機能を反映した画像が得られる．[^{123}I]MIBGの静注約20分後から早期相画像を撮像し，4時間後から後期相画像を撮像する．心臓と前縦隔に関心領域を設定し，早期および後期画像の[^{123}I]MIBG取り込みの心/前縦隔（H/M）比，洗い出し率を算出する．通常は後期相のH/M比を結果とする．正常値は施設によって異なるが低エネルギーコリメーターを使用している場合は後期相で2.0～2.6程度であり，中エネルギーコリメーターを使用している場合は2.6～3.4である．

本邦の多くの研究によって，[^{123}I]MIBG心筋シンチグラフィーはパーキンソン病，純

粋自律神経不全症，DLB において H/M 比がほぼ全例でいちじるしく減少することが示されてきた．これに対して AD では H/M 比は低下しないことから，[^{123}I]MIBG 心筋シンチグラフィーは，AD と DLB との鑑別に有用である．ただし，糖尿病，種々の心疾患，抗うつ薬などの種々の薬物よっても H/M 比が減少するので注意が必要である．

アミロイドイメージング

1990 年代の初めからアミロイド β（Aβ）に対するイメージング剤の開発が進められたが，その道は必ずしも容易ではなかった．2000 年代に入り次々と優れたアミロイドイメージング剤が開発され，PET によってヒトの脳内の Aβ 斑を測定できるようになった．

ピッツバーグ大学で開発されたピッツバーグ化合物 B（PIB）はアミロイドの染色剤であるチオフラビン T の誘導体である．PIB は脳内移行性が良く，Aβ に選択的に結合し，特異的結合の割合も高く，PET 用のイメージング剤として優れた性質を持っている．

[^{11}C]PIB PET では投与直後から 60 分から 90 分のダイナミック撮像を行う．[^{11}C]PIB は静脈投与後すみやかに脳に分布し，その後速やかに洗い出される．Aβ が蓄積していない健常者の [^{11}C]PIB PET 後期画像（静注 50 分から 70 分）では，大脳皮質，小脳皮質への集積は低く，白質，視床，脳幹部，小脳髄質へは大脳皮質よりも高い集積がみられる（図 6A）．これらの集積はミエリンなどへの非特異的結合と考えられている．[^{11}C]PIB PET において，大脳皮質への集積が白質への集積を上回る場合に異常集積あり（PIB 陽性）と判定されることが多い．

AD では大脳皮質全般に白質を大きく上回る [^{11}C]PIB の高い集積がみられる（図 6C）．[^{11}C]PIB PET でみると，前頭皮質底部（直回など），楔前部から後部帯状回，外側頭頂皮質において特に高い [^{11}C]PIB の集積がみられる．小脳皮質への集積は健常者と同様に低く，小脳皮質は解析を行う際の参照部位として用いられる．後期画像において大脳皮質と小脳皮質への集積比を SUVR とし，Aβ 結合への簡易的な指標とされる．SUVR のカットオフ値は 1.5 程度の値が用いられている．

軽度認知障害（MCI）では，PIB 陽性率は 60〜70％ 程度である（図 6B）．PIB 陽性の MCI は，数年以内に AD となる（コンバート）率が高い．PIB 陰性例は，MCI の原因疾患として AD 以外の疾患が考えられる．

健常高齢者で [^{11}C]PIB PET を行うと，10〜22％ の高齢者で PIB 陽性となる．この陽性率は高齢であればあるほど高く，健常高齢者の平均年齢が 80 歳である米国の Alzheimer's disease neuroimaging initiative （ADNI）研究では健常高齢者の陽性率は 40％ と報告されている．

AD のアミロイド仮説と，これまでのバイオマーカー研究によって得られた知見からは，次のような順序でこれらのバイオマーカーが変化すると考えられている（図 7）[3]．最初に脳内 Aβ 斑の蓄積が起こり，これはアミロイドイメージング陽性または脳脊髄液の Aβ42 の低下によって検出される．この時期が数年から 20 年続くと考えられている．次にタウ病変が脳の後範囲に広がり，これは脳脊髄液のタウ蛋白，リン酸化タウ蛋白の増加で検出される．次に側頭葉内側の萎縮が MRI で検出される．次に記憶障害が出現し，やがて認知症となる．MRI によって測定される脳萎縮は，臨床症状の進行と並行する．

アミロイドイメージング陽性または脳脊髄液の Aβ42 の低下がみられるが，MCI には至らない状態が，preclinical AD と診断するという診断基準が 2011 年に提案された[3]．

[¹¹C]PIB PET　47.5～67.5 min

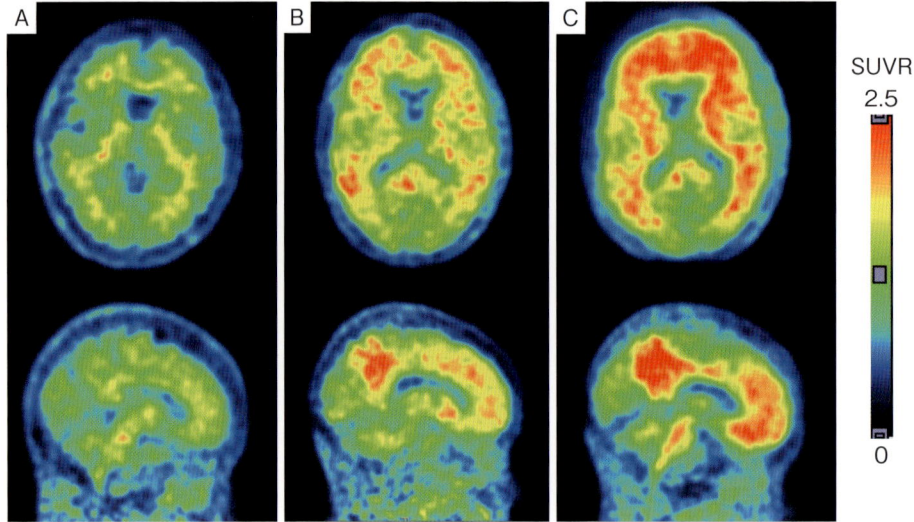

図6　[¹¹C]PIB PET 画像
Aは68歳健常女性，Bは69歳MCI女性，Cは77歳軽度AD女性の[¹¹C]PIB PET 画像である（図4と同一の3症例）．[¹¹C]PIB静注50分から70分後の[¹¹C]PIBの集積と小脳皮質との比を示した．

このpreclinical ADの診断基準は，あくまで研究目的であり，今後ADの疾患修飾薬の発展につながることが期待されている．

[¹¹C]PIBは優れた放射性薬剤であるが，短半減期（半減期20.4分）のポジトロン放出核種である¹¹Cで標識してある．したがって[¹¹C]PIBを用いるためには院内にサイクロトロンを持ち，[¹¹C]PIBを合成できる設備と人員が必要である．化合物を¹⁸F（半減期110分）で標識すれば，放射性薬剤メーカーで合成して各施設に配達することができる．現在，商業利用を目的とした[¹⁸F]flutemetamol，[¹⁸F]florbetaben，[¹⁸F]florbetapirの3剤において臨床試験第Ⅲ相が行われた．

神経伝達物質

コリン神経系

脳内コリン神経投射系は，注意，記銘・記憶に関与した神経系であり，この神経系の変性・脱落は認知症の発現に深くかかわると考えられている．

1980年代初めに成立したコリン神経仮説に基づき，コリン神経系機能のイメージング剤が開発されてきた．これまでコリン神経の小胞性トランスポーター，アセチルコリンエステラーゼ（AChE），ムスカリン性アセチルコリンレセプター，ニコチン性アセチルコリンレセプターに対して，PETあるいはSPECT用のリガンドが開発されて臨床研究に応用されている．

AChEはアセチルコリンの分解酵素であり，脳内のAChEはコリン神経の前シナプス膜と，後シナプスの膜に結合して存在するが，前シナプス膜に優位に存在する．したがってPETで測定した大脳新皮質のAChE活性は主としてマイネルト基底核からのコリン神経投射系の活性を反映していると考えられる．放射線医学総合研究所で開発された[¹¹C]N-methyl-4-piperidinyl acetate（MP4A）と，

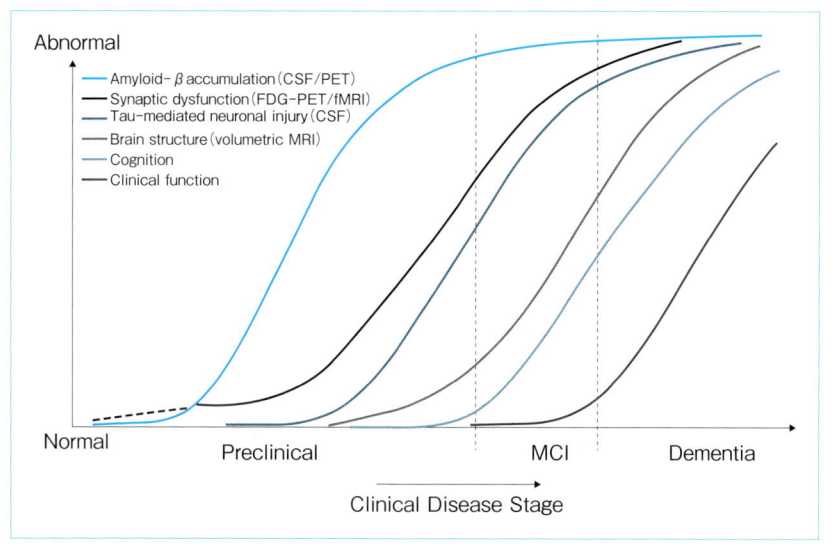

図7 アルツハイマー病におけるバイオマーカーの変化
脳のアミロイドβ（Aβ）の沈着は，アミロイドイメージング陽性または脳脊髄液のAβ$_{42}$の低下で確認される．シナプス機能の障害は[^{18}F]FDG PET あるいはfMRIによってとらえることができる．神経細胞障害は，脳脊髄液中のタウあるいはリン酸化タウの上昇，脳MRIでは萎縮としてみることができる．記銘・記憶障害など認知機能障害が始まり，生活機能も障害されると認知症と診断される．縦軸は障害の程度を示しており，横軸にはアルツハイマー病の前臨床期から，軽度認知障害（MCI），認知症に至るまでの病期を示している．
（Sperling RA, et al.：Alzheimers Dement 7：280-292, 2011[3]）の図3を引用）

この姉妹薬剤である[^{11}C]N-methy-4-piperidinyl propionate（MP4P）はAChE活性測定用の優れた化合物である．[^{11}C]MP4Aおよび[^{11}C]MP4P PETを用いた検索により，種々の認知症のコリン神経系の病態が *in vivo* で明らかとなってきた．

ADでは認知機能の低下とともに大脳皮質AChE活性が低下していく（図8）[4]．早期発症ADと晩期発症ADとを比べると，認知機能障害の程度が同じであれば，早期発症ADのほうが晩期発症ADより大脳皮質AChE活性の低下の程度が大きいなどの所見が示されてきた（図8）．パーキンソン病（PD）では初期から後頭葉内側を中心とした大脳後方の皮質のAChE活性の低下がみられる（図9）．認知症を伴うパーキンソン病（PDD）およびDLBでは，大脳皮質全般においていちじるしいAChE活性の低下を認める（図9）．両疾患においてAChE活性の低下に差異はない．

最近ニコチン性コリン受容体イメージング剤として開発された2-[^{18}F]fluoro-3-(2[S]-2-azetidinylmethoxy)-pyridine（2-[^{18}F]FA-85380）は，α4β2受容体に対して高い親和性と特異性とを持っている．2-[^{18}F]FA-85380を用いて，中等度のアルツハイマー型認知症を対象としてPET検査を行ったところ，認知機能障害が重度なほど，側頭-頭頂のα4β2受容体が減少していることが示された．

ドパミン神経系

ドパミントランスポーター（DAT）のイメージングは，DLBとADとの良い鑑別法であり，線条体のDATの低下はDLBの診断基準において示唆する所見とされている[5]．

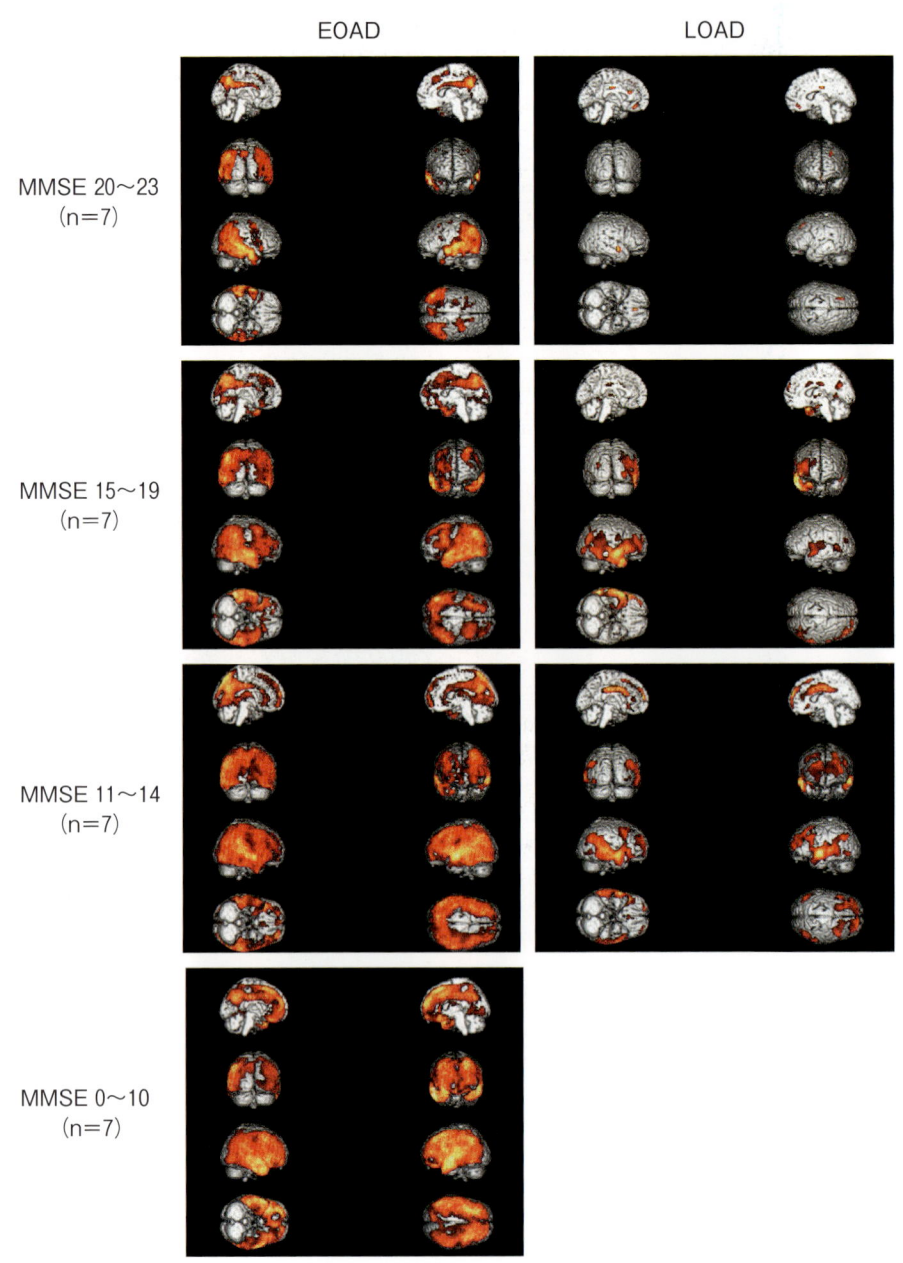

図8 アルツハイマー病における脳内アセチルコリンエステラーゼ活性の低下部位
早期発症アルツハイマー病（EOAD）と晩期発症アルツハイマー病（LOAD）において［^{11}C］MP4A PET を行って脳内アセチルコリンエステラーゼ（AChE）活性を測定し，健常データベースと比較したときの脳内 AChE 活性低下部位を示す（Uncorrected P＜0.0001, extent 50）．EOAD と LOAD は，Mini-mental state examination（MMSE）の点数によって4群にわけてある．LOAD の MMSE 0〜10 点の群はいないので空白となっている．EOAD 群のほうが，LOAD 群に比べて同じ MMSE の点数であれば AChE 活性の低下が大きく，LOAD 群では AChE 活性の低下が側頭葉に限局する傾向がある．
（Shinotoh H, et al.：Ann Neurol 48：194-200, 2000[4]）のデータに症例を加え，SPM2 で解析した）

矢状断面　右外側面　左外側面

未治療 PD（n=5）

早期 PD（n=9）

進行期 PD（n=9）

PDD（n=10）

DLB（n=11）

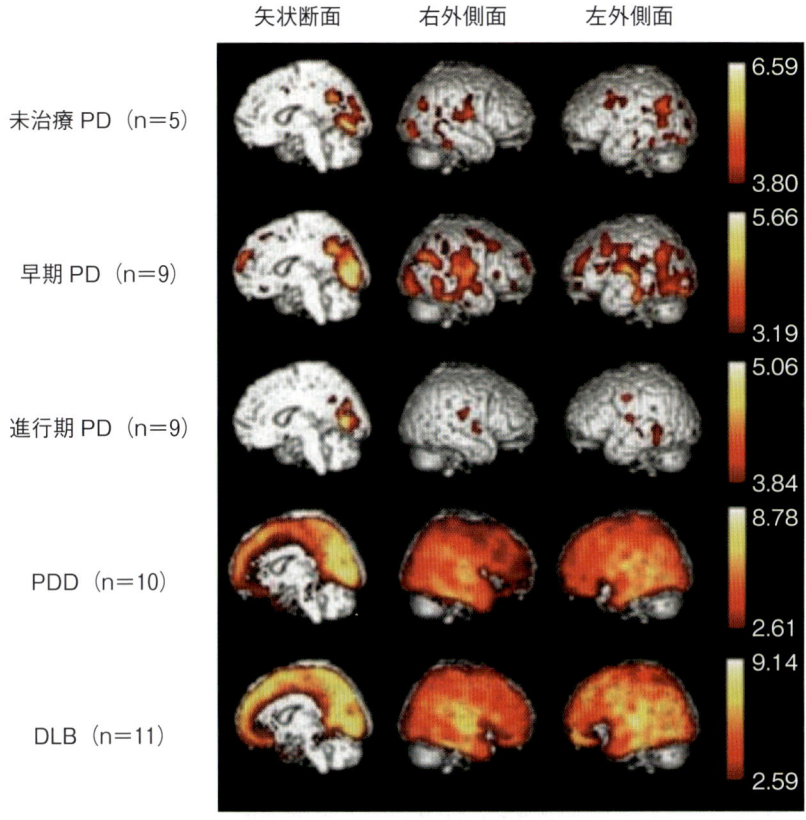

図9　パーキンソン病，認知症を伴うパーキンソン病，レビー小体型認知症における脳内アセチルコリンエステラーゼ活性の低下部位

未治療のパーキンソン病（PD, n=5），早期 PD（発症から3年未満，n=9），進行した PD（発症から3年以上，n=9），認知症を伴うパーキンソン病（PDD, n=10），レビー小体型認知症（DLB, n=11）を対象として [^{11}C]MP4A PET を行い，26例の健常者と比較した．未治療 PD，早期 PD，進行した PD において後頭葉内側を中心として脳の後方領域における AChE の低下がみられる．PDD，DLB では大脳皮質全般におけるいちじるしい AChE 活性の低下がみられる．PDD と DLB との間には AChE 活性の低下において差は認めない．

AD では線条体の DAT は保たれている．

[^{123}I]N-fluoropropyl-2β-carbomethoxy-3β-(4-iodophenyl) nortropane（[^{123}I]FP-CIT, DaTSCAN [GE Healthcare]）は DAT イメージング用の SPECT 製剤であり，2000年に欧州において臨床利用が開始され，2011年1月には米国の食品管理局（FDA）において臨床利用が承認された．本邦でも2011年に臨床治験の第Ⅲ相治験が開始され，数年以内に上市される見込みが高くなってきた．

まとめ

認知症の診断において脳画像の果たす役割は大きい．しかし，個々の症例の診断においては臨床症状，経過を中心として画像所見はあくまで補助的に用いる必要がある．

今後，Aβ のイメージング剤に加えて，タウ，TDP-43，シヌクレインに対する特異的イメージング剤の開発が期待されている．これらが実用化されると病理像のイメージング

を行うことができ，治療薬の開発と相俟って，個々の認知症の病態に応じた治療を行えるようになる可能性がある．

文献

1) Minoshima S, Foster NL, Kuhl DE：Posterior cingulated cortex in Alzheimer's disease. Lancet 344：895, 1994
2) Sato T, Hanyu K, Hirao K, et al.：Deep gray matter hyperperfusion with occipital hypoperfusion in dementia with Lewy bodies. Eur J Neurol 14：1299-1301, 2007
3) Sperling RA, Aisen PS, Beckett LA, et al.：Toward defining the preclinical stages of Alzheimer's disease：recommendations from the National Institute on Aging-Alzheimer's Association workgroups on diagnostic guidelines for Alzheimer's disease. Alzheimers Dement 7：280-292, 2011
4) Shinotoh H, Namba H, Fukushi K, et al.：Progressive loss of cortical acetylcholinesterase activity in association with cognitive decline in Alzheimer's disease：a positron emission tomography study. Ann Neurol 48：194-200, 2000
5) McKeith IG, Dickson DW, Lowe J, et al.：Diagnosis and management of dementia with Lewy bodies. Third report of the DLB consortium. Neurology 65：1863-1872, 2005

IV 精神神経疾患と脳画像

6 てんかん

東京医科歯科大学 脳神経外科　成相　直，稲次基希

　てんかんは「大脳ニューロンの過剰な突発的発射に由来する反復性（2回以上）の発作を主徴とする慢性脳疾患」と定義されている．したがって疾患の本質は大脳神経細胞の電気生理学的異常であるから，てんかん診断におけるもっとも本質的な検査はあくまで脳波である．しかし，特に局在関連てんかんのてんかん原生焦点の診断においては，症候学的診断，脳波による電気生理学的診断とならんで，MRI, PET, SPECT といった画像診断は，いまや欠かすことのできない重要な役割を果たしている．これら画像診断の進歩により局在関連てんかんに対しての外科的治療を科学的に根拠のあるデータに基づいて行えるようになりその治療に大きな進歩がもたらされたのである．

　われわれは従来より脳神経外科の立場からMRI による脳形態画像診断に加え，脳機能画像の代表である PET, SPECT を加えたてんかんの画像診断を診断，治療に用いてきた．これらの診断画像をナビゲーションシステムを用いて外科手術に直接反映させる手法も開発した．ここでは特に局在関連てんかんの外科的治療を目指しての脳画像の利用といった観点を主体として，その方法や有用性に関して論じる．

てんかんのMRI

　MRI の最大の役割は epileptogenic lesion（てんかん原生関連構造異常部位）の検出である．局在関連てんかんであれば，何らかの病変にてんかん原生が生じるため，画像によって示される病変とてんかん原生との関連は当然高い．対象になる構造異常（疾患）としては，海馬硬化症，脳腫瘍，形成異常，血管異常（海綿状血管腫を含む），瘢痕脳などが挙げられ多岐にわたる．MRI の撮像プロトコールとしてわれわれは T1 強調画像，T2 強調画像，FLAIR 画像の Axial 画像と，斜台に平行な Coronal 画像をスクリーニングの基本プロトコールとして用いており，症例に応じて，これに T2* 画像，拡散強調画像，MRA を追加している．また，合成画像作成用に T1 強調画像の multiplanar reconstruction（MPR）画像を必要に応じて追加している．スクリーニングには 1.5T 機を使用し，約 20 分程度の撮像時間で行う．読影上の注意点として，左右の比較，皮髄境界の確認，海馬病変の有無などが挙げられる．スクリーニング画像で明らかでない場合も，臨床症状や脳波所見，PET, SPECT などの機能画像所見と対比して局在関連てんかんであることが強く考えられる場合は，これらの多層的情

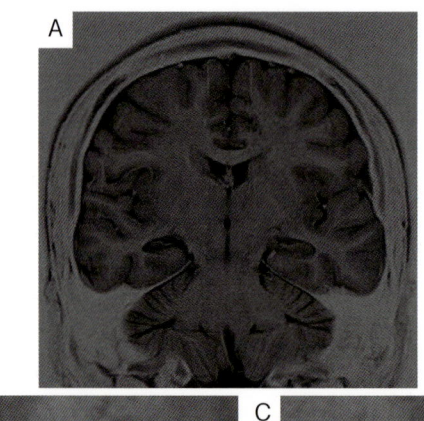

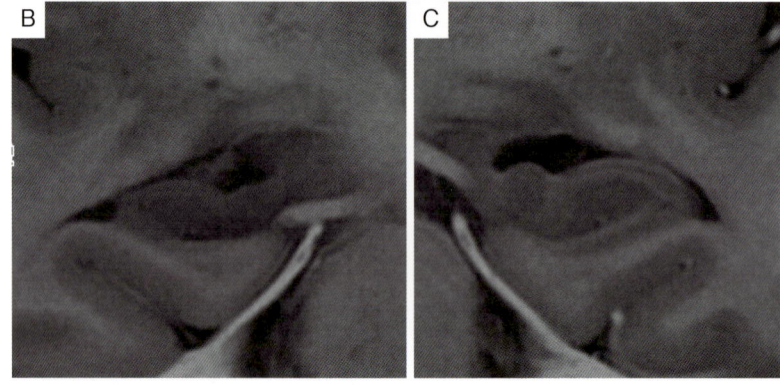

図1 3T-MRIにて撮像した右海馬硬化症患者（T2強調画像反転画像）（A～C）
従来の1.5Tでの撮像画像と比較して微細構造の描出が可能となっている．

報からてんかん原生領域を推測し，その部分をターゲットとして，より薄いスライスでの撮影や3T機を用いての撮影を試みるなど，すべての臨床情報を総合的に把握したうえでの用い方をすることが重要である．

内側側頭葉てんかんは外科治療による治癒がもっとも期待できるてんかんであり，約90％が手術によって良好なコントロールを得られることが知られている．したがって，内側側頭葉てんかんが疑われた際に，海馬硬化症や脳腫瘍の診断を確実に行うことは焦点側の決定や手術方針の決定にきわめて重要な意味を持つ．3T-MRIの登場によって海馬硬化の診断（海馬高信号，海馬萎縮など）や，二次的な変化（側頭葉の萎縮，側頭葉先端部の皮髄境界の不明瞭化，脳弓萎縮など）の検出能が格段に向上している．これは磁場強度が上がったことによってS/N比が上昇し，信号強度の向上と高い空間分解能が得られたためである．図1は3T-MRIにて撮像した右海馬硬化症の患者であるが（T2強調画像反転画像），微細な側頭葉内側構造，海馬の層構造などの確認も可能となったことがおわかりいただけると思う．

MR spectroscopy（MRS）やfractional anisotropy（FA）mapといったMRIの特殊撮影法をてんかん病変の質的評価に用いることも可能である[1]．MRSは化学シフトに基づき，関心領域内の特定の物質を同定，定量することができる．このなかでN-acetyleas-partate（NAA）は大部分が神経細胞内に存在することから，神経細胞密度を反映する指標になると考えられている．実際われわれの経験では，側頭葉てんかん患者の半数で

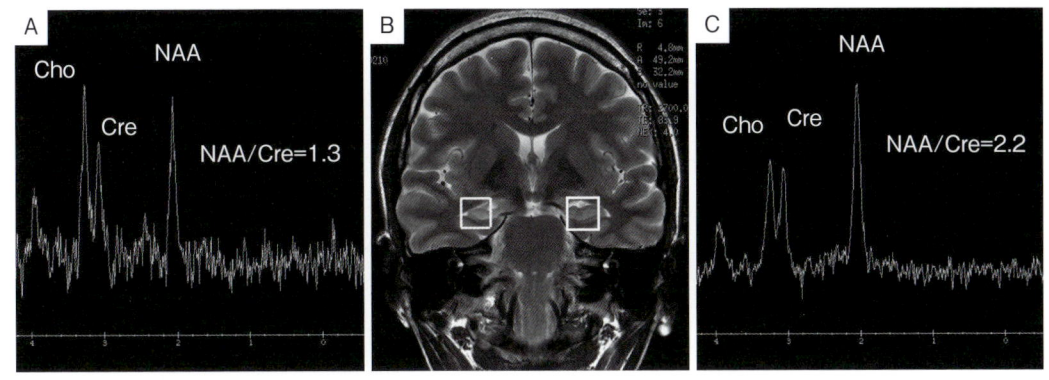

図2 右側頭葉海馬硬化症患者のMRS
A：右海馬MR．B：冠状断T1強調画像．□の部分より左右のMRSを得た．C：左海馬のMRS．海馬硬化のある右海馬にて，NAAのピークの低下が明らかであり，海馬における神経密度の低下を示唆している．

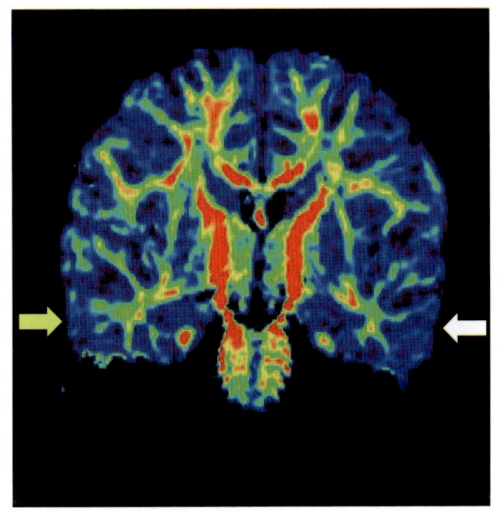

図3 左側頭葉てんかんのFA map
左側頭葉（白矢印）にて右半球（黄矢印）に比べてFA値の低下を認めており，左側頭葉での神経密度の低下を示唆している．

　NAAピークの低下を認め，病理検体との比較では海馬構造や神経脱落の程度とよく一致している．MRIにて病変が明らかでない側頭葉てんかん患者においては，補助診断法の一つとして有用である．図2は右側頭葉海馬硬化症の患者であるが，海馬硬化のある右海馬にて，NAA/Cho値の低下が明らかであり，右海馬における神経密度の低下を示唆している．

　拡散テンソルMRIは多方向に傾斜磁場をかけることで組織内の水分子の拡散の強さ，方向性を三次元空間上で表現するもので，FA値により拡散の異方性を表現できる．すなわちFA値で表現される拡散の異方性が低下し等方性に近づくということは，細胞外の水分子の等方向性の拡散を制限する要素である軸索線維の減少を示すことになるのである．側頭葉てんかん患者においては焦点側側頭葉におけるFA値の低下が認められる傾向にある．図3は左側頭葉てんかん（海馬硬化症）患者のFA mapであるが，左側頭葉皮質でのFA値の低下を認めており，軸索線維密度の低下を反映していると考えられる．

　またこのような先端の画像診断によって手術前後の変化を評価することも可能である．脳梁離断術は難治性てんかんに対して，左右の大脳半球を連絡する交連線維としての脳梁を切断し，発作の全般化を抑制する手術であり，特に失立転倒発作を伴う症例に対して効果を発揮する．一方でtractographyは，拡散テンソル画像による異方性の方向を追跡することで，白質内の線維走行を3次元的に描出する方法である．われわれは脳梁離断術後

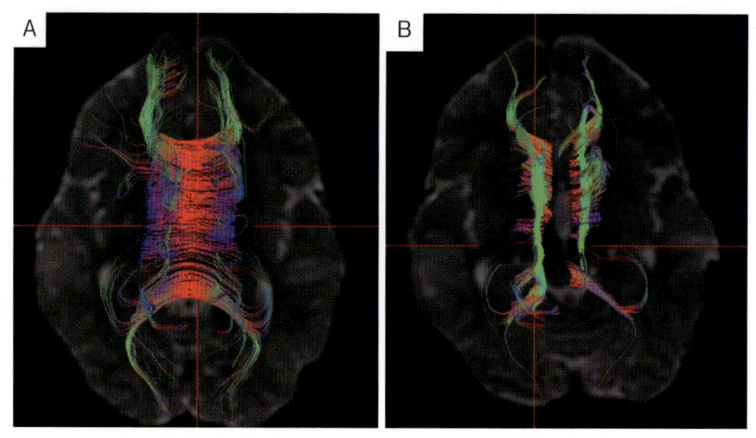

図4 脳梁離断術術前（A），術後（B）の tractography
Bにおいて左右大脳半球の交連線維が切断されていることがわかる．

評価にこの方法を用いているが，連絡線維の離断が視覚的に明瞭に確認される．図4は脳梁離断術前後の tractography の画像である．脳梁離断によって左右大脳半球の交連線維の切断が明瞭に確認される．

てんかんの核医学診断

てんかん治療ガイドラインにおいて，核医学検査であるPET，SPECTは局在関連てんかんのてんかん原生焦点の診断に有用な検査として位置づけられている．PET，SPECTによる脳機能評価は脳波による電気生理学的検討，MRIによる形態学的検討とは異なる側面から病態を評価することで，それらの情報を補完する位置づけにある．PET，SPECT画像だけから焦点診断をすることは困難であるが，特に内側側頭葉てんかんにおける焦点側診断や，MRIでの描出が困難な病変の質的な異常の描出において有用な診断ツールであり，functional deficit zone の描出に威力を発揮する．

現在用いられている放射性リガンドには，SPECTでは^{99m}Tc-hexamethylpropyleneamine oxime（HMPAO），^{99m}Tc-ethyl-cysteinate dimer（ECD），N-isopropyl-^{123}I-p-iodopamphetamine（IMP）といった脳血流計測用トレーサーと中枢性ベンゾジアゼピン受容体分布計測用の^{123}I-iomazenil（IMZ）がある．PETではブドウ糖代謝を評価する^{18}F-fluorodeoxyglucose（FDG）の利用が保険診療上認可されているのに加えSPECTにおけるIMZと同等の意義を持つ（中枢性ベンゾジアゼピン受容体をターゲットとした）^{11}C-flumazenil（FMZ）が成熟薬剤として臨床研究目的で利用されている．

SPECTは高い汎用性と，先述の診断薬がすべて保険診療上で承認されていることから広く日常臨床において使用されている．PETはSPECTよりはるかに優れた空間分解能と高い定量性から機能画像の gold standard といえる一方で，長らく研究用の機器としての色彩が強く臨床利用においての汎用性には問題を抱えていた．しかし，FDGの薬剤デリバリーの開始によりFDG-PETの臨床利用が可能な施設が全国で300ほどとなった現時点において，難治部分てんかん患者に対し外科的治療適応を考慮する際のFDG-PETに関しては汎用性も確立した必要不可欠の臨床検査と認識すべきであろう．

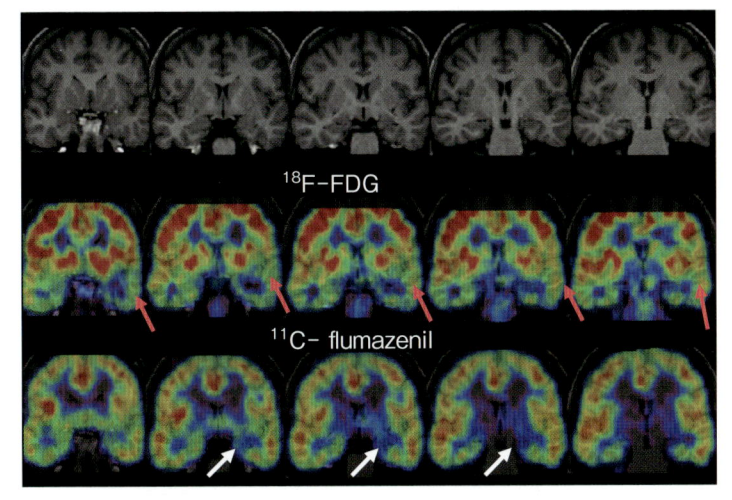

図5 左側頭葉てんかんでMRIによる形態診断において海馬の萎縮が明かでなかった症例
FDG-PETでは左側頭葉で外側部も含め（赤矢印）左側頭葉で広範にFDG取り込み低下を認める．Flumazenil PETでは左の海馬，海馬傍回などの内側構造のみに局限した低下域が認められる（白矢印）．

てんかんにおける核医学診断で計測可能な脳循環代謝や中枢性ベンゾジアゼピンがてんかんにおいてどのように変化するかを認識しつつ，かつそれぞれの計測法の感度や特異性について理解しておくことは重要である．てんかん患者の発作間欠期では血流や代謝はてんかん焦点を含む比較的広い範囲で低下していると考えられる．しかし安静時血流による機能低下部位の検出感度は低くてんかんの焦点診断には有用性が低いことが知られている[2]．一方で，代謝診断としてのFDG-PETは脳機能低下部位の検出に関しては安静時血流よりははるかに感度が優れていることは認知症なども含めた脳疾患一般においてよく知られるようになっているが，てんかん焦点診断においてもやはり優れた感度を持っている．特に側頭葉てんかんの焦点側決定のために有用性が高いことが広く認知されている．個々の症例においても確かにFDG-PETはMRIの形態診断以上に広く一目瞭然な異常部位を画像化できるので（図5），その利用で頭蓋内電極による焦点側判定を省略し画像診断の

みで焦点切除に踏み切ることのできる対象患者が増える可能性も示されている[3]．

ただし，FDG-PETで描出されるブドウ糖代謝低下域は繰り返すてんかん発作の影響で機能低下をきたした部位を検出するので，実際の焦点よりも広く低下域が広がっていることをよく認識して使用する必要がある．焦点が右にあるか左にあるかを決定すれば一定の術式で手術を行う内側側頭葉てんかんの場合は厳密に焦点を決めなくとも一定の術式で手術を行うので，焦点以外の構造も含め異常域が広範に出現するブドウ糖代謝計測がより高い検出能を持つのである．

一方でよりてんかん焦点に局限した異常を検出できる可能性のある手法と考えられるのが中枢性ベンゾジアゼピン受容体計測のためのFMZ-PETやIMZ-SPECTである．中枢性ベンゾジアゼピン受容体は主にGABA作動性神経に分布していることから，間接的に神経細胞密度を反映していると考えられている．てんかん原生領域は神経細胞密度が低下しているとされることから，結合低下部位が

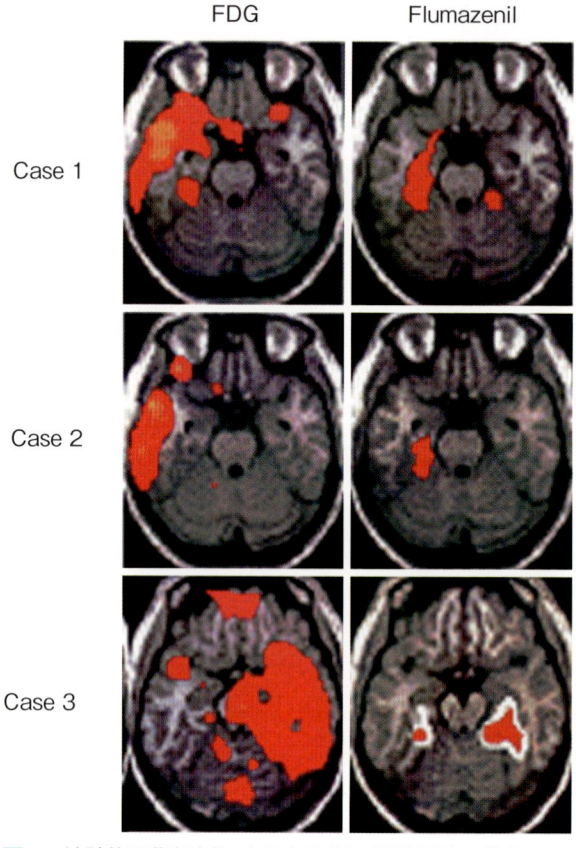

図6 統計的画像解析による各患者の異常部位の捻出
統計的画像解析ソフトウェアであるSPMを用い，各患者画像を正常者データベースと比較して統計解析を行いFDGとFMZの低下域を表示した．内側側頭葉てんかん患者3名．いずれも一方の側頭葉で（case 1, 2が左，case 3が右），FDGが外側主体に広範に低下しているのに対し，FMZは内側のみで限局した低下を示す．
(Ohta Y, et al.: Ann Nucl Med 22:495-503, 2008[2])より引用)

間接的にてんかん原生領域を描出すると期待されている．また，抑制神経であるGABA作動性神経の低下がてんかんの本質とする意見もあり，不可逆的な神経細胞脱落のみではない抑制系神経受容体機能の低下を画像化している可能性もある．実験てんかんでは神経細胞脱落のない領域での中枢性ベンゾジアゼピン受容体の増減があることは示されているし[4]，臨床計測でも重積発作後に高度に低下していた受容体結合が経時的に回復してくる例が報告されている[5]．また，内側側頭葉てんかんでは海馬体積の低下を上回る受容体結合低下があることも示されており（図5)[6]，少なくとも単なる神経細胞脱落の反映のみではない要素が加わっているのは確かなようである．

内側側頭葉てんかんの患者でのFDG-PETとFMZ-PETをSPMを用いての正常者群と比較して有意に低下した取り込み部位を示した統計的解析結果の比較では（図6），FDGの取り込み低下が焦点側側頭葉内側から外側まで広がっている一方，FMZの取り込み低

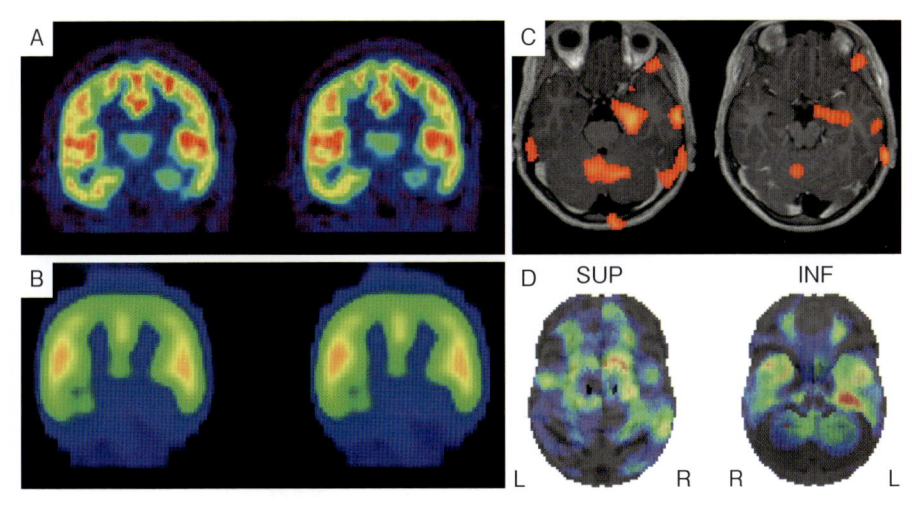

図7　左側頭葉てんかん患者におけるFMZ-PET，IMZ-SPECT
A：FMZ-PET冠状断，B：IMZ-SPECT冠状断，C：FMZ-PET統計解析画像によるベンゾジアゼピン受容体結合能低下領域，D：IMZ-SPECT統計解析画像によるベンゾジアゼピン受容体結合能低下領域．

下は内側部に限局していることが示されている．この限局した異常が真の焦点により近いのだがその小ささのためかえって焦点側決定の感度はFDG-PETより劣ってしまうことも示されている[2]．

側頭葉てんかん以外の難治てんかんの手術の場合は側頭葉てんかん以上に発作焦点を厳密に特定できる手法が要求される（右か左かという側方性の問題だけでなく，特定の部位を検出する必要が高い）．その場合でも焦点周辺の異常域が広範に画像化できるFDG-PETと，その低下域のなかでより焦点を絞り込むことのできるベンゾジアゼピン受容体イメージングの組み合わせがてんかん焦点部位を絞り込むうえでの参考となると考えられる．

このような意義がある中枢性ベンゾジアゼピン受容体イメージングであるが，PET-FMZ画像が現在では研究的な使用しか認められていない一方で，SPECTではIMZの健康保険適応が認められている．基本的には同一の原理でのイメージング法なので，機種による感度の違いを把握しておけば同等な解釈ができるものと考えられる．われわれはFMZ-PETとIMZ-SPECTを同じ患者に行って比較した．画像自体の解像度はPETとSPECTの差により歴然としているため視覚的な診断ではPETが遙かに勝るのは否定のしようがない（図7のA，Bの比較）．しかし，正常者データーベースに対しての統計学的画像解析を行えば両者で同等な結果が得られることも明らかになった（図7のC，Dの比較）．これはPETの利用でもSPECTの利用でも同じであるが，正常者データーベースに対しての統計的な画像解析の応用は個々の患者の病態把握に対しても有用な方法であり手法の汎用化，標準化に関しての努力によってその価値を普遍化していけるものと考える．

さて，先述のように安静時の脳血流計測はてんかん焦点の検出能に関しては有用性が否定された手法である．しかし，SPECTで使用できる脳血流計測診断薬のうち，HMPAO，ECDは診断薬剤静注後数分で脳内分布が決定し，その後の分布変化がないという挙動を示す．また^{99m}Tcの放射活性の半減期が約6

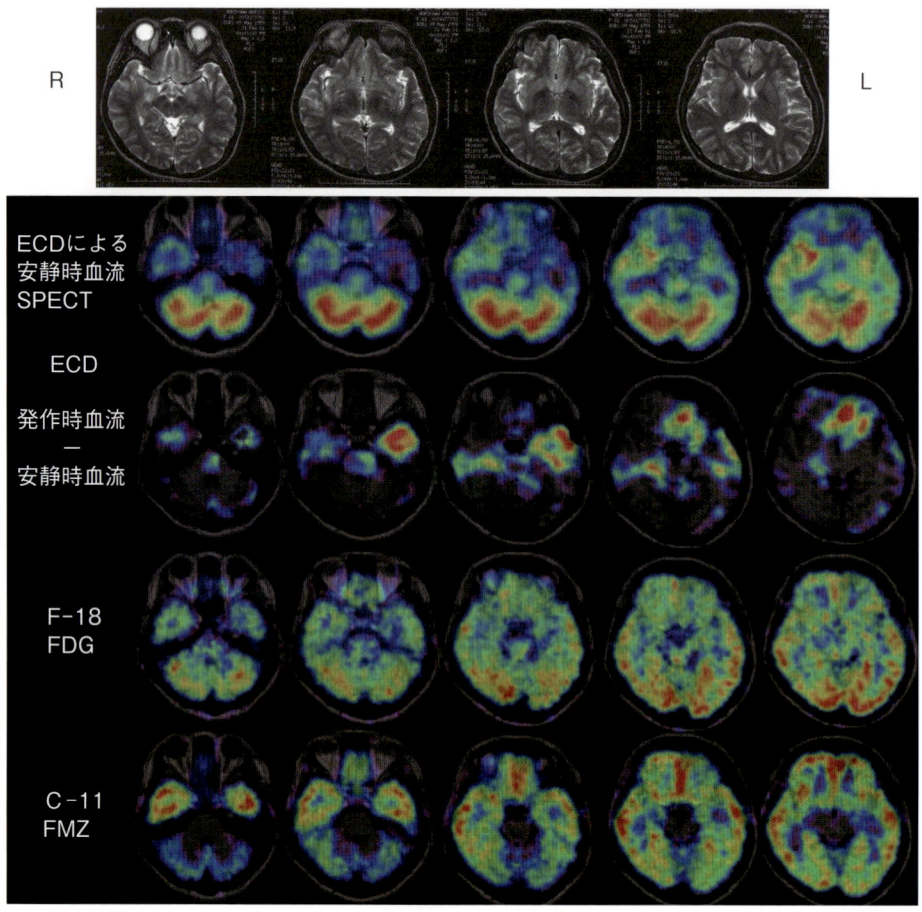

図8 左側頭葉てんかん患者のSISCOM画像
差分画像によって血流増加部位が明らかとなっている.

時間あることから静注後ある程度の時間がたってから撮影しても静注時の血流を判定した画像を得ることができるという性質を持っている.この性質によってこれら2薬剤を用いたてんかん発作時の脳血流計測を行うことが可能となっているのである.発作時SPECTは発作間欠期の血流計測と発作時の計測を行い,その差分画像を作成することで焦点を描出させる方法である.すなわち,発作間欠期には血流低下傾向があり,発作時には瞬時に血流上昇が発生するてんかん焦点の特質を浮き上がらせようとするものである.

なお,SPECT脳血流診断薬のうちIMPは静注後脳内分布が決定するまでに10分を要しその後も脳内分布が変化するため発作時SPECTにはむかない.また,ブドウ糖代謝も発作間欠期にはてんかん焦点周辺で低下し,発作時に焦点周辺で上昇するわけだが,FDG-PETによるブドウ糖代謝診断は診断薬静注後定常状態に至るまでの40〜45分間の代謝を反映した画像となるため,短いてんかん発作時の代謝の画像化には不向きであるためてんかん発作時FDG-PETを計画的に行うことはない(ただし薬剤静注後にたまたま重積発作が生じた場合などの画像化によるてんかん発作時FDG-PETの報告はある).

発作時SPECTの表現法としてsubtraction ictal SPECT coregistered to MRI(SIS-

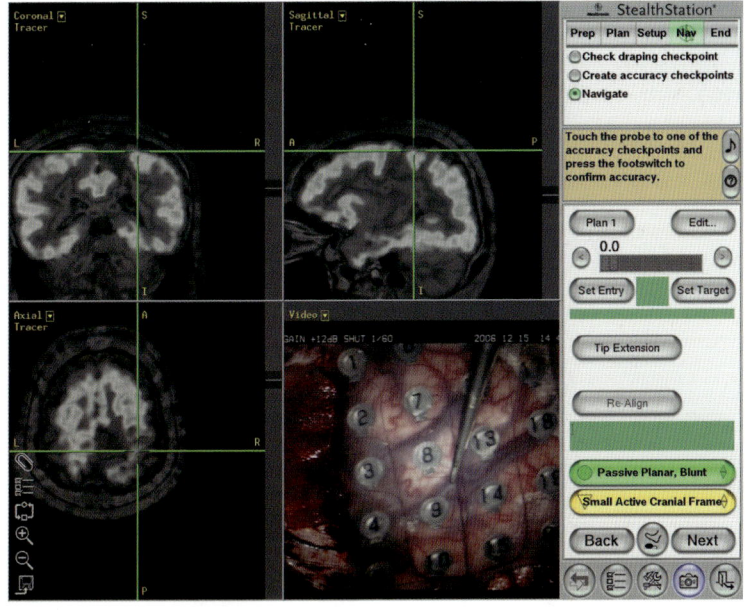

図9 FMZ-PET画像をfusionさせた術中ナビゲーション画像
ベンゾジアゼピン結合低下部位を明らかにしかつ術中脳波により検出されるてんかん波と対応させながら焦点切除部位の決定を行っている．

COM）がよく用いられる解析法である[7]．文字どおり発作時SPECTと発作間欠時SPECTの差分画像をMRIに反映させるものであり，他の検査で判断しがたいてんかん焦点のスクリーニングに有用で，特に多発性病変や側頭葉外てんかんで威力を発揮する（図8）．

てんかんの画像診断のナビゲーション手術への利用

脳神経外科医としてわれわれが画像診断を用いる最終的な目的は確実で安全なてんかん焦点切除術を行うことにある．そのために術前画像をそのまま手術室に持ち込み，患者自身の脳構造と対応させて機能異常部を同定するために用いている．手術ナビゲーションは近年脳神経外科手術での標準装備となってきているがわれわれは早くからMRIの形態情報とPETで得られる腫瘍の代謝情報を重ね合わせ手術ナビゲーターに導入することでより効果的なグリオーマ摘出手術が行えることを示してきた[8]．てんかんの手術においても，MRIの形態情報に加え，FDG-PET，FMZ-PET，IMZ-SPECTなどの情報を重ね合わせたナビゲーション手術を日常的に利用しており，特に側頭葉外てんかんにおける焦点切除術で有用性が高い（図9）．画像よる形態的異常範囲，代謝異常範囲，受容体異常範囲と術中脳波による生理学的情報を全て対応させることができるため，てんかんの焦点切除を安全に行うという実用的目的以外にも，てんかんの病態生理にかかわる科学的な情報を収集するためにも有用性の高い手法と考えている．

まとめ

画像診断はてんかんの診療においては症候学，電気生理学と比較すればあくまで補助的

な位置づけであるが，局在関連てんかんの外科的治療が 1990 年代以降に効果的な治療として認められ，広く行われるようになったのはここで述べてきたような画像診断の進歩がもっとも大きな要因となっており，それは万民が認めるところである．近年も高磁場 MRI の導入，核医学診断への各種統計画像解析の応用，ナビゲーション手術への応用など常に画像診断技術は進歩している．しかしその利用に関しては常に症候や生理学的情報と対比し，かつ各画像診断の持つ病理学的，生理学的意味を常に理解しながら使用することが必要であることも強調しておく．

文　献

1) Krakow K, Wieshmann UC, Woermann FG, et al.：Multimodal MR imaging：functional, diffusion tensor, and chemical shift imaging in a patient with localization-related epilepsy. Epilepsia 40：1459-1462, 1999

2) Ohta Y, Nariai T, Ishii K, et al.：Voxel- and ROI-based statistical analyses of PET parameters for guidance in the surgical treatment of intractable mesial temporal lobe epilepsy. Ann Nucl Med 22：495-503, 2008

3) Engel J Jr, Henry TR, Risinger MW, et al.：Presurgical evaluation for partial epilepsy：relative contributions of chronic depth-electrode recordings versus FDG-PET and scalp-sphenoidal ictal EEG. Neurology 40：1670-1677, 1990

4) Ohta Y, Nariai T, Kurumaji A, et al.：Increased binding of inhibitory neuronal receptors in the hippocampus in kainate-treated rats with spontaneous limbic seizures. J Clin Neurosci 17：612-616, 2010

5) Amemiya S, Hamamoto M, Mishina M, et al.：Short-term plasticity of central benzodiazepine receptors in status epilepticus：case report. Acta Neurol Scand 117：285-288, 2008

6) Kato H, Shimosegawa E, Oku N, et al.：MRI-based correction for partial-volume effect improves detectability of intractable epileptogenic foci on 123I-iomazenil brain SPECT images. J Nucl Med 49：383-389, 2008

7) Matsuda H, Matsuda K, Nakamura F, et al.：Contribution of subtraction ictal SPECT coregistered to MRI to epilepsy surgery：a multicenter study. Ann Nucl Med 23：283-291, 2009

8) Tanaka Y, Nariai T, Momose T, et al.：Glioma surgery using a multimodal navigation system with integrated metabolic images. J Neurosurg 110：163-172, 2009

IV 精神神経疾患と脳画像

7 器質性精神障害

山形大学医学部 精神科　川勝　忍，簡野宗明

器質性精神障害の診断においては，脳の器質的異常があることを証明するために，画像診断は必須である．器質性精神障害の原因はきわめて多岐にわたるが，ここでは，精神科臨床でしばしば遭遇し，画像診断の重要性が高い，知っておくべき疾患について述べる．

前脳基底部性健忘症

前交通動脈瘤や前大脳動脈瘤などの破裂によるクモ膜下出血で，出血や手術侵襲による物理的損傷により前頭葉底面が傷害されると（図1），特に時間的文脈の障害を特徴とする記憶障害と人格変化や自発性の作話などを伴

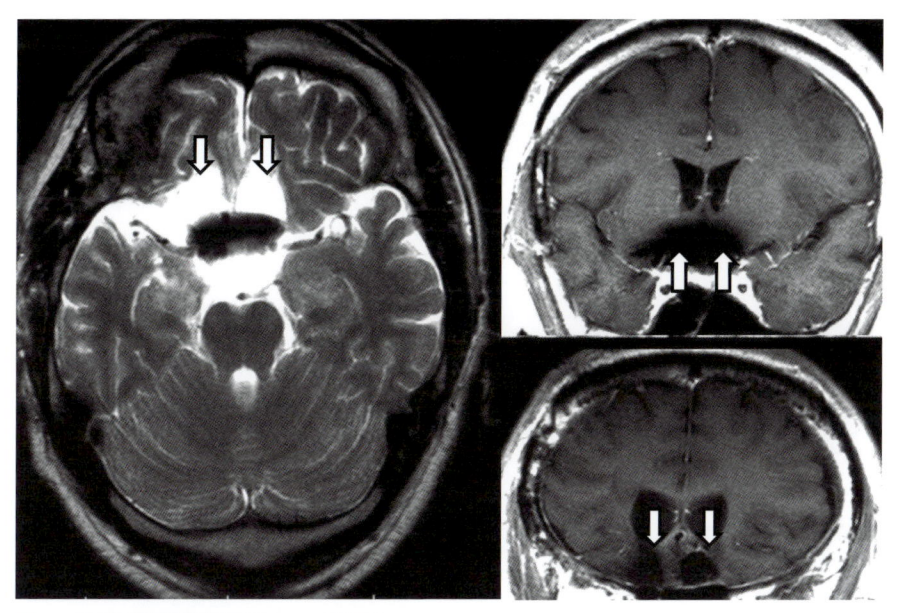

図1　前脳基底部性健忘症，46歳男性
42歳時，クモ膜下出血にてクリッピング手術．2ヵ月で退院し職場復帰したが，記銘力障害，作話，無断欠勤してパチンコに行くなど行動異常あり．MMSEで27点．WAIS-RでIQ107．T2強調画像軸位断およびT1強調画像冠状断にて両側前脳基底部の欠損（矢印）．

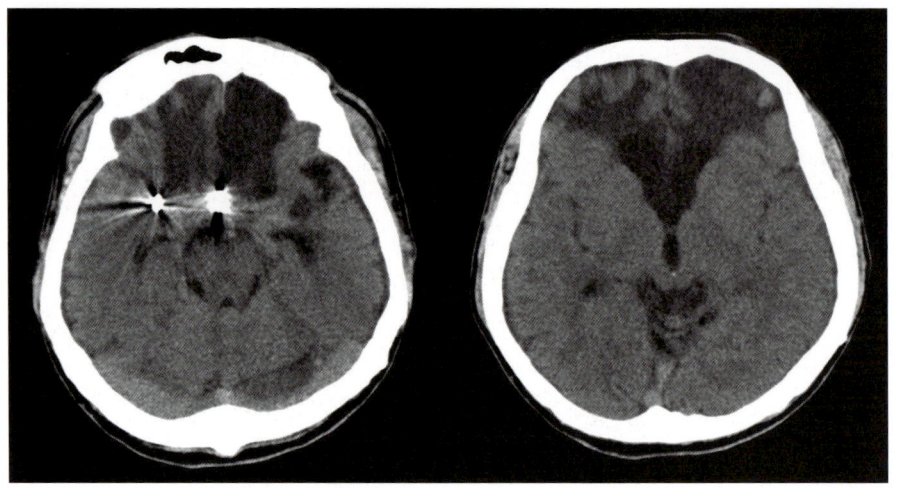

図2　前脳基底部性健忘症，56歳男性
39歳時，クモ膜下出血にてクリッピング手術．脱抑制，人格変化，記銘力障害，保続，注意障害あり施設通所中．51歳時のWAIS-RでIQ62と低下．頭部CTで前交通動脈と中大脳動脈の2ヵ所にクリップ，両側前頭葉内側部に低吸収域．

う特徴的な健忘症候群を呈し前脳基底部性健忘症とよばれる[1]．前脳基底部はアセチルコリン神経系の起始核であるマイネルト核を含み，アルツハイマー型認知症においてこの部位の神経細胞脱落があることが知られるまでは，ほとんど注目されることがなく，その損傷にも注意が払われてこなかった．

また，続発する血管攣縮により両側前頭葉内側部の広汎な梗塞を伴うと，脱抑制，強迫泣きや強迫笑いを伴う典型的な前頭葉症候群を呈する（図2）．一般的な知能検査では低下が目立たないことも多く，人格・行動面の障害が中心となる．40～50歳代の働きざかりで発症し，仕事に復帰後，問題が顕在化して初めて精神科を受診することが多い高次脳機能障害の代表的な疾患である．

びまん性軸索損傷

外傷性脳損傷（traumatic brain injury：TBI）は交通事故と関連したものが多く，若年者の器質性精神障害の原因として頻度が高い．そのなかで，脳実質に作用する回転加速度によって神経線維が断裂する病態は，びまん性軸索損傷（diffuse axonal injury：DAI）とよばれ，意識障害が強い割にCT所見は乏しいのが特徴である．大脳皮質-髄質の境界，脳梁，大脳脚，小脳脚などが病変部位である[2]．小出血を伴う場合はT2*強調画像で描出できる．脳梁の病変の検出には矢状断像が望ましい（図3）．経過とともに脳室拡大や脳梁萎縮の進行がみられる．特に受傷後1年前後は情緒不安定，易刺激性，集中力低下などの精神症状が強く持続するため精神科的な加療が必要なことが多い．脳梁病変は矢状断撮影がないと見逃されていることもあり，著者らも不登校と誤診されていた中学生の症例を経験したことがある．

脳炎

神経梅毒

神経梅毒には，髄膜血管型と実質型があり，実質型のうち大脳を主病変とするものは進行麻痺とよばれ，感染後10年以上の期間を経

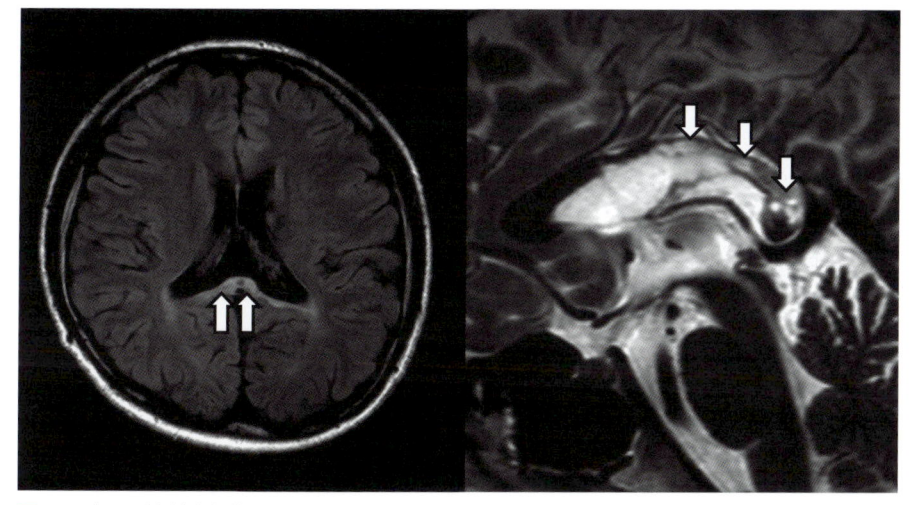

図3 びまん性軸索損傷，31歳男性
16歳時，交通事故にて40日間の昏睡状態をへて回復．易刺激性，抑うつ，記銘力低下．MMSE 21点．3T-MRI，FLAIR軸位断で脳梁の高信号域（左，矢印），T2矢状断で，脳梁体部，膨大部に多発性の欠損（右，矢印）．

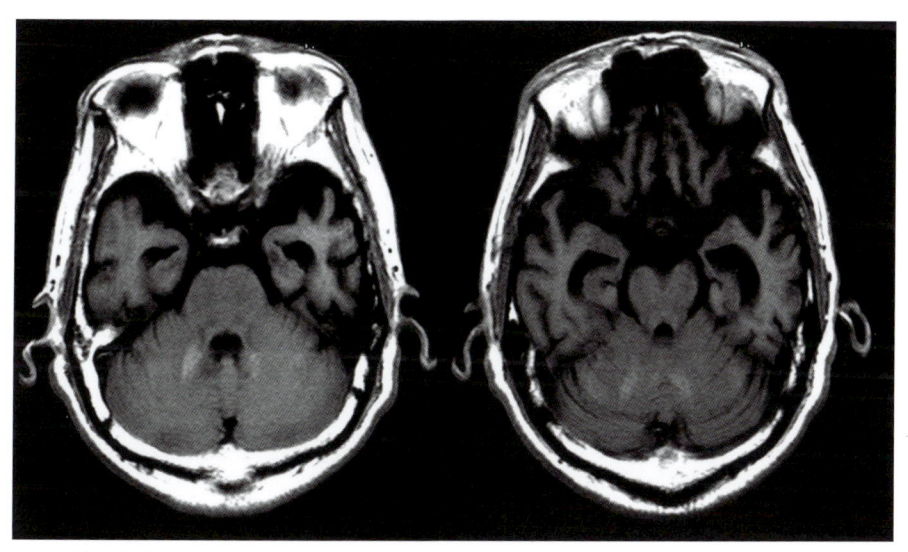

図4 神経梅毒，52歳男性
MRI，T1強調画像．前頭側頭型認知症に類似する両側側頭葉の著明な萎縮．

て発症する．進行麻痺は，情緒不安定，易刺激性，脱抑制あるいは無気力などの人格変化を中心とする精神症状や，注意集中力低下，記銘力低下，判断力低下などの認知機能障害を呈する．画像所見は多様だが，前頭葉と側頭葉の萎縮が起こりやすいとされ，前頭側頭型認知症との鑑別が必要となる（図4）．また，びまん性の脳萎縮を呈し，全般な脳血流低下をみる場合が多い（図5）．感染から発症までの経過が長いため，自分から感染について訴えることはないので，人格変化を伴う若年性認知症や前頭側頭型認知症が疑われた

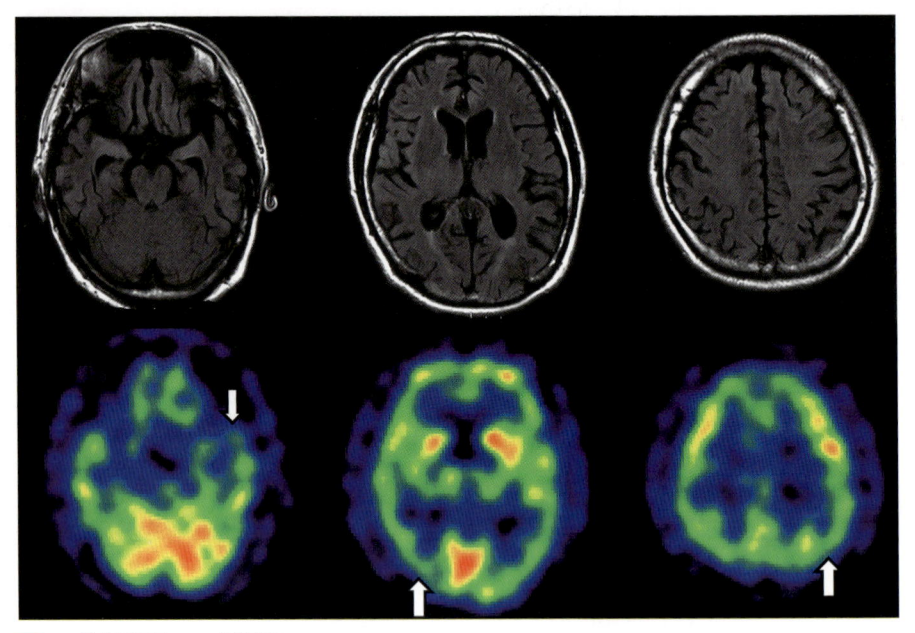

図5 神経梅毒,44歳男性
MRI, FLAIR画像(上段)で,びまん性の脳萎縮.Tc-99m-ECD-SPECT(下段)では,アルツハイマー型認知症に類似する側頭・頭頂葉を中心に大脳皮質の全般的血流低下.

場合,血清梅毒反応を一度は検査しておく必要がある.神経梅毒の画像所見についての多数例の検討は少ないが,側頭葉前部や内側部にT2強調画像で高信号域を呈する場合がある[3].

非ヘルペス性辺縁系脳炎

非ヘルペス性辺縁系脳炎は,痙攣発作,記憶障害,精神病症状などを呈し,最近,自己免疫機序を含む種々の成因や病態がわかってきた[4].MRIでは,海馬,扁桃体などの辺縁系に,急性期にのみ病変を認めるもの(図6),病変が認められないもの,慢性期にも病変が持続して認められるもの(図7)がある.緊張病症状を呈することも多く,いわゆる致死性緊張病といわれた病態と酷似する.また悪性症候群との鑑別も問題となる場合も多いので,抗精神病薬投与は避けるべきである.特に,卵巣奇形種を伴う抗N-methyl-D-aspartate(NMDA)受容体脳炎は最近注目されている疾患で,若年女性で緊張病を含む統合失調症様症状で発症することが多く,MRIで病変がみられるのは1/4に過ぎないことから精神疾患との鑑別がしばしば困難であるが,先行する発熱,病初期からの痙攣発作,その後の口部ジスキネジアや唾液分泌亢進などが鑑別点となる.

代謝性,中毒性疾患

代謝性,中毒性疾患による器質性精神障害では,原因によってそれぞれ特徴的な画像所見を有する場合があるので,十分な知識を持つことが早期診断,早期治療に不可欠である.

Wernicke脳症

Wernicke脳症は,ビタミンB1欠乏によって起こり,眼球運動障害,失調,注意散漫から昏睡までの種々の程度の意識障害の3徴候が特徴である.アルコール症者に起こる

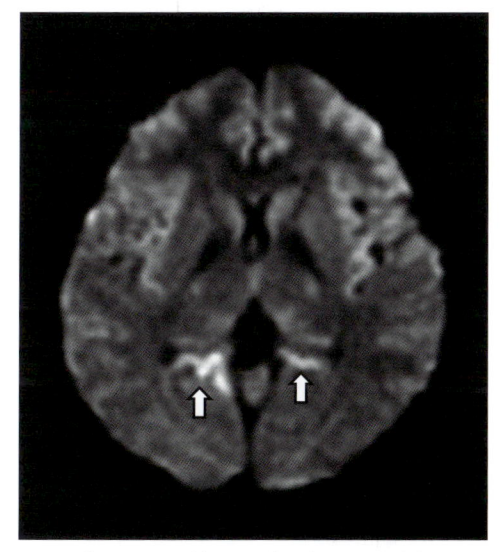

図6 非ヘルペス性辺縁系脳炎，25歳女性
けいれん発作，緊張病状態で発症，意識障害にて悪性症候群の診断で紹介入院．MRI，拡散強調画像で右優位に後部帯状回に高信号域（矢印）．けいれん重積，人工呼吸器管理を経て寛解．MRIの病変も消失．

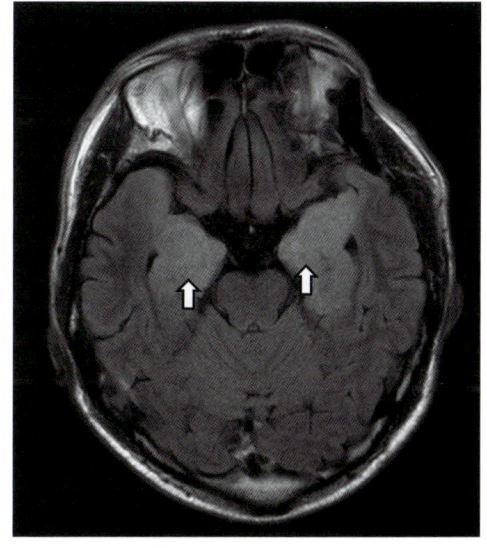

図7 非ヘルペス性辺縁系脳炎，43歳男性
けいれん発作で発症，躁状態，強迫状態，記銘力低下，脱抑制など人格変化．MRI，FLAIR画像で，両側側頭葉内側部の高信号域．この変化は，血液透析を含む種々の治療後も残存．

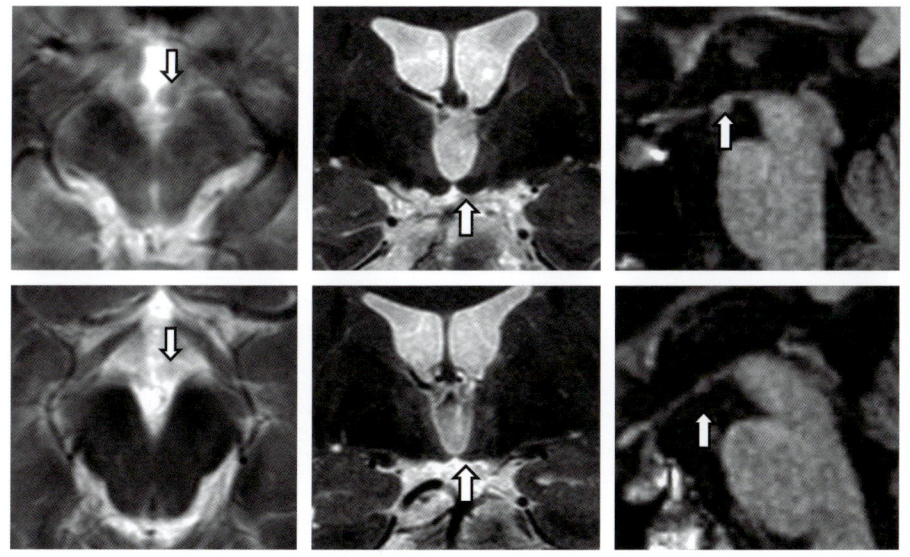

図8 Wernicke脳症，54歳男性（下段）
41歳時，Wernicke脳症を発症，その後記銘力低下は持続．MMSE 27点．WMS-Rで一般的記憶61，遅延再生50未満．3T-MRI，T2強調画像軸位断（左），同冠状断（中），T1強調画像矢状断（右）で，乳頭体の萎縮（矢印）．上段は正常対照例．

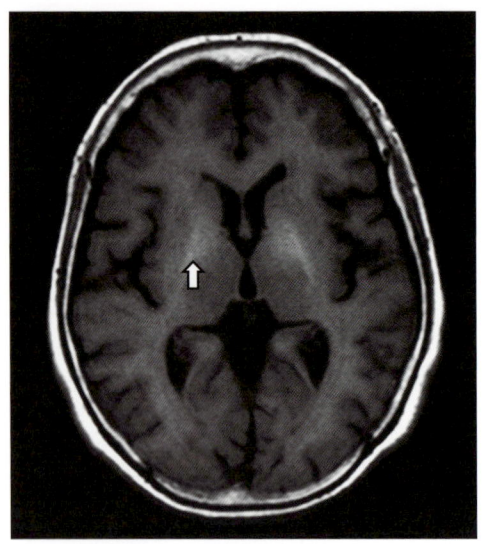

図9　肝性脳症，81歳女性
1ヵ月前より活気がなく，集中力低下，保続．MMSE 13点．T1強調画像にて両側淡蒼球の淡い高信号域．

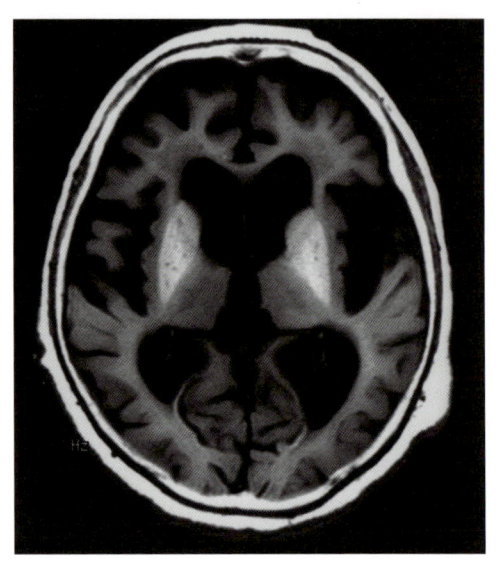

図10　マンガン中毒，76歳女性
高カロリー輸液中のマンガン投与による沈着．MRI, T1強調画像，尾状核，被殻，淡蒼球のいちじるしい高信号域．

のが古典的であるが，消化吸収障害によるものやビタミンB1を含まない高カロリー輸液をうけた術後例などにも出現しうる．急性期には，MRI, T2強調画像やFLAIR画像で，両側対称性に視床内側部を含む第三脳室周囲や中脳水道周囲，乳頭体に高信号域を認め，診断的価値が高い[5]．記憶障害が残存する慢性期の例では，乳頭体の萎縮がみられる（図8）．乳頭体は小さい構造物なので，軸位断だけでなく冠状断や矢状断で1～3mm程度の薄いスライスを撮影しないと評価が難しい．

● マンガン沈着

慢性肝不全による肝性脳症では，MRI, T1強調画像で淡蒼球の高信号域がみられ（図9），マンガンの沈着を反映していることが知られている[6]．臨床的にはパーキンソニズム，振戦，認知機能障害などの症状がある．そのほかにも，マンガンの職業的暴露や，高カロリー輸液中の微量元素補給に伴うマンガン中毒でも同様な所見がみられる（図10）．

文献

1) 岩田　誠：前脳基底部性健忘．松下正明 編：臨床精神医学講座S2巻—記憶の臨床．中山書店，東京，pp221-228, 1999
2) 石井　清：2-3 急性期頭部外傷の画像診断．高橋昭喜 編：脳MRI—2. 代謝・脱髄・変性・外傷・他．秀潤社，東京，pp75-94, 2008
3) Yu Y, Wei M, Huang Y, et al.：Clinical presentation and imaging of general paresis due to neurosyphilis inpatients negative for human immunodeficiency virus. J Clin Neurosci 17：308-310, 2010
4) 庄司紘史：非ヘルペス性辺縁系脳炎の臨床．BRAIN and NERVE 62：853-860, 2010
5) Zuccoli G, Santa Cruz D, Bertolini M, et al.：MR Imaging Findings in 56 Patients with Wernicke Encephalopathy：Nonalcoholics May Differ from Alcoholics. AJNR 30：171-176, 2009
6) Klos KH, Ahlskog JE, Kumar N, et al.：Brain metal concentrations in chronic liver failure patients with pallidal T1 MRI hyperintensity. Neurology 67：1984-1989, 2006

索　引

数字

2D 収集　66
2 次元 ASL　60
3D-CTangiography（3D-CTA）
　26
3D 収集　66
3 次元 ASL　60
5-HT，DA レセプター活性　210
10-20 国際法　114
180°補間法　19
360°補間法　19

A

アーチファクト　18,55
ADNI　221
悪性リンパ腫　77
悪性症候群　119
アミロイドイメージング　76,221
アミロイド仮説　221
arterial spin labeling（ASL）法
　43,59
アルファ波　117
アルファ昏睡　120
アルファ帯域　51
アルツハイマー病　76,87,215
アルツハイマー型認知症（Alzheimer's disease）　62,121
アセタゾラミド負荷　74
アセタゾラミド投与　62
アスペルガー障害　198
Autoradiography 法　82

B

balloon model　47
Behavioral and Psychological Symptoms of Dementia（BPSD）　89
Berger　111
ベータ帯域　51
びまん性軸索損傷　238
ビームハードニング　23

blood oxygen level dependent（BOLD）　43,46,59,92
ボーラス・プラス・インフュージョン法　74
ボーラス投与法　74
ボリュームレンダリング法　23
紡錘状回　198
Brodmann 領域　89
部分容積効果　22
部分てんかん　119
分割化　150
分布容積（distribution volume：DV）　75
分布容積比（DVR）　75
ブラウン運動　39
ブリッジアーチファクト　23
ブロック型課題　53

C

^{11}C-flumazenil　77
^{11}C-N-methylspiperone　78
^{11}C-PIB（Pittsburgh Compound B）　76
^{11}C-raclopride　78
chemical black box　70
chemical shift imaging（CSI）法　42
逐次近似法　18
鎮静剤　71
聴覚脳幹誘発電位（brainstem auditory evoked potential）　121
聴覚誘発脳磁場　132
注意欠陥多動性障害（attention-deficit/hyperactivity disorder：ADHD）　204
中間ニューロン　50,51
中枢性ベンゾジアゼピン受容体　230
中枢性ベンゾジアゼピン受容体イメージング用剤　85
^{11}C メチオニン　73
^{137}Cs 線源　66
CT　9,14
CT 値　21

^{64}Cu-diacetyl-bis（N（4）-methylthiosemicarbazone（ATSM）　72

D

ダイナミック CT　27
大脳基底核　205
大脳誘発電位（cerebral evoked potentials）　121
DAS　17
DaTSCAN　225
脱酸素化ヘモグロビン　91
電気けいれん療法（electroconvulsive therapy：ECT）　118,120,169
電極導出法　114
deoxyhemoglobin　59
DOI（depth of interaction）　69
ドーパミン　137
ドーパミントランスポータ　85
同時計測　63,64
道徳的ジレンマ　194
DRAMA　68

E

easy Z-score imaging system（eZIS）　86
Echo planar imaging　31,46
echo time　30
鋭波（sharp wave）　117
event-related potentials：ERPs　121

F

^{18}F-AV45（florpiramine）　76
^{18}F-FAZA　72
^{18}F-FLT（fluorothymidine）　73
^{18}F-fluorodeoxyglucose（FDG）　11,230
フィルタ補正逆投影法　18
flow related enhancement　34
flow void　35
FMISO（fluoromisonidazole）　72
fractional anisotropy　40

FreeSurfer　9
FSL　9
不安　181
賦活　117
賦活試験　61, 74
腹外側前頭前野　206
functional MRI（fMRI）　46, 168, 189
フーリエ変換法　33

G

GABA 受容体　85
GABA 濃度　51
眼窩前頭皮質（OFC）　176
ガンマ（γ）線　80
ガンマカメラ　80
ガンマ帯域　50
画像の歪み　55
画像再構成法　67
Gd（ガドリニウム）キレート造影剤　43
言語関連脳磁場　132
言語流暢性課題　100
68Ge 線源　66
Go/NoGo 課題　196
グレイレベル　21
偶発同時計測　64

H

背外側前頭前野　205
背景活動　117
半値幅（Full Width at Half Maximum：FWHM）　81
反磁性（diamagnetic）　46
反応抑制　196
反復抑制（repetition suppression）　54
反社会性人格障害　194
反転時間　36
反転パルス　36
平滑化　150
平均電位基準法（average potential reference：AV）　114, 116
扁桃体　194, 198, 212
Heschl 回　124
非ヘルペス性辺縁系脳炎　240
比放射能　70
非けいれん性てんかん発作（non-convulsive status epilepticus）　120

被験者数　54
品質管理　70
疲労　96
非選択的脂肪抑制法（STIR 法）　37
非突発性異常波　117
発作時　89
発作時ビデオ脳波同時記録　119
発作時 SPECT　234
発作間欠期　89, 119
発作間欠期 FDG 検査　77
放射性医薬品　80
放射線被ばく　62
標識づけ（Tagging）　59

I

^{123}I　80
^{123}I-FP-CIT　85
^{123}I-iomazenil　85, 230
［^{123}I］MIBG　220
［^{123}I］MIBG 心筋シンチグラフィー　220
意味性認知症　88
influx rate constant（Ki）　75
陰性 BOLD 反応　52
意思決定　194
意識障害　119
位相エンコード　32
位相逆転（phase reversal）　116
意欲　96
医用サイクロトロン　80

J

自発脳磁場　132
自閉症　198
自閉症スペクトラム障害　198
磁化移動　31
磁化率　47
磁気刺激　121
実行機能　205
事象関連電位　121
事象関連（event-related）型課題　53
自由誘導減衰　30
徐波バースト（slow burst）　117
徐波化　120
常磁性（paramagnetic）　46
上側頭溝　198
馴化（adaptation）　54

縦緩和　30

K

k-space　33
解剖学的標準化（anatomic standardization）　85, 150
海馬硬化症　227
解離性昏迷状態　120
会話　105
核磁気共鳴スペクトロスコピー　198
拡散異方性　39
拡散テンソル画像（diffusion tensor imaging：DTI）　177
過眠症　120
灌流圧　76
肝性脳症　111, 242
緩和現象　29
カッピングアーチファクト　23
仮性認知症　88
活動電位　111
下前頭回　198
計画行列　152
傾斜磁場　32
血管性認知症　216
結合能（binding potential：BP）　74, 137
気分障害　166
基準電極　112
基準電極導出法（referential recording）　114
機能的核磁気共鳴画像法（fMRI）　178
近赤外線　10
近赤外線分光法（near infra-red spectroscopy：NIRS）　51, 91, 169
記録電極　112
心の理論　195
コンベンショナルスキャン　18
コリメータ　80
コリン神経仮説　222
光電子増倍管（photomultiplier tube：PMT）　12, 64, 80
興奮性回路　48
広汎性発達障害　198
抗（NMDA）受容体脳炎　240
光脳機能イメージング　91
光路長　92
抗精神病薬　141
向精神薬　141

光トポグラフィー検査　91
抗うつ薬　141
クリック音刺激　121
クリスタル　65
クロイツフェルトヤコブ病（Creutzfeldt-Jakob disease）　121
棘波（spike）　117
棘徐波複合（spike and wave complexes）　117
局所平均通過時間　43
局所脳血液量　43
局所脳血流量　43
強迫性障害（OCD）　175
強迫神経症　175
共感性　194
吸収補正　66

L

line of response（LOR）　64
lithium 中毒　119
local field potential（LFP）　50

M

マンガン沈着　242
マルチスライスCT　20
マルチスライスヘリカルスキャン　16
末梢神経電気刺激　121
MEG　51
メタルアーチファクト　23
みかけの拡散係数（apparent diffusion coefficient：ADC）　39
ミラーニューロン　198
ミスマッチ陰性電位（mismatch negativity）　121
水/脂肪信号相殺法（Dixon 法）　38
MMN　122
モジュレーション　150
網様体神経核群　112
モヤモヤ病　117
MR/PET　11, 12
MRI　9, 188, 198, 227
MRS（magnetic resonance spectroscopy）　13, 51, 178, 228
multi-dimensional model　178
multi-unit activity（MUA）　50

N

N-アセチルアスパラギン酸　198
N-isopropyl-[^{123}I] p-iodoamphetamine（^{123}I-IMP）　82
N-methyl-D-aspartate（NMDA）受容体　124
N-omega-fluoropropyl-2beta-carbomethoxy-3beta-（4-iodophenyl）tropane（^{123}I）　85
雪崩増倍光検出用ダイオード（avalanche photodiode：APD）　66
内側側頭葉てんかん　77
内側前頭前野　188, 198
ナルコレプシー（narcolepsy）　120
Near-infrared spectroscopy　91
眠気　96
Nephrogenic Systemic Fibrosis（NSF：腎性全身性線維症）　44
二次元フーリエ変換法　18
認知症　121
NMR 現象　29
ノルエピネフリン　137
ノルエピネフリン・トランスポーター　173
脳電図　10
脳賦活機能検査　10
脳波　10
脳磁図（Magnetoencephalography：MEG）　10, 127
脳形態イメージング　9
脳血管性認知症（vascular dementia）　121
脳血液量（Cerebral Blood Volume：CBV）　72, 73
脳血流　168
脳血流イメージング　82
脳血流量（crebral blood flow：CBF）　72, 73
脳血流 SPECT　62, 83
脳機能イメージング　9
脳機能解析　85
脳機能マッピング　47
nutate-rotate（N-R）方式　16
入眠早期 REM（sleep onset rapid eye movement）　120
入射 X 線強度　14

O

OCD-loop 仮説　178
oddball paradigm　122
^{15}O 標識水　61
オプティカル・イメージング　49, 50
OSEM　68
オートラジオグラフィー法　74
横緩和　30
oxyhemoglobin　59

P

P300　122
パーキンソン病　223
パーキンソン症候群　90
パニック障害　181
Papez の回路　88
パルス波治療器（Thymatron®）　121
パーシャルボリュームアーチファクト　22
パーソナリティ障害　194
パターン反転刺激　121
Patlak プロット法　74, 83
periodic synchronous discharge　121
PET/CT　11, 63
PET/MRI　63
PET（positron emission computed tomography）　9, 63, 80, 161, 166, 177, 227
phase contrast（PC）法　42
point resolved spectroscopy sequence（PRESS）法　42
pulsed ASL（PASL）法　59, 60
pulsed-continuous ASL（pCASL）法　59, 60

R

ラジオ波（Radio Frequency：RF）　59
ラーモア周波数　29
re-build up　117
レビー小体型認知症（dementia with Lewy bodies）　88, 121, 215
repetition time　30
レセプター　136

revised OCD-loop　179
リストモード収集　66
ローガン・プロット（Logan plot）　74
ROI　176
rotate-rotate（R-R）方式　16

S

サーフェスレンダリング法　23
最大値投影法（MIP）　25
再現性　48
サイコパス　194
歳差運動　29
酢酸　73
散乱同時計測　64
酸素化ヘモグロビン　46,91
酸素摂取率　72,73,76
酸素消費量　47
酸素代謝量　72,73
scanning electron beam 方式　16
segmented attenuation correction：SAC　66
生物学的指標（biomarker）　124
性格　96
線維追跡　40
線形ヘリカル補間　19
せん妄　116
先進医療　98
選択的注意二段階仮説（selective attention two stage theory）　123
選択的脂肪抑制法（CHESS法）　37
占有率　141,171
セプタ　66
セロトニン　137
serotonin 症候群　119
セロトニン・トランスポーター　171,191
社会的認知　158
刺激間隔　54
視覚誘発電位（visual evoked potential）　121
視覚誘発脳磁場　132
シナプス　136
シンチグラフィ　80
シンチレーション検出器　80
シンチレータ　64,80
シネ表示　25
信号加算平均法（signal averaging）　121
信号の欠損　55

シングルスライスヘリカルスキャン　16
神経梅毒　238
神経伝達物質　136
神経伝達機能　166
進行性非流暢性失語　88
進行性核上性麻痺　216
身体認知　211
心的外傷後ストレス障害（posttraumatic stress disorder：PTSD）　111,188
施設共同研究　55
食物認知　211
消滅放射線　64
小脳　198
手術ナビゲーション　235
周波数エンコード　32
囚人のジレンマ　196
signal void　35
SiMP（silicon photomultipliers）　66
Single Photon Emission Computed Tomography（SPECT）　9,80,166
双極導出法（bipolar recording）　114,116
SPECT/CT　11,81
SPECT（single photon emission computed tomography）　177,227
Spin echo（SE）法　30
standardized uptake value　70
stationary-rotate（S-R）方式　16
Statistical Parametric Mapping（SPM）　86,148,217
stimulated echo acquisition mode（STEAM）法　42
Subtraction Ictal SPECT CO-registered to MRI（SISCOM）　89,234
睡眠時無呼吸症候群　120
睡眠ポリグラフ検査　120
睡眠潜時反復検査（multiple sleep latency test）　120
睡眠障害　120
スパイク電位　50
superparamagnetic iron oxide（SPIO：超磁性体酸化鉄）　44
スリップリング機構　16
SUV　70

T

多断面変換表示（MPR）　24
対人関係　105
体性感覚誘発電位（somatosensory evoked potential）　121
体性感覚誘発脳磁場　132
代謝　168
多形性膠芽腫　77
Talairach の標準脳　85
単純 CT 検査　26
単純逆投影法（back projection 法）　18
多施設共同研究　55
^{99m}Tc　80
^{99m}Tc-ethyl cysteinate dimer（^{99m}Tc-ECD）　82
^{99m}Tc-hexamethylpropylene amine oxime（^{99m}Tc-HMPAO）　82
定量検査　78
低酸素イメージング　72
低酸素細胞　72
定性検査　78
転移性脳腫瘍　76
てんかん　77,116,119
てんかん原性　117
てんかん性放電　119
てんかん性異常波　119
てんかん焦点　89
three-dimensional stereotactic surface projection（3D-SSP）　86
time of flight（TOF）法　42,69
特発性正常圧水頭症　88,216
突発性異常波　117
トラクトグラフィ　40
トランスミッション・スキャン　66
トランスポーター　136
統合失調症　157
透過X線強度　14
糖代謝量　71
translate-rotate（T-R）方式　15
通過時間　60

U

ウインドウレベル　21,22
運動関連脳磁場　132
運動誘発電位（motor evoked potential）　121
うつ病　88

うつ病性昏迷状態　120, 121

V

voxel　14
voxel based morphometry（VBM）　148, 176, 188, 200
Voxel-based Specific Regional analysis system for Alzheimer's Disease（VSRAD®）　9, 218

W

Wernicke 脳症　240

Y

Yakovlev の回路　89
薬物中毒　118
薬物速波　119
抑制性回路　48
陽電子放出核種　69
容積導体　113
誘発電位　121

Z

前部帯状皮質　188

前部帯状回背側部　206
前注意（pre-attentive）　123
前脳基底部性健忘症　237
全般てんかん　119
前処理　150
前頭側頭型認知症（frontotemporal dementia）　88, 121, 215
前頭前皮質　194
前頭前野　212
漸増減衰（waxing and waning）　117
造影 CT 検査　26
Z スコア　86

ⓒ2013　　　　　　　　　　　　　　　　第1版発行　2013年6月17日

脳画像でみる精神疾患

（定価はカバーに表示してあります）

検印省略	

監修　山内俊雄
編集　松田博史
発行者　林　峰子
発行所　株式会社 新興医学出版社
〒113-0033　東京都文京区本郷6丁目26番8号
電話　03(3816)2853　FAX 03(3816)2895

印刷　三報社印刷株式会社　　ISBN978-4-88002-734-0　　郵便振替　00120-8-191625

・本書の複製権・翻訳権・上映権・譲渡権・公衆送信権（送信可能化権を含む）は株式会社新興医学出版社が保有します．
・本書を無断で複製する行為（コピー，スキャン，デジタルデータ化など）は，著作権法上での限られた例外（「私的使用のための複製」など）を除き禁じられています．研究活動，診療を含み業務上使用する目的で上記の行為を行うことは大学，病院，企業などにおける内部的な利用であっても，私的使用には該当せず，違法です．また，私的使用のためであっても，代行業者等の第三者に依頼して上記の行為を行うことは違法となります．
・JCOPY〈(社)出版者著作権管理機構　委託出版物〉
　本書の無断複写は著作権法上での例外を除き禁じられています．複写される場合は，そのつど事前に，(社)出版者著作権管理機構（電話 03-3513-6969，FAX03-3513-6979, e-mail：info@jcopy.or.jp）の許諾を得てください．